全国高等教育自学考试指定教材
护理学专业（独立本科段）

妇产科护理学（二）

（2011年版）

（附：妇产科护理学（二）自学考试大纲）

全国高等教育自学考试指导委员会　组编

主　编　何　仲

副主编　陆　虹　单伟颖

编　者　（按姓氏笔画为序）

白　娟　朱　秀　李秀英　吴丽萍

何　仲　陆　虹　单伟颖　赵　红

侯　睿　薄海欣

主　审　郑修霞

参　审　赵玉芳　陈向韵

北京大学医学出版社

FUCHANKE HULIXUE

图书在版编目（CIP）数据

妇产科护理学.2/何仲主编.—北京：北京大学医学出版社，2011.3（2022.11重印）

全国高等教育自学考试指定教材.护理学专业.独立本科段

ISBN 978-7-81116-773-3

Ⅰ.①妇…　Ⅱ.①何…　Ⅲ.①妇科学：产科学：护理学—高等教育—自学考试—教材　Ⅳ.①R473.71

中国版本图书馆CIP数据核字（2011）第026098号

妇产科护理学（二）（2011年版）

主　　编：何　仲
出　　版：北京大学医学出版社
地　　址：（100191）北京市海淀区学院路38号　北京大学医学部院内
电　　话：发行部 010－82802230；图书邮购 010－82802495
网　　址：http://www.pumpress.com.cn
E－mail：booksale@bjmu.edu.cn
印　　刷：北京市荣盛彩色印刷有限公司
责任编辑：江　宁　**责任校对：**金彤文　**责任印制：**罗德刚
开　　本：787 mm×1092 mm　1/16　**印张：**17.25　**字数：**407千字
版　　次：2011年3月第1版　2022年11月第13次印刷
书　　号：ISBN 978-7-81116-773-3
定　　价：29.00元

组编前言

21世纪是一个变化莫测的世纪，是一个催人奋进的时代。科学技术飞速发展，知识更替日新月异。希望、困惑、机遇、挑战，随时随地都有可能出现在每一个社会成员的生活之中。抓住机遇，寻求发展，迎接挑战，适应变化的制胜法宝就是学习——依靠自己学习，终身学习。

作为我国高等教育组成部分的自学考试，其职责就是在高等教育这个水平上倡导自学、鼓励自学，为每一个自学者铺就成才之路。组织编写供读者学习的教材就是履行这个职责的重要环节。毫无疑问，这种教材应当适合自学者增强创新意识、培养实践能力、形成自学能力，也有利于学习者学以致用，解决实际工作中所遇到的问题。具有如此特点的书，我们虽然沿用了“教材”这个概念，但它与那种仅供教师讲、学生听，教师不讲、学生不懂，以“教”为中心的教科书相比，已经在内容安排、形式体例、行文风格等方面都大不相同了。希望读者对此有所了解，以便从一开始就树立起依靠自己学习的坚定信念，不断探索适合自己的学习方法，充分利用已有的知识基础和实际工作经验，最大限度地发挥自己的潜能，达到学习的目标。

祝每一位读者自学成功。

本教材由全国考委医药学类专业委员会遴选作者、安排编写、组织审稿，保证了医药学类自考教材的质量。

欢迎读者提出意见和建议。

全国高等教育自学考试指导委员会

2010年6月

目　　录

妇产科护理学（二）自学考试大纲

妇产科护理学（二）

全国高等教育自学考试

护理学专业（独立本科段）

妇产科护理学（二）自学考试大纲

（含考核目标）

全国高等教育自学考试指导委员会　制定

前　言

为了适应社会主义现代化建设事业的需要，鼓励自学成才，我国在20世纪80代初建立了高等教育自学考试制度。高等教育自学考试是个人自学、社会助学和国家考试相结合的一种高等教育形式。应考者通过规定的专业课程考试并经思想品德鉴定达到毕业要求的，可以获得毕业证书。国家承认学历并按照规定享有与普通高等学校毕业生同等的有关待遇。经过近30年的发展，高等教育自学考试为国家培养造就了大批专门人才。

课程自学考试大纲是国家规范自学者学习范围、要求和考试标准的文件。它是按照专业考试计划的要求，具体指导个人自学、社会助学、国家考试、编写教材及自学辅导书的依据。

为了更新教育观念，深化教学内容、方式、考试制度、质量评价制度改革，更好地提高自学考试人才培养的质量，全国高等教育自学考试指导委员会各专业委员会按照专业考试计划的要求，组织编写了课程自学考试大纲。

新编写的大纲：在层次上，专科参照一般普通高校专科或高职院校的水平，本科参照一般普通高校本科水平；在内容上，力图反映学科的发展变化，以及自然科学和社会科学近年来研究的成果。

全国高等教育自学考试指导委员会医药学类专业委员会参照全日制普通高等学校相关课程的教学基本要求，结合自学考试护理学专业的实际情况，组织编写的《妇产科护理学（二）自学考试大纲》经教育部批准，现颁发施行。各地教育部门、考试机构应认真贯彻执行。

全国高等教育自学考试指导委员会

2010年6月

目　录

Ⅰ　课程性质与设置目的

一、课程性质和特点

《妇产科护理学（二）》是全国高等教育自学考试护理专业（本科）的一门临床课程，是为培养应考者有关妇产科护理的临床知识和临床能力而设置的一门临床护理专业课程。

本课程包括产科护理学和妇科护理学两部分。产科护理学主要介绍高危妊娠（妊娠期并发症、妊娠期合并症）、异常分娩和分娩期并发症的基本概念、病理生理变化、临床表现、辅助检查方法、临床处理原则、护理措施和健康教育内容，妇科护理学主要介绍妇科常见疾病的基本变化、病理及病生理变化、临床表现、辅助检查方法、临床处理原则和护理程序在妇科护理中的应用，以及计划生育原理、方法和健康指导。本课程是以医学基础课程、相关人文课程和护理学基础、内科护理学为基础，同时又区别于其他临床护理课程的一门临床护理专业课程。

二、课程总目标

本课程的基本要求：使学习者掌握有关妊娠期并发症、妊娠期合并症、异常分娩和分娩期并发症、异常产褥的基本概念和主要的生理、心理变化，各种妇科常见疾病的基本概念、病理及病生理变化，明确妇产科护理评估的内容及方法、临床处理原则、护理措施、健康指导的内容，为服务对象提供整体护理。

本课程的重点章节为妊娠期并发症妇女的护理、妊娠期合并症妇女的护理、分娩期并发症妇女的护理、滋养细胞疾病患者的护理、妇科肿瘤患者的护理、妇科手术患者护理、妇科放疗和化疗患者的护理，课程学习的难点在于根据患者的临床表现和辅助检查结果对患者的情况进行判断，并进行个体化的整体护理。

三、本课程与相关课程的关系

《妇产科护理学（二）》需要有一些必要的相关知识，如基础护理学、内科护理学、外科护理学等护理学专业的基本知识，也需要健康教育学、流行病学、公共卫生学等相关学科的知识。

学习本课程要注意对基础知识的细化和理解，将知识理解与实践联系起来，把基础的知识和理论转化为简单应用和综合应用能力。

Ⅱ　考核目标说明

本大纲在考核要求中，按照认知领域由低到高的四种层次即识记、领会、简单应用、综合应用，规定了考生应达到的能力要求，各层次的具体含义如下：

识记：知道并记住妇产科疾病的概念、病因、发病机制、临床表现及并发症的内容，以及有关检查的正常或异常数值，并会正确描述或复述。

领会：在识记基础上，将病因和发病机制、临床表现、有关检查、治疗要点等有机联系深入理解，进一步知道护理措施的道理；能比较同一系统疾病的临床表现、治疗、护理要点之间的区别。

简单应用：要求在领会的基础上，运用本课程中的基本概念、基本原理和基本方法中的1～2个知识点，分析和解决一般的理论问题或实际问题。

综合应用：要求考生在简单应用的基础上，运用学过的本课程规定的多个知识点，综合分析和解决稍复杂的理论和实际问题。

Ⅲ　课程内容与考核目标

第一章　遗传咨询、遗传筛查与产前诊断

一、学习目的及要求

通过本章的学习，了解遗传咨询的意义、步骤、护士的角色。熟悉遗传咨询的范畴、注意事项，掌握遗传筛查的手段，产前诊断的对象和常用方法，产前诊断的疾病种类。

二、课程内容

第一节　遗传咨询

遗传咨询的意义、步骤、范畴、注意事项，进行遗传咨询时护士的角色。

第二节　遗传筛查

遗传疾病基因携带者的检出、遗传筛查的手段。

第三节　产前诊断

产前诊断的对象、常用方法、产前诊断的疾病种类，染色体病的产前诊断，性连锁遗传病的产前诊断，遗传性代谢缺陷病的产前诊断，非染色体性先天畸形。

三、考核知识点及考核要求

（一）遗传咨询

1. 识记：遗传咨询的意义、步骤、护士的角色。

2. 领会：遗传咨询的范畴、注意事项。

（二）遗传筛查

领会：遗传筛查的手段。

（三）产前诊断

1. 识记：产前诊断的对象和常用方法。

2. 领会：产前诊断的疾病种类。

第二章　高危妊娠监护

一、学习目的及要求

通过本章的学习，了解高危妊娠的概念及范围。熟悉胎盘功能检查、胎儿成熟度检查。掌握胎儿宫内情况的监护。熟练掌握接受高危妊娠监护孕妇的护理措施。

二、课程内容

第一节　高危妊娠的概念及范围

第二节　高危妊娠常见的监护方法

胎儿宫内情况的监护、胎盘功能检查、胎儿成熟度检查、胎儿先天畸形及遗传性疾病的宫内诊断。

第三节　接受高危妊娠监护孕妇的护理

三、考核知识点及考核要求

（一）高危妊娠的概念及范围

1. 识记：高危妊娠的概念。

2. 领会：高危妊娠的范围。

（二）高危妊娠常见的监护方法

1. 识记：胎盘功能检查、胎儿成熟度检查。

2. 领会：胎儿宫内情况的监护。

3. 简单应用：通过宫高、腹围测量及B型超声检查评估胎儿生长发育状况。

4. 综合应用：通过胎动计数、B型超声检查、NST及OCT等检查判断胎儿在宫内的安危状况。

（三）接受高危妊娠监护孕妇的护理

1. 识记：高危妊娠护理评估内容。

2. 领会：高危妊娠的护理诊断。

3. 简单应用：制订出高危妊娠的护理措施。

4. 综合应用：能针对不同孕妇制订完整的护理计划并实施。

第三章　妊娠期并发症妇女的护理

一、学习目的和要求

通过本章的学习，明确流产、异位妊娠、妊娠期高血压疾病、胎盘早剥、前置胎盘、早产、双胎妊娠、母儿血型不合、胎儿生长受限、羊水量过多、羊水量过少的概念。熟悉妊娠期高血压疾病、胎盘早剥、前置胎盘对胎儿的危害。掌握流产、异位妊娠、妊娠期高血压疾病、胎盘早剥、前置胎盘、早产等妇女的护理评估以及主要护理措施。

二、课程内容

第一节　流产妇女的护理

流产的定义、病因、分类、病理生理变化，护理评估的内容与方法，流产妇女的护理措施。

第二节　异位妊娠妇女的护理

异位妊娠的定义、病因、病理生理变化，护理评估的内容与方法，异位妊娠妇女的护理措施。

第三节　妊娠期高血压疾病妇女的护理

妊娠期高血压疾病的定义、病因及学说、分类、病理生理变化，护理评估的内容与方法，妊娠高血压疾病妇女妊娠期、分娩期和产褥期的护理措施。

第四节　胎盘早剥妇女的护理

胎盘早剥的定义、病因、病理生理变化，护理评估的内容与方法，胎盘早剥的预防，妊娠期、分娩期和产褥期的护理措施。

第五节　前置胎盘妇女的护理

前置胎盘的定义、病因、分类、病理生理变化，护理评估的内容与方法，前置胎盘妇女妊娠期、分娩期和产褥期的护理措施。

第六节　早产妇女的护理

早产的定义、病因、病理生理变化，护理评估的内容与方法，早产妇女的护理措施。

第七节　双胎妊娠妇女的护理

双胎妊娠的定义、病因、分类、病理生理变化，护理评估的内容与方法，双胎妊娠妇女妊娠期、分娩期和产褥期的护理措施，并发症的预防。

第八节　母儿血型不合妇女的护理

母儿血型不合的定义、病因、分类、病理生理变化，护理评估的内容与方法，母儿血型不合妇女妊娠期、分娩期和产褥期的护理措施。

第九节　胎儿生长受限妇女的护理

胎儿生长受限的定义、病因、病理生理变化，护理评估的内容与方法，胎儿生长受限妇女的护理措施。

第十节　羊水量异常妇女的护理

羊水过多和羊水过少的定义、病因，护理评估的内容与方法，主要护理措施。

三、考核知识点及考核要求

（一）流产妇女的护理

1. 识记：流产的定义、病因、分类、病理生理变化。
2. 领会：流产妇女的病史、临床表现、辅助检查。
3. 简单应用：流产妇女的诊断与处理原则。
4. 综合应用：应用护理程序为流产妇女提供整体护理。

（二）异位妊娠妇女的护理

1. 识记：异位妊娠的定义、病因、病理生理变化。
2. 领会：异位妊娠妇女的病史、临床表现、辅助检查。
3. 简单应用：异位妊娠妇女的诊断与处理原则。
4. 综合应用：为异位妊娠妇女制订完整的护理计划。

（三）妊娠期高血压疾病妇女的护理

1. 识记：妊娠期高血压疾病的定义、病因、分类、病理生理变化。
2. 领会：妊娠期高血压疾病妇女的病史、临床表现、辅助检查。
3. 简单应用：妊娠期高血压疾病妇女的诊断与处理原则，并发症的预防。

4. 综合应用：妊娠期高血压疾病的预防，妊娠期、分娩期和产褥期护理措施。

（四）胎盘早剥妇女的护理

1. 识记：胎盘早剥的定义、病因、病理生理变化。

2. 领会：胎盘早剥妇女的病史、临床表现、辅助检查。

3. 简单应用：胎盘早剥妇女的诊断与处理原则，并发症的预防。

4. 综合应用：胎盘早剥妇女的预防，妊娠期、分娩期和产褥期护理措施。

（五）前置胎盘妇女的护理

1. 识记：前置胎盘的定义、病因、分类、病理生理变化。

2. 领会：前置胎盘妇女的病史、临床表现、辅助检查。

3. 简单应用：前置胎盘妇女的诊断和处理原则，并发症的预防。

4. 综合应用：前置胎盘的预防，前置胎盘妇女妊娠期、分娩期和产褥期护理措施。

（六）早产妇女的护理

1. 识记：早产的定义、病因、病理生理变化。

2. 领会：早产妇女的病史、临床表现、辅助检查。

3. 简单应用：早产妇女的诊断和处理原则，并发症的预防。

4. 综合应用：早产的预防，早产妇女妊娠期、分娩期和产褥期护理措施。

（七）双胎妊娠妇女的护理

1. 识记：双胎妊娠的定义、病因、分类、病理生理变化。

2. 领会：双胎妊娠的病史、临床表现、辅助检查。

3. 简单应用：双胎妊娠的诊断和处理原则，并发症的预防。

4. 综合应用：双胎妊娠妇女妊娠期、分娩期和产褥期护理措施。

（八）母儿血型不合妇女的护理

1. 识记：母儿血型不合的定义、病因、分类、病理生理变化。

2. 领会：母儿血型不合妇女的病史、临床表现、辅助检查。

3. 简单应用：母儿血型不合的诊断和处理原则。

4. 综合应用：应用护理程序为母儿血型不合妇女提供整体护理。

（九）胎儿生长受限妇女的护理

1. 识记：胎儿生长受限的定义、病因、病理生理变化。

2. 领会：胎儿生长受限妇女的病史、临床表现、辅助检查。

3. 简单应用：胎儿生长受限的诊断和处理原则。

4. 综合应用：应用护理程序为胎儿生长受限妇女提供整体护理。

（十）羊水量异常妇女的护理

1. 识记：羊水量异常（羊水过多、羊水过少）的定义、病因。

2. 领会：羊水量异常妇女的病史、临床表现、辅助检查。

3. 简单应用：羊水量异常的诊断和处理原则。

4. 综合应用：应用护理程序为羊水量异常妇女提供整体护理。

第四章　妊娠合并症妇女的护理

一、学习目的和要求

通过本章的学习，明确妊娠与各种合并症之间的相互影响，熟悉各种妊娠合并症的病史、临床表现、辅助检查方法。掌握各种妊娠合并症在妊娠期、分娩期、产褥期的处理方法，运用护理程序为妊娠合并症妇女提供整体护理。

二、课程内容

第一节　妊娠合并心脏病妇女的护理

心脏病与妊娠、分娩的相互影响，妊娠合并心脏病妇女的护理评估内容与方法，妊娠期、分娩期和产褥期的护理。

第二节　妊娠合并糖尿病妇女的护理

糖尿病与妊娠的相互影响，妊娠合并糖尿病妇女的护理评估内容与方法，妊娠期、分娩期和产褥期的护理。

第三节　妊娠合并贫血妇女的护理

贫血与妊娠的相互影响，妊娠合并贫血妇女的护理评估内容与方法，妊娠期、分娩期和产褥期的护理。

第四节　妊娠合并病毒性肝炎妇女的护理

病毒性肝炎与妊娠的相互影响，妊娠合并病毒性肝炎妇女的护理评估内容与方法，妊娠合并病毒性肝炎妇女的预防，妊娠期、分娩期和产褥期的护理。

第五节　妊娠合并急性阑尾炎妇女的护理

妊娠与阑尾炎的相互影响，妊娠合并急性阑尾炎妇女的护理评估内容与方法，妊娠期、分娩期和产褥期的护理。

第六节　妊娠合并子宫肌瘤妇女的护理

子宫肌瘤与妊娠的相互关系，妊娠合并子宫肌瘤妇女的护理评估内容与方法，妊娠期、分娩期和产褥期的护理。

三、考核知识点及考核要求

（一）妊娠合并心脏病妇女的护理

1. 识记：妊娠合并心脏病的临床表现。
2. 领会：心脏病与妊娠、分娩的相互影响。
3. 简单应用：妊娠合并心脏病在妊娠期、分娩期、产褥期的处理方法。
4. 综合应用：应用护理程序为妊娠合并心脏病妇女提供整体护理。

（二）妊娠合并糖尿病妇女的护理

1. 识记：妊娠合并糖尿病的临床表现。
2. 领会：糖尿病与妊娠、分娩的相互影响。
3. 简单应用：妊娠合并糖尿病在妊娠期、分娩期、产褥期的处理方法。

4. 综合应用：应用护理程序为妊娠合并糖尿病妇女提供整体护理。

（三）妊娠合并贫血妇女的护理

1. 识记：妊娠合并贫血的临床表现。

2. 领会：贫血与妊娠、分娩的相互影响。

3. 简单应用：妊娠合并心脏病在妊娠期、分娩期、产褥期的处理方法。

4. 综合应用：应用护理程序为妊娠合并贫血妇女提供整体护理。

（四）妊娠合并病毒性肝炎妇女的护理

1. 识记：妊娠合并病毒性肝炎的临床表现。

2. 领会：病毒性肝炎与妊娠、分娩的相互影响。

3. 简单应用：妊娠合并病毒性肝炎在妊娠期、分娩期、产褥期的处理方法。

4. 综合应用：应用护理程序为妊娠合并病毒性肝炎妇女提供整体护理。

（五）妊娠合并急性阑尾炎妇女的护理

1. 识记：妊娠合并急性阑尾炎的临床表现。

2. 领会：急性阑尾炎与妊娠、分娩的相互影响。

3. 简单应用：妊娠合并急性阑尾炎的处理方法和护理措施。

（六）妊娠合并子宫肌瘤妇女的护理

1. 识记：妊娠合并子宫肌瘤的临床表现。

2. 领会：子宫肌瘤与妊娠、分娩的相互影响。

3. 简单应用：妊娠合并子宫肌瘤的处理原则和护理措施。

第五章　异常分娩妇女的护理

一、学习目的与要求

通过本章的学习，了解异常分娩的概念、常见病因、种类、临床表现。掌握各种异常分娩的预防及处理措施。

二、课程内容

第一节　产力异常

产力异常的种类、各种产力异常的病因、临床表现、辅助检查、对母儿的影响、处理原则及护理措施。

第二节　产道异常

产道异常的分类、临床表现、辅助检查、对母儿的影响、处理原则及护理措施。

第三节　胎位异常

胎位异常的病因、种类、临床表现、辅助检查、对母儿的影响、处理原则及护理措施。

第四节　巨大儿

巨大儿的定义、病因、临床表现、辅助检查、对母儿的影响、处理原则及护理措施。

三、考核知识点及考核要求

（一）产力异常
1. 识记：产力异常的种类。
2. 领会：产力异常常见的原因和临床表现。
3. 简单应用：常见产力异常的判断与处理。
4. 综合应用：对特定病例进行护理评估，制定护理计划并实施。
（二）产道异常
1. 识记：产道异常的分类。
2. 领会：产道异常的临床表现和辅助检查。
3. 简单应用：产道异常的判断与处理，产道异常患者的护理措施。
（三）胎位异常
1. 识记：胎位异常的病因、种类。
2. 领会：常见胎位异常的临床表现与护理评估。
3. 简单应用：常见胎位异常的处理原则及护理措施。
（四）巨大儿
1. 识记：巨大儿的定义、病因、临床表现、辅助检查。
2. 简单应用：巨大儿的处理原则及护理措施。

第六章　分娩期并发症妇女的护理

一、学习目的与要求

通过本章的学习，了解分娩期并发症的病因、分类、病理生理变化、临床表现、辅助检查，掌握各种分娩期并发症的处理原则及护理措施。

二、课程内容

第一节　子宫破裂
子宫破裂的定义、病因、分类，护理评估的内容，子宫破裂的预防、临床处理原则和护理措施。
第二节　脐带异常
脐带异常的病因与分类，护理评估的内容与方法，脐带脱垂的预防、临床处理原则和护理措施。
第三节　胎膜早破
胎膜早破的定义、病因，护理评估的内容与方法，并发症的预防，临床处理原则和护理措施。
第四节　羊水栓塞
羊水栓塞的定义、病因、病理生理变化，护理评估的内容与方法，临床处理原则与护理措施。

第五节　胎儿窘迫

胎儿窘迫的定义、病因、分类，病理生理变化，护理评估的内容与方法，临床处理原则与护理措施。

第六节　产后出血

产后出血的定义、病因，护理评估的内容与方法，产后出血及其并发症的预防，临床处理原则和护理措施。

三、考核知识点及考核要求

（一）子宫破裂

1. 识记：子宫破裂的定义、分类。
2. 领会：子宫破裂的病因、临床表现、辅助检查。
3. 简单应用：子宫破裂患者的临床诊断及处理原则。
4. 综合应用：应用护理程序为子宫破裂妇女提供整体护理。

（二）脐带异常

1. 识记：脐带异常的病因及分类。
2. 领会：脐带异常的临床表现、辅助检查。
3. 简单应用：脐带异常患者的临床诊断及处理原则。
4. 综合应用：应用护理程序为脐带异常患者提供整体护理。

（三）胎膜早破

1. 识记：胎膜早破的定义。
2. 领会：胎膜早破的病因、临床表现、辅助检查。
3. 简单应用：胎膜早破患者的临床诊断及处理原则。
4. 综合应用：应用护理程序为胎膜早破患者提供整体护理。

（四）羊水栓塞

1. 识记：羊水栓塞的定义。
2. 领会：羊水栓塞的病因、病理生理变化、临床表现、辅助检查。
3. 简单应用：羊水栓塞患者的临床诊断及处理原则。
4. 综合应用：应用护理程序为羊水栓塞患者提供整体护理。

（五）胎儿窘迫

1. 识记：胎儿窘迫的定义、分类。
2. 领会：胎儿窘迫的病因、临床表现、辅助检查。
3. 简单应用：胎儿窘迫患者的临床诊断及处理原则。
4. 综合应用：应用护理程序为胎儿窘迫患者提供整体护理。

（六）产后出血

1. 识记：产后出血的定义。
2. 领会：产后出血的病因、临床表现、辅助检查。
3. 简单应用：产后出血患者的临床诊断及处理原则。
4. 综合应用：应用护理程序为产后出血患者提供整体护理。

第七章　异常产褥妇女的护理

一、学习目的与要求

通过本章的学习，能够叙述产褥感染、晚期产后出血和产后抑郁症的定义，简述病因、临床表现。运用所学知识为异常产褥妇女提供整体护理。

二、课程内容

第一节　产褥感染

产褥感染的定义、病因、临床表现、处理原则、常见的护理诊断、预期目标、护理措施和健康指导。

第二节　晚期产后出血

产后晚期出血的定义、病因、临床表现、处理原则、常见的护理诊断、预期目标、护理措施。

第三节　产后抑郁症

产后抑郁症的定义、病因、临床表现、处理原则、常见的护理诊断、预期目标、护理措施和健康指导。

三、考核知识点及考核要求

（一）产褥感染

1. 识记：产褥感染的定义。
2. 领会：产褥感染护理评估。
3. 简单应用：产褥感染的临床诊断和处理原则。
4. 综合应用：应用护理程序为产褥感染妇女提供整体护理。

（二）晚期产后出血

1. 识记：晚期产后出血的定义。
2. 领会：晚期产后出血的护理评估。
3. 简单应用：晚期产后出血的临床诊断和处理原则。
4. 综合应用：应用护理程序为晚期产后出血患者提供整体护理。

（三）产后抑郁症

1. 识记：产后抑郁症的定义和病因。
2. 领会：产后抑郁症的临床表现。
3. 简单应用：产后抑郁症的诊断和处理原则。
4. 综合应用：应用护理程序为产后抑郁症患者提供整体护理。

第八章　外阴疾病患者的护理

一、学习目的与要求

通过本章学习，明确外阴瘙痒的概念、病因；外阴白色病变的概念、类型；外阴癌的概念、病因、病理、转移途径、临床分期；熟悉上述疾病患者的症状、体征；熟练掌握上述疾病患者的护理措施。

二、课程内容

第一节　外阴瘙痒患者的护理

外阴瘙痒病因、症状、处理原则及护理诊断、护理措施。

第二节　外阴白色病变患者的护理

外阴白色病变概念、病因、临床表现、辅助检查、处理原则及护理措施。

第三节　外阴癌患者的护理

外阴癌的概念、病因、病理、转移途径、临床分期、临床表现、辅助检查、处理原则及护理措施。

三、考核知识点及考核要求

（一）外阴瘙痒患者的护理

1. 识记：病因。
2. 领会：症状和体征。
3. 简单应用：为外阴瘙痒患者提供整体护理。

（二）外阴白色病变患者的护理

1. 识记：概念及分类。
2. 领会：症状和体征。
3. 简单应用：为外阴白色病变患者提供整体护理。

（三）外阴癌患者的护理

1. 识记：病因、病理、临床分期、转移途径。
2. 领会：症状和体征。
3. 简单应用：外阴癌的临床诊断和处理原则。
4. 综合应用：应用护理程序为外阴癌患者提供整体护理。

第九章　妊娠滋养细胞疾病患者的护理

一、学习目的与要求

通过本章的学习、了解妊娠滋养细胞疾病的辅助检查方法、病理变化。掌握其转移途径、临床表现、辅助检查方法、治疗原则。为妊娠滋养细胞疾病患者提供整体护理。

二、课程内容

第一节　葡萄胎患者的护理

葡萄胎的病因、病理变化、临床表现、辅助检查方法、治疗原则和护理措施。

第二节　侵蚀性葡萄胎和绒毛膜癌患者的护理

侵蚀性葡萄胎和绒毛膜癌的特点、临床表现、转移途径、治疗原则、转移癌的治疗原则和护理诊断及医护合作性问题、预期目标、护理措施。

三、考核知识点及考核要求

（一）葡萄胎患者的护理

1. 识记：葡萄胎的病理变化。
2. 领会：葡萄胎的临床表现、辅助检查方法、治疗原则及护理措施。
3. 综合应用：应用护理程序为葡萄胎患者提供整体护理。

（二）侵蚀性葡萄胎与绒毛膜癌患者的护理

1. 识记：侵蚀性葡萄胎与绒毛膜癌的特点。
2. 领会：侵蚀性葡萄胎与绒毛膜癌的临床表现、转移途径。
3. 简单应用：侵蚀性萄葡胎和绒毛膜癌的临床诊断和治疗原则。
4. 综合应用：应用护理程序为侵蚀性萄葡胎和绒毛膜癌患者提供整体护理。

第十章　妇科肿瘤患者的护理

一、学习目的与要求

通过本章的学习，了解女性生殖系统肿瘤的病因、病理变化、转移途径、临床表现、辅助检查方法。熟悉各种常见肿瘤的治疗原则。掌握常见护理诊断及护理措施。

二、课程内容

第一节　子宫肌瘤患者的护理

子宫肌瘤的病因、分类、病理变化、临床表现、辅助检查方法、治疗原则和护理措施。

第二节　子宫颈癌患者的护理

子宫颈癌的病因、病理变化、转移途径、临床表现、辅助检查方法、治疗原则和护理措施。

第三节　子宫内膜癌患者的护理

子宫内膜癌的病因、病理变化、转移途径、临床表现和分期、辅助检查方法、治疗原则和护理措施。

第四节　卵巢肿瘤患者的护理

卵巢肿瘤的临床表现、转移途径、并发症、治疗原则和护理措施。

三、考核知识点及考核要求

（一）子宫肌瘤患者的护理
1. 识记：子宫肌瘤的病因、分类。
2. 领会：子宫肌瘤临床表现、辅助检查方法、治疗原则和护理措施。
（二）子宫颈癌患者的护理
1. 识记：子宫颈癌的病因。
2. 领会：子宫颈癌的临床分期和临床表现、辅助检查方法。
3. 简单应用：子宫颈癌的临床诊断和治疗原则。
4. 综合应用：应用护理程序为子宫颈癌患者提供整体护理。
（三）子宫内膜癌患者的护理
1. 识记：子宫内膜癌的病因、转移途径。
2. 领会：子宫内膜癌的临床分期、临床表现和辅助检查方法。
3. 简单应用：子宫内膜癌的临床诊断、治疗原则和护理措施。
（四）卵巢肿瘤患者的护理
1. 识记：常见卵巢肿瘤的临床表现、恶性肿瘤转移途径和并发症。
2. 领会：卵巢肿瘤的治疗原则和护理措施。

第十一章　妇科内分泌疾病患者的护理

一、学习目的与要求

通过本章学习，了解妇科内分泌常见疾病的病因、病理变化、临床分类，熟悉各种妇科内分泌疾病护理评估的内容与方法、临床处理原则，掌握主要护理措施。

二、课程内容

第一节　痛经患者的护理
痛经的概念和分类、可能的原因，临床表现、处理原则和主要护理措施。
第二节　功能失调性子宫出血患者的护理
功能失调性子宫出血的概念、临床分类及临床表现、常用的治疗方法和护理。
第三节　经前期综合征患者的护理
经前期综合征的定义、护理评估的内容与方法、主要护理措施。
第四节　闭经患者的护理
闭经的概念、病因和分类、护理评估的内容与方法、主要护理措施。
第五节　围绝经期综合征患者的护理
围绝经期综合征及其相关概念，主要内分泌变化、临床表现及发病机理、处理原则和护理措施。

三、考核知识点及考核要求

（一）痛经患者的护理

1. 识记：痛经的概念。

2. 领会：痛经的临床表现和处理原则。

3. 简单应用：痛经患者的主要护理措施。

（二）功能失调性子宫出血患者的护理

1. 识记：功血的概念。

2. 领会：功血的分类和临床表现、处理原则。

3. 简单应用：功血的临床诊断和护理措施。

（三）经前期综合征患者的护理

1. 识记：经前期综合征的定义和病因。

2. 领会：经前期综合征的护理评估、处理原则和护理措施。

（四）闭经患者的护理

1. 识记：闭经的概念。

2. 领会：闭经的病因和分类、护理评估的内容和方法、处理原则。

3. 简单应用：闭经的护理措施。

（五）围绝经期综合征患者的护理

1. 识记：围绝经期综合征及其相关的概念。

2. 领会：围绝经期的内分泌变化，围绝经期综合征的护理评估内容和方法、临床诊断和处理。

3. 综合应用：应用护理程序为围绝经期综合征患者提供整体护理。

第十二章　其他妇科疾病患者的护理

一、学习目的与要求

通过本章的学习，能够叙述子宫内膜异位症、尿瘘和不孕症的定义，简述病因、临床表现。运用所学知识为这些妇科疾病患者提供整体护理。

二、课程内容

第一节　子宫内膜异位症患者的护理

子宫内膜异位症的定义，护理评估的内容与方法，临床处理原则和护理措施。

第二节　尿瘘患者的护理

尿瘘的定义、病因，护理评估的内容与方法，临床处理原则和护理措施。

第三节　不孕症患者的护理

不孕症的定义、病因，护理评估的内容与方法，临床处理原则、护理措施和健康指导。

三、考核知识点及考核要求

（一）子宫内膜患者的护理

1. 识记：子宫内膜异位症的定义。
2. 领会：子宫内膜异位症的临床表现。
3. 简单应用：子宫内膜异位症的临床诊断和处理原则。
4. 综合应用：应用护理程序为子宫内膜异位症患者提供整体护理。
（二）尿瘘患者的护理
1. 识记：尿瘘的定义。
2. 领会：尿瘘的处理原则。
3. 简单应用：尿瘘患者围手术期护理措施。
（三）不孕症患者的护理
1. 识记：不孕症的定义和分类。
2. 领会：不孕症的病因。
3. 简单应用：不孕症的临床诊断和处理原则。
4. 综合应用：应用护理程序为不孕症患者提供整体护理。

第十三章 妇科手术患者的护理

一、学习目的和要求

通过本章学习明确妇科腹部手术、妇科阴式手术和妇科腹腔镜手术患者护理评估的内容，为各种妇科手术患者提供整体护理。

二、课程内容

第一节 妇科腹部手术患者的护理
妇科腹部手术患者手术前后护理评估、可能的护理诊断和护理措施。
第二节 妇科阴式手术患者的护理
妇科阴式手术患者手术前后护理评估、可能的护理诊断和护理措施。
第三节 妇科腹腔镜手术患者的护理
妇科腹腔镜手术患者手术前后护理评估、可能的护理诊断和护理措施。

三、考核知识点及考核要求

（一）妇科腹部手术患者的护理
1. 识记：妇科腹部手术的护理评估。
2. 综合应用：应用护理程序为妇科腹部手术患者提供整体护理。
（二）妇科阴式手术患者的护理
1. 识记：妇科阴式手术的护理评估。
2. 综合应用：应用护理程序为妇科阴式手术患者提供整体护理。
（三）妇科腹腔镜手术患者的护理
1. 识记：妇科腹腔镜手术的护理评估。
2. 综合应用：应用护理程序为妇科腹腔镜手术患者提供整体护理。

第十四章　妇科化疗、放疗患者的护理

一、学习目的与要求

通过本章的学习，能够叙述化疗和放疗的基本知识、常见副反应。运用所学知识为接受化疗、放疗的患者提供整体护理。

二、课程内容

第一节　化疗患者的护理

化疗的基本知识、常见的化疗副反应、主要护理措施。

第二节　放疗患者的护理

放疗的基本知识、放疗反应及并发症、主要护理措施。

三、考核知识点及考核要求

（一）化疗患者的护理

1. 识记：化疗药的分类。

2. 领会：化疗的给药途径和方法。

3. 简单应用：常见的化疗副反应。

4. 综合应用：应用护理程序为化疗患者提供整体护理。

（二）放疗患者的护理

1. 识记：放疗的照射方式。

2. 领会：放疗反应及常见并发症。

3. 综合应用：应用护理程序为放疗患者提供整体护理。

第十五章　计划生育

一、学习目的与要求

通过本章的学习，明确计划生育的内容、要求，各种计划生育手段的原理、方法、健康指导内容。熟悉人工终止妊娠的方法、术后注意事项和护理。

二、课程内容

第一节　避孕

避孕的原理，各种避孕方法、适应证、禁忌证、常见不良反应、健康教育内容。

第二节　绝育

各种绝育方法的适应证、禁忌证、绝育手术的术前准备、术后注意事项、健康教育内容及护理。

第三节　人工终止妊娠

各种人工终止妊娠的适应证、禁忌证、术前准备、术后护理及注意事项、常见并发症。

三、考核知识点及考核要求

（一）避孕
1. 识记：避孕的概念及方法。
2. 领会：各种避孕方法的原理。
3. 简单应用：各种避孕方法的适应证、禁忌证、常见不良反应。
4. 综合应用：各种避孕方法的健康指导。
（二）绝育
1. 识记：绝育手术的种类。
2. 领会：各种绝育方法的适应证、禁忌证。
3. 简单应用：绝育手术术前准备和术后注意事项。
4. 综合应用：绝育手术后的健康指导及护理。
（三）人工终止妊娠
1. 识记：各种人工终止妊娠手术的适应证、禁忌证、术前准备。
2. 领会：人工终止妊娠常见的并发症。
3. 简单应用：各种人工终止妊娠手术的术后护理、注意事项、健康指导。

第十六章　妇产科常用护理技术、检查及手术

一、学习目的与要求

通过本章学习，掌握妇产科检查的基本要求、检查方法及步骤，明确各种妇产科常用护理技术的目的、方法、护理要点。掌握妇产科常见手术的适应证、禁忌证及护理要点。

二、课程内容

第一节　妇产科护理评估
生理评估（包括全身检查、腹部检查和盆腔检查）、心理社会评估。
第二节　妇产科常用护理技术
常用护理技术目的、操作方法和护理要点。
第三节　妇产科常用检查与手术
妇产科常见手术的适应证、禁忌证及护理要点。

三、考核知识点及考核要求

1. 识记：妇产科检查的基本要求、检查方法及步骤。
2. 领会：妇产科常用护理技术目的、方法。
3. 简单应用：妇产科常见检查与手术的适应证、禁忌证及护理要点。

Ⅳ　有关说明与考核实施要求

为使本大纲的内容在个人自学、社会助学和课程考试命题中发挥其应有的指导作用，现对下列有关问题作出说明，并提出具体实施要求。

（一）自学考试大纲的目的和作用

为使考核内容具体化和考核要求标准化，本大纲在列出课程内容的基础上，对各章规定了考核目标，包括考核知识点和考核要求。其目的是能够使自学应考者进一步明确考核内容和要求，更有目的地系统学习教材；使社会助学者能够更全面、更有针对性地分层进行辅导；使考试命题能够更加明确命题范围，更加准确地安排试题的知识能力层次和难易度。

（二）课程自学考试大纲与教材的关系

课程自学考试大纲是进行学习和考核的依据，教材包括本课程知识的基本内容和范围，教材的内容涵盖大纲所规定的课程知识，故大纲与教材内容基本是一致的。

（三）关于自学教材

《妇产科护理学》（二），全国高等教育自学考试指导委员会组编，何仲主编，北京大学医学出版社，2011 年版。

（四）关于自学要求和自学方法的指导

本大纲的课程基本要求是依据专业考试计划和专业培养目标而确定的。课程基本要求还明确了课程的基本内容，以及对基本内容掌握的程度。基本要求中的知识点构成了课程内容的主体部分。因此，课程基本内容掌握程度、课程考核知识点是高等教育自学考试考核的主要内容。

为有效地指导个人自学和社会助学，本大纲已指明了课程的重点和难点，在章节的基本要求中也指明了章节内容的重点和难点。

本课程共 5 学分。

自学方法指导（学习策略）如下：

1. 认真阅读与钻研大纲与教材。本课程有较严密的逻辑体系，涉及本专业相关学科的内容较多，知识范围较广泛，各章分别阐明不同的问题，又有密切的内在联系。自学应考者应根据本大纲规定的考核目标，认真学习《妇产科护理学》（二）教材，全面系统地掌握教材所阐述的基本概念、基本知识和基本技能。

2. 重视理论联系实际。妇产科护理学作为一门临床护理课程，需要掌握有关妇产科护理的临床知识和临床能力，学习本课程要注意将理论知识与护理实践结合起来，以提高分析问题、解决问题的能力。

3. 保证必要的学习时间。自学者应根据本课程的特点和自身的实际情况，合理安排自学时间。

（五）对社会助学者的要求

1. 社会助学者应明确本课程的性质与设置要求，根据本大纲规定的课程内容和考核目标，把握指定教材的基本内容，对自学应考者进行切实有效的辅导，引导他们掌握正确的学习方法，防止自学中的各种偏向，体现社会助学的正确导向。

2. 要正确处理基本概念、基本知识、基本技能同应用能力的关系，努力引导自学应考者将基础理论知识转化为认识、分析和解决实际问题的能力。

3. 要正确处理重点和一般的关系。本课程的理论性强，内容广泛；自学考试命题的题型多样、覆盖面广。社会助学者应根据这门课程和考试命题的特点，指导自学应考者全面系统地学习教材，掌握全部课程内容和考核目标。在全面辅导的基础上，突出重点章节和重点问题，把重点辅导和兼顾一般有机地结合起来。

（六）对考核内容和考核目标的说明

本课程要求考生学习和掌握的知识点内容都作为考核的内容。课程中各章的内容均由若干知识点组成，在自学考试中成为考核知识点。因此，课程自学考试大纲中所规定的考试内容是以分解为考核知识点的方式给出的。由于各知识点在课程中的地位、作用以及知识自身的特点不同，自学考试将对各知识点分别按四个认知（能力）层次确定其考核要求。

（七）关于考试命题的若干规定

1. 本课程为闭卷考试，考试时间 150 分钟，满分 100 分，60 分为及格。

2. 本大纲各章所规定的基本要求、知识点及知识点下的知识细目，都属于考核的内容。考试命题既要覆盖到章，又要避免面面俱到。要注意突出课程的重点、章节重点，加大重点内容的覆盖度。

3. 命题不应有超出大纲中考核知识点范围的题，考核目标不得高于大纲中所规定的相应的最高能力层次要求。命题应着重考核自学者对基本概念、基本知识和基本理论是否了解或掌握，对基本方法是否会用或熟练。不应出与基本要求不符的偏题或怪题。

4. 本课程在试卷中对不同能力层次要求的分数比例大致为：识记占 20%，领会占 30%，简单应用占 30%，综合应用占 20%。

5. 要合理安排试题的难易程度，试题的难度可分为：易、较易、较难和难四个等级。每份试卷中不同难度试题的分数比例一般为：2∶3∶3∶2。

考生必须注意试题的难易程度与能力层次有一定的联系，但二者不是等同的概念。在各个能力层次中对于不同的考生都存在着不同的难度。

6. 课程考试命题的主要题型有单项选择题、多项选择题、名词解释题、简答题、论述题等题型。各种题型的具体样式参见本大纲附录样卷。在命题工作中必须按照本课程大纲中所规定的题型命制试题。

附录：题型举例（样卷）

一、单项选择题（在每小题列出的四个备选项中只有一个是符合题目要求的，请将其代码填写在题后的括号内。错选、多选或未选均无分。）

1. 在婚前咨询中，如果男女一方患严重的常染色体显性遗传病，应（　　）

A. 不能结婚　　B. 暂缓结婚

C. 限制生育　　D. 可以结婚，但禁止生育

2. 外阴鳞状上皮细胞增生最主要的症状是（　　）

A. 外阴疼痛　　B. 外阴瘙痒

C. 白带增多　　D. 外阴皮疹

3. 初产妇，自然分娩后第二天起，连续测口表 3 天，每天 4 次，体温均在 38℃以上，查体腹部压痛，恶露增加，会阴伤口无红肿热痛，双侧乳房稍硬。发热的原因可能是（　　）

A. 产褥感染　　B. 上呼吸道感染

C. 泌尿系感染　　D. 乳腺炎

4. 宫颈癌早期临床特点是（　　）

A. 大量脓血性恶臭白带　　B. 接触性出血

C. 下肢疼痛　　D. 输尿管上端扩张

5. 某女，42 岁，阴道不规则流血 2 月余，阴道分泌物脓血性、有臭味。阴道内触及鸡卵大实质性肿物，其周围均有宫颈包绕，子宫正常大，最可能的医疗诊断是（　　）

A. 宫颈腺囊肿　　B. 宫颈癌

C. 子宫内膜癌　　D. 子宫黏膜下肌瘤

6. 子宫肌瘤在妊娠期间容易发生的变性是（　　）

A. 玻璃样变　　B. 脂肪样变

C. 囊性变　　D. 红色变

7. 人工流产术后 12 日仍有较多量阴道流血，应首先考虑的是（　　）

A. 子宫穿孔　　B. 吸宫不全

C. 子宫复旧不良　　D. 急性子宫内膜炎

8. 卵巢良性囊性畸胎瘤最常见的并发症是（　　）

A. 蒂扭转　　B. 破裂

C. 感染　　D. 恶性变

9. 关于边缘性前置胎盘的临床特点，下列叙述正确的是（　　）

A. 伴有腹痛　　B. 阴道出血量较多

C. 患者贫血程度与出血量不成正比　　D. 无诱因的反复阴道流血

10. 属于细胞毒素类抗生素的化疗药物是（　　）

A. 顺铂　　B. 紫杉醇（紫素）

C. 多柔比星（阿霉素）　　D. 环磷酰胺

11. 子宫内膜异位最常侵犯的部位是　（　　）

A. 输卵管　　B. 卵巢

C. 子宫后壁下段　　D. 宫骶韧带

12. 最常见的尿瘘是　（　　）

A. 膀胱阴道瘘　　B. 膀胱宫颈瘘

C. 尿道阴道瘘　　D. 输尿管阴道瘘

13. 造成女性不孕的最常见原因是　（　　）

A. 不排卵　　B. 输卵管因素

C. 重度宫颈糜烂　　D. 子宫内膜异位症

14. 绒癌脑转移患者腰穿后应采取的体位是　（　　）

A. 头高脚低位　　B. 头低脚高位

C. 平卧位　　D. 去枕侧卧位

15. 导致发生自然流产的最主要原因是　（　　）

A. 宫颈松弛　　B. 染色体异常

C. 母儿血型不合　　D. 内分泌功能失调

16. 某患者被诊断为膀胱阴道瘘，瘘管开口于阴道壁左侧，术后患者的最佳卧位是　（　　）

A. 仰卧位　　B. 俯卧位

C. 右侧卧位　　D. 左侧卧位

17. 宫颈癌的好发部位是　（　　）

A. 鳞状上皮　　B. 柱状上皮

C. 非典型增生区　　D. 鳞、柱上皮交界处

18. 关于化疗病人护理，下列叙述正确的是　（　　）

A. 静脉注射若药物漏出，用温水热敷

B. 应先进行静脉穿刺，成功后再加入化疗药物

C. 化疗病人住院后常规探视

D. 化疗前测体重一次即可

19. 妊娠期高血压疾病最基本的病生理变化是　（　　）

A. 全身小动脉痉挛　　B. 胎盘绒毛膜退行性变化

C. 水钠潴留　　D. 底蜕膜出血

20. 关于各种流产的临床特点，下列描述正确的是　（　　）

A. 完全流产：腹痛，阴道流血，宫口已开

B. 先兆流产：宫口未开，阴道出血量少于月经量

C. 难免流产：阴道出血少，未破膜

D. 不全流产：宫口未开，阴道出血量减少

21. 下列胎位描述，属于横产式的是　（　　）

A. 左枕前位　　B. 左骶前位

C. 左肩前位　　D. 持续性枕后位

22. 胎膜早破是指胎膜破裂发生在 （ ）

A. 临产前　　B. 潜伏期

C. 活跃期　　D. 第一产程末

23. 诊断子宫内膜癌最常用的方法是 （ ）

A. 宫腔镜检查　　B. 分段刮宫

C. B型超声检查　　D. 细胞学检查

24. 妊娠合并病毒性肝炎患者，临近分娩期有出血倾向时可选用的是 （ ）

A. 维生素A　　B. 维生素B

C. 维生素D　　D. 维生素K

25. 初产妇第二产程延长的定义是指第二产程时间超过 （ ）

A. 2.5小时　　B. 2.0小时

C. 1.5小时　　D. 1.0小时

26. 关于子宫内膜癌，下列叙述正确的是 （ ）

A. 40～50岁妇女居多

B. 较突出的症状是不规则阴道流血

C. 宫颈冲洗液查癌细胞是最有效的诊断方法

D. 晚期用大剂量雌激素治疗有效

27. 羊水过少的诊断是指在妊娠晚期羊水量少于 （ ）

A. 300ml　　B. 600ml

C. 900ml　　D. 1200ml

28. 诊断前置胎盘较安全可靠的方法是 （ ）

A. 阴道检查　　B. 肛门检查

C. X线检查　　D. B超检查

29. 关于无排卵型功血，下列叙述正确的是 （ ）

A. 常见于育龄妇女　　B. 基础体温双相

C. 月经周期无一定规律性　　D. 经期延长，淋漓不断

30. 某女，35岁，10年前自然分娩一男孩，近期因工作繁忙，经常搬家，劳累，现已闭经，闭经的原因最可能是 （ ）

A. 垂体　　B. 下丘脑

C. 子宫　　D. 卵巢

二、多项选择题（在每小题列出的五个备选项中至少有两个是符合题目要求的，将其代码填写在题后的括号内。错选、多选、少选或未选均无分。）

31. 下列属于口服避孕药禁忌证的是 （ ）

A. 月经稀少或年龄＞30岁

B. 产后未满6个月或月经未来潮者

C. 急、慢性肝炎

D. 哺乳期妇女

E. 糖尿病患者

32. 下列属于高危妊娠范围的是 （ ）

A. 既往剖宫产史　　B. 妊娠高血压疾病

C. 妊娠合并糖尿病　　D. 多胎妊娠

E. 妊娠合并子宫肌瘤

33. 关于放射性直肠炎的护理措施，下列叙述正确的有 （ ）

A. 给予流食或半流食

B. 可遵医嘱给予维生素 B_6、10%复方樟脑合剂口服

C. 注意观察病人腹痛、腹胀、腹泻情况

D. 腹泻严重的要严格记录出入量，必要时送医嘱给予补液治疗

E. 酌情减少照射剂量或暂停治疗

34. 关于化疗病人护理措施，下列叙述正确的是 （ ）

A. 口腔溃疡的病人应多饮水

B. 腹泻病人应实施便盆隔离

C. 每月测一次体重

D. 合理使用血管，防止药液外漏

E. 动脉插管病人应绝对卧床

35. 预防子宫收缩乏力所致产后出血的措施是 （ ）

A. 纠正妊娠期贫血　　B. 注射缩宫素

C. 检查软产道　　D. 按摩子宫

E. 注射抗生素

三、名词解释

36. 外阴白色病变

37. 异常分娩

38. 羊水栓塞

39. 胎盘早剥

40. 不孕症

四、简答题

41. 简述化疗患者体重测量的注意事项。

42. 简述指导孕妇胎动计数的方法和意义。

43. 简述功血大出血患者的护理措施。

44. 简述接受高危妊娠监护孕妇的护理措施。

45. 简述人工流产术的近期并发症。

五、论述题

46. 某孕妇，30 岁，孕$_1$产$_0$，孕 38 周，左枕前。该孕妇 4 岁时发现先天性心脏病，孕期平顺，在一般体力活动后出现心悸、轻度气短。今晨自然临产入院，检查：宫缩 3～4 分钟一次，每次持续 30～40 秒，宫口开大 2cm，先露平棘，胎膜已破，胎心 140 次/分，生命

体征平稳。请回答：

（1）该孕妇心功能的分级。

（2）如该类产妇经阴道顺利娩出胎儿，请写出产褥期的护理措施。

47. 王女士，28 岁，月经规律，停经 13 周，恶心、呕吐严重，阴道不规则流血 10 天。妇科检查：阴道内血迹，子宫 5 个月妊娠大，软、饱满。超声多普勒胎心探测未及胎心音，尿 HCG（+）。请回答以下问题：

（1）该病例最可能的医疗诊断。

（2）为明确诊断，首先考虑选择的辅助检查。

（3）对该类病人进行健康教育的内容。

后　　记

《妇产科护理学（二）考试大纲》是根据全国高等教育自学考试护理学专业（独立本科段）考试计划要求，由医药学类专业委员会组织编写。2010 年 6 月全国高等教育自学考试指导委员会医药学类专业委员会对大纲组织了审稿。

北京协和医学院继续教育学院何仲教授担任本大纲主编，北京大学护理学院陆虹副教授，承德医学院护理学院单伟颖教授，北京协和医学院护理学院赵红副教授、吴丽萍副教授，北京大学护理学院侯睿讲师、朱秀讲师，承德医学院附属医院李秀英副主任护师参与了编写，大纲由何仲教授负责统稿。

本大纲由北京大学护理学院郑修霞教授担任主审，中国医学科学院北京协和医院赵玉芳副主任护师、首都医科大学护理学院陈向韵副教授参加了审稿会，提出了修改意见。

大纲编审人员付出了辛勤劳动，特此表示感谢！

全国高等教育自学考试指导委员会

医药学类专业委员会

2010 年 6 月

全国高等教育自学考试指定教材

护理学专业（独立本科段）

妇产科护理学（二）

第一章　遗传咨询、遗传筛查与产前诊断

第一节　遗传咨询

遗传咨询是由从事医学遗传学的专业人员或咨询医师对咨询者提出的家庭中遗传性疾病的发病原因、遗传方式、诊断、预后、复发风险概率、防治等问题予以解答，并就咨询者询问的婚育问题提出建议和具体指导供其参考。遗传咨询是预防遗传性疾病的一个重要环节。

一、遗传咨询的意义

随着科学技术不断进展，诊断手段不断提高，新的遗传病不断被发现，截至 1998 年，仅人类常染色体疾病已报道 4228 种，平均每年增加 100 种左右。可见遗传性疾病已成为人类的常见病、多发病。不少遗传病病情严重，甚至导致终生残疾，给患者带来痛苦，给家庭、国家造成沉重的精神负担和经济负担。遗传咨询是在遗传学、细胞遗传学、分子生物学、分子遗传学迅猛发展的基础上，与临床医学紧密结合而建立起来的一门新兴学科，其目的明确，就是及时确定遗传性疾病患者和携带者，并对其生育患病后代的发生危险率进行预测，商谈应该采取的预防措施，从而减少遗传病患儿出生，降低遗传性疾病发生率，提高人群遗传素质和人口质量，获取优生效果。

二、遗传咨询的步骤

（一）明确诊断

咨询者若为患病者，要通过其家庭调查及系谱分析，首先应明确是否遗传性疾病。

1. 要确认为遗传性疾病，必须正确认识遗传性疾病与先天性疾病、家族性疾病的关系。①遗传性疾病是指个体生殖细胞或受精卵的遗传物质发生突变，或突变引起的疾病，具有垂直传递和终生性特征。②先天性疾病或称先天缺陷，是指个体出生后即表现出来的疾病，如先天性白内障是先天性疾病而不是遗传性疾病，伴有形态结构异常则为先天畸形。③家族性疾病是指表现出家族聚集现象的疾病，即在一个家庭中有两个以上成员患相同疾病。

2. 要依靠收集详细的病史资料，了解夫妻双方三代直系血亲。直系血亲是指具有直接血缘关系的亲属，即生育自己和自己所生育的上下各代亲属。如父母与子女，祖父母、外祖父母与孙子女、外孙子女等。旁系血亲是指直系血亲以外，在血统上和自己同出于一源的亲属，如同父异母或同母异父的兄弟姐妹。

3. 根据临床表现进行系统检查以明确诊断。若咨询者为近亲结婚，其对遗传性疾病的影响应作出正确估计，应进行必要的、系统的体格检查和实验室检查来明确诊断。

（二）确定遗传方式，预测子代再现的风险

预测遗传性疾病患者子代再发风险率，可以根据遗传性疾病类型和遗传方式作出估计。至于宫内胚胎或胎儿接触致畸因素，则应根据致畸原的毒性、接触方式、剂量、持续时间以及胎龄等因素，进行综合分析其对胚胎、胎儿的影响。根据遗传方式，人类遗传性疾病可分

为3大类：单基因遗传病、多基因遗传病和染色体病。按照风险程度分为一般风险率、轻度和高度风险率。

1. 单基因遗传病预期风险率的推算

（1）常染色体显性遗传病：夫妻一方患病，子女预期风险率为1/2。未发病的子女，其后代通常不发病。

（2）常染色体隐性遗传病：夫妻为携带者，生育过一患儿，再生育子女预期风险率均为1/4。夫妻一方患病，另一方正常，且非近亲结婚，其子女通常不发病，均为携带者。若另一方正常，为近亲结婚，其子女的发病率明显增高。

（3）X连锁显性遗传病：夫为患者，妻正常，其女儿均发病，儿子均正常。妻为患者，夫正常，其子女各有1/2发病。预期风险率女儿高于儿子，但女儿症状较轻。

（4）X连锁隐性遗传病：妻为携带者，夫正常，其儿子预期风险率为1/2。夫为患者，妻正常，其儿子通常不发病，女儿为携带者。妻为患者，夫正常，其儿子均发病，女儿均为携带者。

2. 多基因遗传病的再发风险推算　在多基因遗传病中，易患性受遗传基因和环境因素的双重影响，约40%的先天畸形是由多基因和环境因素相互作用引起的。家庭中患多基因遗传病的患者越多，病情越严重，其子代再发风险越高。对再发风险的估计比较复杂，一般根据该病的群体发病率、遗传度、亲缘关系、亲属中已发患者数及病变严重程度来估算再发风险率。

3. 染色体病再发风险推算　染色体病绝大多数由亲代的生殖细胞染色体畸变所致，极少部分由夫妻一方染色体平衡易位携带者引起，此时的再发风险率应依照患者及其父母的核型分析来判断。例如：患儿为21-三体综合征，核型为47，XX+21，若双亲核型正常，则为新发生的畸变，与母亲年龄关系密切。

三、遗传咨询范畴

遗传咨询通常分为婚前咨询、产前咨询和一般遗传咨询。

1. 婚前咨询　婚前医学检查，通过询问病史、家系调查、家谱分析，再结合全面的体格检查所见，对遗传缺陷者绝大多数能确诊，并根据其传递规律，推算出影响下一代优生的风险率，提出对结婚、生育的具体指导意见，从而减少甚至可以避免遗传病儿的出生。可以认为婚前医学检查是防止遗传性疾病延续的第一次监督。婚前咨询涉及的问题是婚前医学检查后，发现男女一方或双方以及家属中有遗传性疾病能否结婚、能否生育等具体问题。

发现影响婚育的先天畸形或遗传性疾病时，按暂缓结婚、可以结婚但禁止生育、限制生育、不能结婚4类情况掌握标准。这种指令性规定带有强制性，应认真执行。

（1）应暂缓结婚：可以矫正的生殖器畸形。在矫正之前暂缓结婚，待畸形矫正后再结婚。

（2）可以结婚，但禁止生育：①男女一方患严重的常染色体显性遗传病，如强直性肌营养不良、先天性成骨发育不全等，目前尚无有效的治疗方法，子女发病概率高，且不能作产前诊断，故可以结婚，但不能生育。②男女双方均患严重的、相同的常染色体隐性遗传病，如男女均患白化病，若致病基因相同，其子女发病概率几乎是100%。再如遗传性聋哑，属遗传性通婚，其子女发病概率也极大。③男女一方患严重的多基因遗传病，如精神分裂症、躁狂抑郁型精神病、原发性癫痫等，又属于该病的高发家系，后代再现风险率增高，即使病情稳定，可以结婚，但不能生育。

（3）限制生育：性连锁遗传病是指致病基因位于性染色体上，携带在X染色体的基因称X连锁。X连锁隐性遗传病的传递特点是女方为携带者，有1/2的可能将致病基因传给男孩成为患者，但男方为患者不直接传给男孩。若已知女方为X连锁隐性遗传病（如血友病）基因携带者与正常男性婚配，应作产前诊断判断胎儿性别，只准许生育女孩而限制生育男孩。基因诊断已能在妊娠期间确诊X连锁隐性遗传病，也能准确判定胎儿性别，而作出是否继续妊娠的决定。

（4）不能结婚：①直系血亲和三代以内旁系血亲。②男女双方均患相同的遗传性疾病，或男女双方家系中均有人患相同的遗传性疾病。③严重智力低下者，常有各种畸形，生活不能自理。男女双方均患病，无法承担家庭义务及养育子女，其子女智力低下概率也大，故不能结婚。

2. 产前咨询　主要遇到的遗传咨询问题归纳为：①夫妻一方或家属曾有遗传病儿或先天畸形儿，再生育下一代患病概率有多大，能否预测出。②已生育过患儿，再生育是否还是患儿。③妊娠期间，尤其是妊娠前3个月接触过放射线、化学物质或服用过药物，会不会导致胎儿畸形。

3. 一般遗传咨询　主要咨询的问题归纳为：①夫妻一方有遗传病家族史，该病能否累及本人及其子女。②生育过畸形儿是否为遗传性疾病，能否影响下一代。③妻子多年不孕或习惯性流产，希望获得生育指导。④夫妻一方已确诊为遗传病，询问治疗方法及效果。⑤夫妻一方接受放射线、化学物质，会不会影响第二代等。

四、遗传咨询的注意事项

1. 对咨询者必须做到“亲切、畅言、守密”，要有同情心、责任心，要热情，以取得咨询者及其家属对咨询医师的信任与合作，使其能够主动详尽地提供一切可能提供的病症和家系资料，使诊断和再发危险率的估计能更加接近实际。

2. 谈话时语言要有分寸，解答问题要实事求是，避免使用带有刺激性语言来形容患者特征，切勿损伤咨询者的自尊，应鼓励患者树立信心，积极防治遗传性疾病。

3. 按照遗传病类型和遗传方式估计再发风险率，只能表示下一代发病概率，事实上下一个孩子是否发病，咨询医师不能够、也不应该作出肯定或否定的保证，应该科学地说明婚育与优生优育的道理，与咨询者坦率地交换意见。

4. 为保证咨询质量，应建立个案记录和咨询登记，以便查找，有利于咨询者再次咨询时参考。

五、遗传咨询中护士的角色

遗传咨询是产前咨询的主要组成部分。遗传咨询的目的是针对遗传病患者及其家庭作出诊断，估计再发的概率，并对有关遗传病的病因、遗传方式、严重程度、诊断、治疗、预防，以及下一代再发的机会等问题给予详细的解答。遗传咨询员应该由遗传学家、有经验的妇产科医师、生化及细胞遗传基础的工作者共同组成。解答问题提供指导之前，需要有详细的资料，护士则是第一个接触咨询者及患者的人，有机会详尽地收集有关资料，不仅要了解患者的临床表现，还应包括家庭发病情况及有关影响怀孕、胎儿、生长、发育以及家庭对疾病的了解程度，能为咨询员提供一份全面、具有参考价值的咨询资料。在接触患者中，护士必须明确哪些是转诊的适应证，适时转介患者，指导接受必要的产前诊断，尽可能为患病家庭提供预防意见和具体帮助，承担家庭保健顾问的义务。

接触咨询者时必须持同情和关怀的态度，因为遗传病患者或家属往往对遗传病缺乏了解，一经得知患遗传病后非但影响本人还会影响下一代时，会感到痛苦和内疚，好像道德上犯罪一样，给精神上带来创伤和负担，需要给予理解并耐心进行解说，讲明人类群体中每个人都有相同的发病机会，实际上有许多人都是突变基因的携带者，一旦发病仅是偶然的不幸，至于影响下一代也不是父母的责任。交谈中要避免刺激性的语言和轻率的态度，以防加重患者或家属的精神创伤和丧失信任感。要使咨询者感到护士与患者及其家庭站在同一立场，争取得到患者的信赖和合作，不至于将家庭中有关遗传性缺陷保密起来，这样既可以深入地了解家谱情况，又可以使遗传学指导取得预期的效果。

护士有责任为患者提供有关信息，帮助家庭作出合理的决定。进行关于婚姻、生育、产前诊断、终止妊娠、绝育等指导时，应该说明理由，而不是代替他们作决定，最后的决定仍由本人及家属选择，决不可强制替代。

第二节　遗传筛查

遗传筛查是预防遗传性疾病发生的重要步骤，包括对成年人、胎儿及新生儿遗传性疾病三部分。对胎儿的遗传筛查又称产前筛查，产前遗传筛查是检出子代具有患遗传性疾病风险性增加的个体或夫妇，或对发病率高、严重遗传性疾病，先天畸形采用简便、可行、无创检查方法进行产前筛查，筛查出可疑者再进一步确诊，是预防遗传性疾病发生的重要步骤。

一、遗传携带者的检出

表型正常，带有致病遗传物质的人称为遗传携带者。主要包括隐性遗传病杂合体和染色体平衡易位者。

1. 隐性遗传病杂合体的检出　人群中隐性遗传病患者的发病率并不高，但杂合体比例却高得惊人。例如：苯丙酮尿症纯合体在人群中为1/10000，杂合体（携带者）则为1/50，是纯合体的200倍。对发病率极低的遗传性疾病，通常不作杂合体的群体遗传筛查，仅对患者亲属及其对象进行筛查，即可收到较好效果。对于检测出的携带者进行婚姻和生育指导，对预防纯合体患儿的出生有实际意义。

2. 染色体平衡易位者的检出　由于染色体平衡易位多无遗传物质的丢失，故平衡易位者并不表现疾病。但其生育染色体异常患儿的概率为50%以上，甚至达到100%。死胎或流产的机会也很大。

二、遗传筛查的手段

遗传筛查手段包括羊膜腔穿刺行羊水检查、绒毛活检、羊膜腔胎儿造影、胎儿镜检查、B型超声检查、经皮脐静脉穿刺取胎血检测、胎儿心动图、磁共振成像等。

1. 羊膜腔穿刺　羊膜腔穿刺取羊水上清液及沉渣的检查及培养，已是产前诊断的重要手段。为诊断遗传性疾病或确定胎儿性别，应选择在妊娠16～20周进行，此时在腹壁极易扪清子宫，羊水量相对较多，容易抽取，不易伤及胎儿。

2. 绒毛活检　获取的绒毛标本，不需培养直接进行涂片在光镜下观察诊断，也可进行酶活性测定和对绒毛细胞进行性染色质检查确定胎儿性别，或提取DNA后作基因诊断。也可行绒毛细胞培养，进行染色体核型分析。绒毛活检的优点：诊断结果比检测羊水获得结果约提前2个月。若发现染色体异常或携带致病基因的性别，可在妊娠早期行人工流产终止妊娠。

3. 羊膜腔胎儿造影　羊膜腔胎儿造影是一种显示羊水中胎儿轮廓的造影法。先行羊膜腔穿刺，将40%碘化油（脂溶性造影剂）20ml和76%泛影葡胺（水溶性造影剂）40～60ml同时注入羊膜腔内，行X线摄片，能诊断胎儿体表畸形和胎儿消化管畸形。

脂溶性造影剂碘化油注入羊膜腔后，由于胎儿发育至5个月时，皮肤上布满一层油脂，碘化油与胎脂结合，经24～48小时能均匀地涂于胎儿皮肤表面，可清楚地在X线荧屏上显示出胎儿的五官、肢体和生殖器轮廓，有助于诊断胎儿小耳症、单眼症、小头症、内翻足、胎儿水肿、联体胎儿等体表异常。

水溶性造影剂泛影葡胺注入羊膜腔后与羊水混合，被胎儿吞咽，4小时即可见胎儿小肠显影，可判断胎儿消化管闭锁部位。

此法简单安全，能弥补B型超声检查的不足，应用广泛。

4. 胎儿镜检查　胎儿镜检查可在直视下观察胎儿体表和胎盘胎儿面，其附属装置可以同时采集羊水、抽取胎儿血液和胎儿皮肤活组织检查等，是近年发展的一项宫内胎儿诊断技术。

5. B型超声检查　B型超声作为产前诊断项目，应在妊娠16周以后，因此时胎儿各主要脏器已能清晰显现。能观察到胎儿体表及脏器有无畸形，观察胎儿颅骨是否完整。

B型超声检查在产前诊断中的另一重大用途，是在其引导下行羊膜腔穿刺抽取羊水，采集绒毛，行脐静脉穿刺抽取胎血和胎儿镜检查等操作，更能做到安全、准确。可见当今B型超声检查已是产前诊断胎儿畸形必不可少的手段，并已被广泛应用。

6. 经皮脐静脉穿刺取胎血检测　在妊娠18～20周进行经皮脐静脉穿刺抽取纯胎儿血液检测，是一项值得推广的新技术。抽取胎儿血液可以确定胎儿血型，可以诊断地中海贫血、镰状细胞贫血、血友病、半乳糖血症等数十种疾病。脐静脉血还可以作为胎儿基因工程检测的标本。此检查法难度并不太大，但操作者若掌握要领还不够熟练时，常不能获得一次穿刺成功。若穿刺针尖斜面过大，可致胎儿血中混入羊水影响检测结果，或发生穿刺点渗血等并发症。

7. 胎儿心动图　胎儿心动图是近年开展的一项新的诊断方法。B型超声检查对在子宫腔内经常变换位置的胎儿心血管系统畸形，还不能做出正确判断。随着超声技术的不断发展，开展了实时定向M型超声心动图，即应用实时和M型超声合并的探头。实时超声能了解心脏结构，M型超声能够定量测出心动周期的各时相（射血前期时间和心室射血时间）关系。测定时间已能提前至妊娠18～20周。只要熟悉并正确运用检测方法，便可获得最理想的胎儿心脏定位及正常胎儿心脏解剖在实时和M型超声心动图上不同切面的图像。胎儿心动图能正确显示胎儿心脏结构和功能，对高危胎儿先天性心脏畸形的宫内诊断，或因孕妇或胎儿患病所致的心脏并发症行宫内诊断已成为可能。通过无损伤性的胎儿心动图进行宫内诊断，有助于对高危孕妇的正确合理指导，进行胎儿及新生儿的恰当处理，以改善围生儿素质并提高其生存率。

8. 磁共振成像　磁共振成像为彻底摆脱 X 线损伤的全新扫描技术，能从任何方向截面显示解剖病变，诊断效果优于计算机体层摄影。

第三节　产前诊断

产前诊断又称宫内诊断或出生前诊断，是指在胎儿出生之前应用各种先进的科技手段，采用影像学、生物化学、细胞遗传学及分子生物学等技术，了解胎儿在宫内的发育状况，例如观察胎儿有无外形畸形，分析胎儿染色体核型有无异常，检测胎儿细胞的生化项目和基因等，对先天性和遗传性疾病作出诊断，以便进行选择性流产。

一、产前诊断的对象

1. 35 岁以上的高龄孕妇　由于染色体不分离机会增加，胎儿染色体畸变率增高。

2. 生育过染色体异常儿的孕妇　再生染色体异常儿（如 21、18、13 三体综合征）的机会比正常孕妇高 10 倍，达 1.7%。

3. 夫妇一方有染色体平衡易位者　其子代发生染色体畸变的概率增大。

4. 生育过无脑儿、脑积水、脊柱裂、唇裂、腭裂、先天性心脏病儿者　其子代再发生概率增高。

5. 性连锁隐性遗传病基因携带者　其男胎有 1/2 发病，女胎有 1/2 携带者，应做胎儿性别预测。

6. 夫妇一方有先天性代谢疾病，或已生育过病儿的孕妇。

7. 在妊娠早期接受较大剂量化学毒剂、辐射和严重病毒感染的孕妇。

8. 有遗传性疾病家族史或近亲婚配的孕妇。

9. 原因不明的流产、死产、畸胎和有新生儿死亡史的孕妇。

10. 本次妊娠羊水过多、疑有畸胎的孕妇。

二、产前诊断常用方法

1. 观察胎儿外形　利用 B 型超声、X 线检查、胎儿镜、磁共振等观察胎儿体表畸形。

2. 染色体核型分析　利用羊水、绒毛细胞或胎儿血细胞培养检测染色体病。

3. 基因检测　利用 DNA 分子杂交、限制性内切酶、聚合酶链反应（PCR）技术检测 DNA。

4. 检测基因产物　利用羊水、羊水细胞、绒毛细胞或血液，进行蛋白质、酶和代谢产物检测，诊断胎儿神经管缺陷、先天性代谢疾病等。

三、产前诊断的疾病种类

1. 染色体病　包括染色体数目异常和结构异常。常染色体数目异常较常见，常表现为某对常染色体多一条额外的染色体，称三体。报道较多的有 21 -三体综合征、18 -三体综合征和 13 -三体综合征。常染色体结构异常以缺失、重复、倒位、易位较常见。性染色体数目异常，常见有先天性卵巢发育不全症（45，X0），这种胎儿出生后，表现有智力低下、发育障碍、多发性畸形等。染色体病胎儿有时死于宫内，发生多次反复流产，资料表明，早期自然流产的胎儿中染色体异常约占60%，而新生儿中仅占0.5%。

2. 性连锁遗传病　以X连锁隐性遗传病居多，如红绿色盲、血友病等。致病基因在X染色体上，携带致病基因的男性必定发病，携带致病基因的女性为携带者，生育的男孩可能一半是患者，一半为健康者；生育的女孩外表虽均正常，但可能有一半为携带者，故判断为男胎后，应行人工流产终止妊娠。反之，患性连锁性隐性遗传病的男性与正常女性婚配，生育的男孩不会患病，生育的女孩均为杂合体，故判断女胎后，应行人工流产终止妊娠。

3. 遗传性代谢缺陷病　用羊水细胞可诊断遗传性代谢缺陷病已达80余种，国内可诊断黑蒙性白痴病、黏多糖增多症。遗传性代谢缺陷病是因基因突变导致某种酶缺失，引起代谢抑制、代谢中间产物累积而出现临床表现。除极少数疾病在早期用饮食控制法（如苯丙酮尿症）、药物治疗（如肝豆状核变性）外，至今尚无有效治疗方法，且基因治疗目前仅处于实验研究阶段，故开展遗传性代谢缺陷病的产前诊断，是非常重要的预防措施。

4. 非染色体性先天畸形　特点是有明显的结构改变，主要为神经管缺陷。检测孕妇血清及羊水甲胎蛋白可协助诊断。无脑儿、脊柱裂等神经管缺陷通常通过B型超声检查即可确诊。

四、染色体病的产前诊断

染色体病的产前诊断，主要依靠细胞遗传学方法。近年分子细胞遗传学的不断进展，原位杂交技术如荧光原位杂交和引物原位DNA合成技术，均具有诊断准确、快速的优点。

1. 羊水细胞制备染色体　羊膜腔穿刺抽出羊水细胞，培养9～12日后行染色体核型分析，如今改用荧光原位杂交技术或引物原位DNA合成技术，只需1小时即可完成，且可获得最精细的核型分析结果。

2. 绒毛细胞制备染色体　培养法可靠，需7～14日获得结果。应注意避免母体细胞及其他细胞污染。

3. 胎儿血细胞培养制备染色体　经腹穿刺胎儿脐血，培养48～72小时后制片，此法能校正羊水细胞、绒毛细胞培养出现的假嵌合体，结果准确可靠。

五、性连锁遗传病的产前诊断

性连锁遗传病儿需确定性别，以便决定取舍。利用羊水鉴定胎儿性别的正确率尚不能达到100%，常用Y染色体特异性探针进行原位杂交，或Y染色体特异性DNA序列的聚合酶联反应（PCR）扩增，效果良好，结果准确。

六、遗传性代谢缺陷病的产前诊断

遗传性代谢缺陷病多是常染色体隐性遗传病，是由于基因突变导致某种酶或结构蛋白的缺失，引起代谢过程受阻，代谢中间产物积累出现症状。测定培养的羊水细胞或绒毛细胞特异酶活性是产前诊断的经典方法。但有些遗传性代谢缺陷病的酶缺陷并不在羊水细胞和绒毛细胞中表达，而不能用此技术行产前诊断。近年基因诊断（又称DNA诊断）能利用分子生物学技术在DNA分子水平上对待测的基因进行分析，能对有关的遗传性代谢缺陷病作出诊断，常用的产前基因诊断技术有：快速DNA斑点杂交法、限制性内切酶酶谱分析、寡核苷酸探针杂交法、DNA限制性片段长度多态性分析、聚合酶联反应（PCR）等。

七、非染色体性先天畸形

非染色体性先天畸形，主要以神经管缺陷为代表。在产前诊断中占有相当比例，达到1/3～1/2病例。检测羊水中甲胎蛋白值，超正常10倍以上。也可检测母血甲胎蛋白值，通常超过同期妊娠平均值2个标准差。检测羊水中乙酰胆碱酯酶增高有助于诊断。在妊娠16～20周期间，采用B型超声检查及母血甲胎蛋白值测定即可确诊。

（吴丽萍）

第二章　高危妊娠监护

第一节　高危妊娠的概念及范围

一、概念

高危妊娠是指在妊娠期有某种并发症或致病因素，可能危害孕妇、胎儿与新生儿或导致难产者。

二、范围

高危妊娠的范围相当广泛，几乎包括了所有病理产科：

1. 孕妇年龄<18岁或≥35岁。

2. 有异常孕产史，如自然流产、异位妊娠、早产、死产、死胎、难产（包括剖宫产史）、新生儿死亡、新生儿溶血性黄疸、新生儿畸形或有先天性或遗传性疾病等。

3. 各种妊娠并发症，如妊娠高血压疾病、前置胎盘、胎盘早剥、羊水过多或过少、胎儿生长受限、过期妊娠、母儿血型不合等。

4. 各种妊娠合并症，如心脏病、糖尿病、高血压、肾脏病、肝炎、甲状腺功能亢进、血液病、病毒感染（风疹、巨细胞病毒感染）等。

5. 可能发生分娩异常者，如胎位异常、巨大胎儿、多胎妊娠、骨盆异常、软产道异常等。

6. 胎盘功能不全。

7. 妊娠期接触大量放射线、化学性毒物或服用过对胎儿有影响的药物。

8. 盆腔肿瘤或曾有手术史等。

具有高危妊娠因素的孕妇称为高危孕妇。加强高危孕妇的系统管理和监护，了解胎儿在子宫内的安危，及早发现高危胎儿并及时给予处理，对早期发现遗传性疾病、降低围生儿死亡率和先天性缺陷都具有重要意义。

第二节　高危妊娠常见的监护方法

孕妇身体各系统因胎儿生长发育出现一系列相适应的变化。这些变化一旦超越生理范畴或孕妇患病不能适应妊娠的变化，则孕妇和胎儿均可出现病理情况成为高危妊娠。通过对孕妇及胎儿的孕期监护和保健，能够及早发现并治疗并发症，及时纠正异常胎位和发现胎儿发育异常等，结合孕妇及胎儿的具体情况，确定分娩方式。根据卫生部的要求，国内已普遍实行孕产期系统保健的三级管理，推广使用“孕产妇系统保健手册”，着重对高危妊娠（在妊娠期有某种并发症、合并症或致病因素可能危害孕妇、胎儿及新生儿或导致难产者）进行筛查、监护和管理。

高危妊娠监护的内容根据孕期不同而不同，早期妊娠监护重点在于确定妊娠高危程度，是否需行人工流产终止妊娠；中期妊娠监护重点是通过B型超声检查、羊水细胞的遗传学检查及羊水中甲胎蛋白测定等确定胎儿有无遗传性疾病或畸形，从优生角度考虑是否需终止妊娠；晚期妊娠监护重点是胎儿宫内状况、胎盘功能、胎儿成熟度，从母儿安全考虑，确定适合的分娩时机和方法，减少围生儿死亡率和发病率。胎儿及其成熟度的监护，包括确定是否为高危儿、胎儿宫内情况的监护、胎盘功能检查、胎儿成熟度检查、胎儿先天畸形的宫内诊断和胎儿遗传性疾病的宫内诊断。

一、胎儿宫内情况的监护

（一）确定是否为高危儿

高危儿包括：①孕龄＜37周或≥42周；②出生体重＜2500g；③小于胎龄儿或大于胎龄儿；④出生后1分钟内Apgar评分0～3分；⑤产时感染；⑥高危妊娠产妇的新生儿；⑦手术产儿；⑧新生儿的兄姐有严重的新生儿病史或新生儿期死亡等。

（二）胎儿宫内情况的监护

1. 妊娠早期　妇科检查确定子宫大小及是否与妊娠周数相符；B型超声检查最早在妊娠第5周即可见到妊娠囊；超声多普勒法最早在妊娠第7周能探测到胎心音。

2. 妊娠中期　借助手测宫底高度或尺测耻上子宫长度以及腹围，协助判断胎儿大小及是否与妊娠周数相符；B型超声检查从妊娠22周起，胎头双顶径值每周约增加0.22cm，于妊娠20、24、28周行产前检查时，进行胎心率的监测。

（1）测量宫底高度：在随访或产前检查时，每次均应测量孕妇子宫在耻骨上的长度，了解胎儿宫内生长发育的情况。测量前孕妇先排空膀胱，仰卧位，双腿伸直，用手测宫底高度或皮尺测量耻骨联合上缘中点至宫底间弧线的距离，一般从妊娠20周起，每4周测量1次，28周后，每2周测量1次，36周后，每周测量1次，如发现异常可缩短复查时间（表2-1）。此法虽然还存在着孕妇腹壁厚薄、羊水多少和先露高低，以及是否入盆等造成的误差，但由于简便易行，有一定的准确性，因此仍是一种具有临床实用价值的测量法。

表2-1　不同妊娠周数子宫底高度及子宫长度

妊娠周数	手测宫底高度	尺测耻上子宫长度（cm）
12周末	耻骨联合上2～3横指	
16周末	脐耻之间	
20周末	脐下1横指	18（15.3～21.4）
24周末	脐上1横指	23（22.0～25.1）
28周末	脐上3横指	26（22.4～29.0）
32周末	脐与剑突之间	29（25.3～32.0）
36周末	剑突下2横指	32（29.8～34.5）
40周末	脐与剑突之间或略高	33（30.0～35.3）

（2）测量腹围：测量子宫底高度的同时配合测量腹围，可更准确估计胎儿宫内发育情

况。测量腹围的方法是用皮尺绕脐 1 周，如最大腹围不在脐周水平，则取下腹最膨隆处测量。

（3）B 型超声：由于超声诊断对人体无损伤，并且方法简便、准确、迅速，已在围生监护中广泛应用。①在早期妊娠监测中可以确定妊娠、估计胚胎发育及诊断孕早期常见疾病（如葡萄胎、各种类型流产、异位妊娠）；②在中晚期妊娠监护中确定胎先露、胎方位、估测孕龄、了解胎儿成熟度（胎儿双顶径、头围、腹径、股骨长等）、胎儿生物物理指标（胎动、羊水量、胎盘分级、胎儿呼吸运动、胎儿肌张力 5 项）；③监测胎儿常见异常，如胎儿生长受限、胎儿发育畸形；监测胎盘位置、胎盘成熟度和脐带情况；④彩色多普勒超声监测胎儿脐动脉血流频谱中收缩期血流峰值与舒张末期血流速度比值。

3. 妊娠晚期

（1）手测宫底高度或尺测耻上子宫长度，测量腹围值，胎动计数，胎心监护。B 型超声检查不仅能测得胎头双顶径值，且能判定胎位及胎盘位置、胎盘成熟度。

（2）胎动计数：胎动通过自测或 B 型超声检查监测，若胎动计数＞30 次/12 小时为正常。＜10 次/12 小时，提示胎儿缺氧。胎动计数是孕妇自我监护胎儿的简便、安全而又可靠的方法。指导孕妇每天早、中、晚固定时间各数 1 小时胎动，将 3 次胎动数相加乘以 4，即得 12 小时胎动数。正常时每小时胎动 3～5 次，若 12 小时胎动＜10 次或每小时＜3 次，都提示胎儿缺氧。胎儿在缺氧的早期躁动不安，常表现为胎动活跃，胎动次数增加。当缺氧严重时胎动则逐渐减弱，次数也减少，一般胎动消失 12～48 小时后胎心音消失。

（3）羊膜镜检查：利用羊膜镜透过完整胎膜观察妊娠末期或分娩期羊水颜色，判断胎儿安危，达到监测胎儿的目的。正常者可见羊水呈透明淡青色或乳白色及胎发、漂浮胎脂片。若混有胎粪者呈黄色、黄绿色甚至深绿色。

（4）胎儿心电图监测：胎儿在子宫内是否状态良好，胎心是一项重要指标。胎儿心电图是较好的监护方法，临床上多采用经腹壁的外监护法，对母儿均无损伤，可在不同孕周多次监测。

（5）胎儿电子监测：胎儿监护仪已在临床上广泛应用，其优点是不受宫缩影响。能连续观察并记录胎心率的动态变化。因有子宫收缩描记、胎动记录，故能反映三者间的关系。

1）胎心率的监测：用胎儿监护仪记录的胎心率（fetal heart rate，FHR）有两种基本变化——胎心率基线（FHR-baseline）及胎心率一过性变化。

①胎心率基线：指在无胎动、无宫缩或宫缩间歇期记录的 FHR。可从每分钟心搏次数（beat per minute，bpm）及 FHR 变异（FHR variability）两方面对胎心率基线加以估计。

FHR＞160 次/分或＜120 次/分，历时 10 分钟称为心动过速（ tachycardia）或心动过缓（ bradycardia）。FHR 变异是指 FHR 有小的周期性波动。胎心率基线有变异即基线摆动（FHR-baseline oscillation），包括胎心率的变异振幅和变异频率，前者指正常胎心率有一定的波动，波动范围正常为 10～25 bpm；后者指计算 1 分钟内波动的次数，正常为≥6 次。基线波动活跃则频率增高，基线平直则频率降低或消失，基线摆动表示胎儿有一定的储备能力，是胎儿健康的表现。FHR 基线变平即变异消失或静止型，提示胎儿储备能力的丧失（图 2－1）。

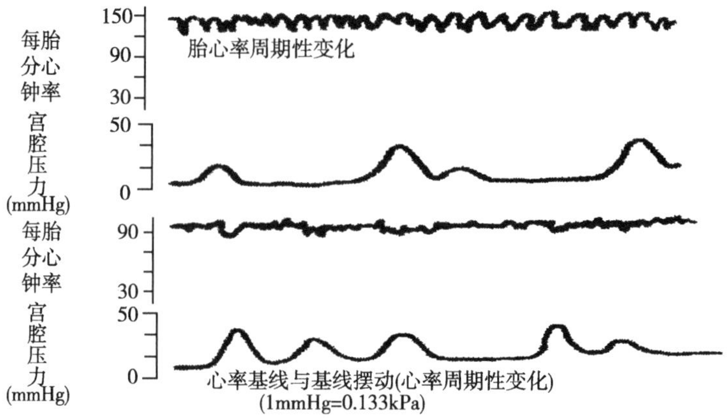

图 2-1　胎心率基线与基线摆动

②胎心率一过性变化：受胎动、宫缩、触诊及声响等刺激，胎心率发生暂时性加快或减慢，持续十余秒或数十秒后又恢复到基线水平，称胎心率一过性变化，又称周期性胎心率（PFHR）。是判断胎儿安危的重要指标。

● 加速（acceleration）：是指子宫收缩后胎心率基线暂时增加 15bpm 以上，持续时间＞15 秒，这是胎儿良好的表现。加速原因可能是胎儿躯干局部或脐静脉暂时受压。散发的、短暂的胎心率加速是无害的。但若脐静脉持续受压，则进一步发展为减速。

● 减速（deceleration）：是指随宫缩出现的暂短性胎心率减慢，可分为 3 种类型。

○ 早期减速（early deceleration，ED）：特点是胎心率曲线下降与子宫收缩曲线上升同时发生，胎心率曲线最低点（波谷）与宫缩曲线顶点（波峰）相一致，子宫收缩后迅即恢复正常，下降幅度＜50bpm，时间短，恢复快（图 2-2）。早期减速一般认为是宫缩时胎头受压，脑血流量一时性减少（一般无伤害性）的表现，不受孕妇体位或吸氧而改变。

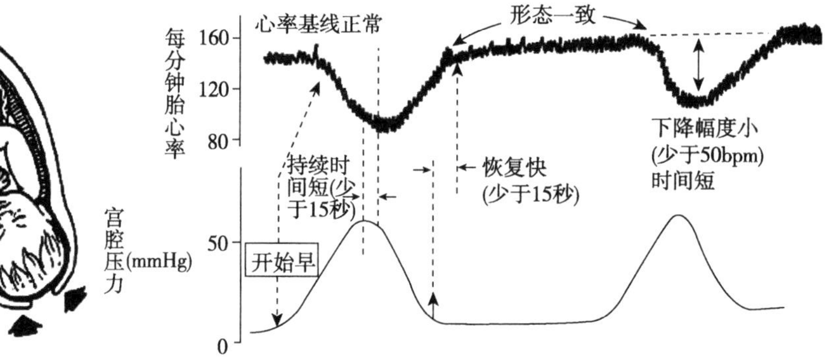

图 2-2　PFHR 早期减速

○ 变异减速（variable deceleration，VD）：特点是宫缩开始后胎心率不一定减慢。减速与宫缩无恒定的关系，然而一旦出现，下降迅速且下降幅度大（＞70bpm），持续时间长短不一，恢复也迅速（图 2-3）。变异减速一般认为是因为子宫收缩时脐带受压兴奋迷走神经所致。

○ 晚期减速（late deceleration，LD）：特点是子宫收缩开始后一段时间（多在高峰后）出现胎心率减慢，但下降缓慢，下降幅度＜50bpm，持续时间长，恢复亦缓慢（图 2－4）。晚期减速一般认为是胎儿缺氧的表现，它的出现提示应对胎儿的安危予以高度注意。

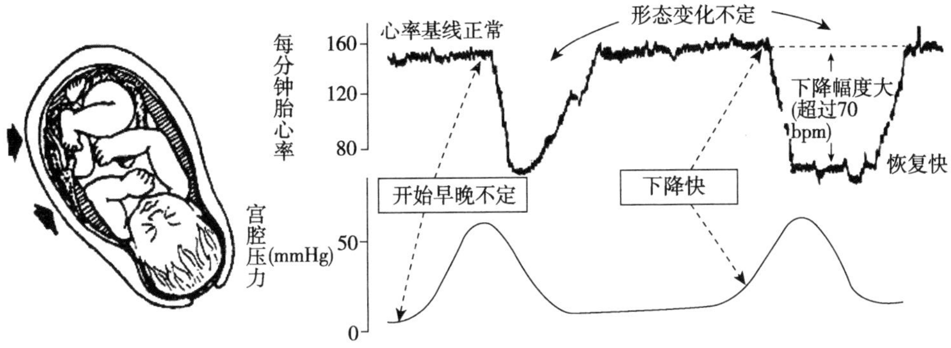

图 2－3　PFHR 变异减速

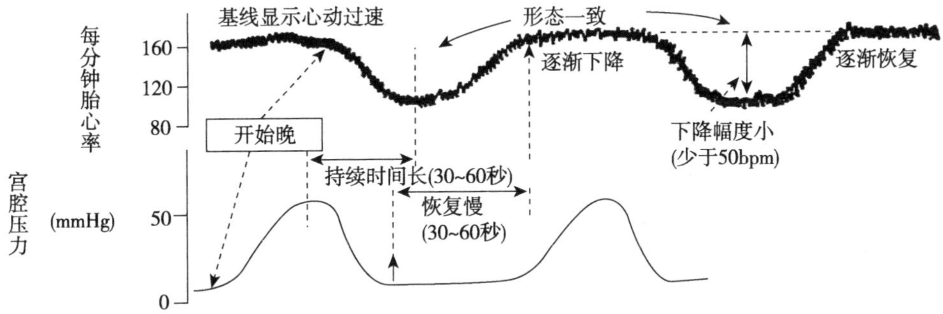

图 2－4　PFHR 晚期减速

2）预测胎儿宫内储备能力

①无应激试验（non-stress test，NST）：本试验是以胎动时伴有一过性胎心率加快为基础，又称胎心率加速试验（fetal acceleration test，FAT）。通过本试验观察胎动时胎心率的变化，以了解胎儿的储备能力。试验时，孕妇取半卧位，腹部（胎心音区）放置涂有耦合剂的多普勒探头，在描记胎心率的同时，孕妇凭自觉有胎动时，手按机钮在描记胎心率的纸上作出记号，至少连续记录 20 分钟为一单位，如 20 分钟内无胎动再延长 20 分钟监测时间，以等待睡眠中的胎儿醒来。一般认为正常至少有 3 次以上胎动伴胎心率加速＞15 bpm，持续时间＞15 秒为正常，称为有反应型；异常是胎动数与胎心率加速数少于前述情况或胎动时无胎心率加速，称为无反应型，应寻找原因。此项试验方法简单、安全，可在门诊进行，并可作为缩宫素激惹试验前的筛选试验。

②缩宫素激惹试验（ oxytocin challenge test，OCT）：又称宫缩应激试验（contraction stress test，CST），其原理为用缩宫素诱导宫缩并用胎儿监护仪记录胎心率的变化。了解胎盘于宫缩时一过性缺氧的负荷试验，测定胎儿的储备能力。若多次宫缩后连续重复出现晚期

减速，胎心率基线变异减少，胎动后无 FHR 增快，为 OCT 阳性。若胎心率基线有变异或胎动后 FHR 加快，无晚期减速，为 OCT 阴性。本试验通常在妊娠 28～30 周开始进行。若为阴性，提示胎盘功能良好，1 周内无胎儿死亡的危险，可在 1 周后重复本试验。若为阳性，提示胎盘功能减退，因假阳性多，意义不如阴性大，可加测尿雌三醇值或其他检查以进一步了解胎盘功能的情况。

③胎儿生物物理监测：是综合胎心电子监护及 B 型超声所示某些生理活动，以判断胎儿有无急、慢性缺氧的一种产前监护方法，可供临床参考。所选用的指标为胎儿呼吸运动、胎动、胎儿肌张力、胎儿反应性、羊水容量。下面介绍 Manning 评分法（表 2－2、表 2－3），满分为 10 分，根据得分值估计胎儿缺氧情况。

表 2－2　Manning 评分法

项　　目	2 分（正常）	0 分（异常）
无应激试验（20 分钟）	≥2 次胎动伴胎心加速≥15bpm，持续≥15 秒	<2 次胎动；胎心加速<15bpm，持续<15 秒
胎儿呼吸运动（30 分钟）	≥1 次，持续≥30 秒	无；或持续<30 秒
胎动（30 分钟）	≥3 次躯干和肢体活动（连续出现计 1 次）	≤2 次躯干和肢体活动；无活动肢体完全伸展
肌张力	≥1 次躯干和肢体伸展复屈，手指摊开合拢	无活动；肢体完全伸展；伸展缓慢，部分复屈
羊水量	羊水暗区垂直直径≥2cm	无；或最大暗区垂直直径<2cm

表 2－3　Manning 评分的临床意义

评　　分	胎儿情况预计
10	无急性、慢性缺氧依据
8（羊水量正常）	可能有急性缺氧
8（羊水量不正常）	可能有慢性缺氧
6（羊水量正常）	疑有急性缺氧
6（羊水量不正常）	疑有急、慢性缺氧
4（羊水量正常）	可有急性缺氧
4（羊水量不正常）	可有急、慢性缺氧
2	急性缺氧或伴慢性缺氧
0	急、慢性缺氧

二、胎盘功能检查

胎盘功能检查包括胎盘功能和胎儿胎盘单位功能的检查，能间接判断胎儿状态，是对胎儿进行宫内监护，以便能够早期发现隐性胎儿窘迫。有助于及时采取相应措施，使胎儿能在良好情况下生长发育，直至具有在宫外生存能力时娩出。

1. 胎动　与胎盘血管状态关系密切，胎动计数可了解胎儿宫内状况，是判断胎儿宫内安危的主要临床指标。12 小时＞10 次为正常。

2. 测定孕妇尿中雌三醇值　妊娠期间雌三醇主要由孕妇体内的胆固醇经胎儿肾上腺、肝以及胎盘共同合成。24h 尿＞15mg 为正常值，10～15mg 为警戒值，＜10mg 为危险值。妊娠晚期多次测得雌三醇值＜10mg/24h 尿，表示胎盘功能低下。也可用孕妇随意尿测得雌激素/肌酐（E/C）比值，以估计胎儿胎盘单位功能。E/C 比值＞15 为正常值，10～15 为警戒值，＜10 为危险值。

3. 测定孕妇血清胎盘生乳素（HPL）值　采用放射免疫法。妊娠足月 HPL 值为 4～11mg/L，若该值于妊娠足月＜ 4mg/L 或突然降低 50％，提示胎盘功能低下。

4. 缩宫素激惹试验（OCT）　无应激试验（NST）无反应者需作 OCT。OCT 阳性，提示胎盘功能减退。

5. 阴道脱落细胞检查　舟状细胞成堆，无表层细胞，嗜伊红细胞指数（EI）＜10％、致密核少者，提示胎盘功能良好；舟状细胞极少或消失，有外底层细胞出现。嗜伊红细胞指数＞10％、致密核多者，提示胎盘功能减退。

6. B 型超声行胎儿生物物理监测，也有实用价值。

三、胎儿成熟度（Fetal maturity）检查

1. 正确推算妊娠周数　必须问清末次月经第一日的确切日期，并问明月经周期是否正常，有无延长或缩短。

2. 尺测耻上子宫长度及腹围　宫底高度是指耻骨联合上缘到宫底的弧形长度，测量前应先让孕妇排空膀胱。腹围指下腹最膨隆处绕脐一周的周径。通常每一次产前检查都要监测这两个指标。根据尺测耻上子宫底高度及腹围数值可估算胎儿大小，简单易记的胎儿体重估算公式为：子宫长度（cm）×腹围（cm）＋200。

3. B 型超声　胎头双顶径值＞8.5cm，提示胎儿已成熟；观察胎盘成熟度，根据绒毛膜板、基底板、胎盘光点加以判定。若见三级胎盘（绒毛膜板与基底板相连，形成明显胎盘小叶），提示胎儿已成熟。

4. 检测羊水中卵磷脂/鞘磷脂比值（lecithin/sphingomyelin，L/S）　若该值＞2，提示胎儿肺成熟。若能测出磷酸酰甘油，提示胎儿肺成熟，此值更可靠。也可进行能快速得出结果的羊水泡沫试验（foam stability test），若两管液面均有完整泡沫环，意味着 L/S 比值≥2，提示胎儿肺已成熟。

5. 检测羊水中肌酐值　若该值≥176.8 μmol/L（2mg％），提示胎儿肾已成熟。

6. 检测羊水中胆红素类物质值　若用 ΔOD_{450} 测该值＜ 0.02，提示胎儿肝已成熟。

7. 检测羊水中淀粉酶值　若以碘显色法测该值≥450U/L，提示胎儿唾液腺已成熟。

8. 检测羊水中含脂肪细胞出现率　若该值达 20％，提示胎儿皮肤已成熟。

四、胎儿先天畸形及遗传性疾病的宫内诊断

1. 妊娠早期取绒毛或妊娠中期（16～20 周）抽取羊水行染色体核型分析，了解染色体数目及结构改变。

2. B 型超声检查无脑儿、脊柱裂及脑积水等畸形胎儿。测定羊水中甲胎蛋白，诊断开放性神经管畸形。

3. 抽出羊水测定酶，诊断胎儿代谢缺陷病。

4. 抽取孕妇外周血提取胎儿细胞行遗传学检查。

5. 行羊膜腔内胎儿造影，诊断胎儿体表畸形及泌尿系统、消化系统畸形。

第三节　接受高危妊娠监护孕妇的护理

一、护理评估

（一）病史

1. 年龄＜18 岁或＞35 岁者分娩的危险性大，35 岁以上妇女分娩的新生儿遗传缺陷发生率明显增加。

2. 重视有下列情况的生育史：流产史，曾经分娩早产儿、低体重儿、巨大儿，既往有死产或新生儿死亡者，先兆子痫或子痫史，家族性疾病或畸形史，手术产史、产伤史，有生殖道畸形或肿瘤者，多年不育经治疗后妊娠者。

3. 详细询问下列疾病的病史：原发性高血压、心脏病、慢性肾炎、糖尿病、甲状腺疾病、肝炎、贫血、佝偻病、结核病等。

4. 详细了解早期妊娠时是否用过对胎儿有害的药物或接受过放射线检查、是否有过病毒性感染等。

（二）心理社会评估

高危孕妇在妊娠的早期常担心流产及胎儿畸形，在孕 28 周以后则担心早产、医疗指征需要终止妊娠及胎死宫内或死产。孕妇可因为前次妊娠的失败而对此次妊娠产生恐惧；由于需要休息而停止工作产生烦躁不安；又为自己的健康与维持妊娠相矛盾而致焦虑、无助感；也可因为不可避免的流产、死产、死胎、胎儿畸形等而产生低自尊、悲哀和失落等情绪反应。

（三）身体检查

1. 一般情况　身高、体态、步态、体重、血压的检查。身高＜140cm 者，容易发生头盆不称；骨骼粗大者易为男性骨盆，应注意有无中骨盆及骨盆出口狭窄；步态不正常者，应注意有无骨盆不对称。孕妇体重＜40kg 或＞85kg 者，危险性增加。血压＞140/90mmHg 或较基础血压升高 30/15mmHg 者为异常。

2. 全身检查　包括听诊心脏有无杂音及判断心功能。

3. 产科检查　测量宫底高度，判断子宫大小是否与停经周数相符；骨盆测量各径线是否正常。胎儿大小、胎位有无异常，阴道出口是否过小，外阴部有无静脉曲张等。分娩时要评估有无胎膜早破，羊水量及性状。如头位，羊水中混有胎粪或羊水呈黄绿色则提示有胎儿缺氧。还应评估产程进展情况、宫缩、胎心率等是否正常。

（四）辅助检查

包括 B 超检查、妊娠图、胎儿宫内情况的监护、胎盘功能检查、胎儿成熟度检查、羊膜镜检查、胎儿头皮血 pH 测定、甲胎蛋白测定、胎儿生物物理监测等。

（五）治疗原则

1. 病因处理　对于遗传性疾病应早期发现，及时处理，认真贯彻预防为主的原则。对有下列情况之一的孕妇应转遗传咨询门诊作有关检查：①孕妇年龄在40岁以上；②曾分娩21-三体儿或有家族史者；③孕妇有先天性代谢障碍（酶系统缺陷）或染色体异常的家族史者；④孕妇曾娩出过神经管开放性畸形胎儿者，如无脑儿、脊柱裂等。如有异常发现则终止妊娠。对于妊娠并发症（如妊娠期高血压疾病等）、妊娠合并症（如心脏病、肾病等）及其他高危妊娠的病因，应根据各自的特点进行相应的治疗。

2. 产科处理　①高危孕妇应比一般孕妇更注意增加营养和休息，鼓励左侧卧位以改善肾循环及子宫胎盘的供血。②提高胎儿对缺氧的耐受力，可遵医嘱用10%葡萄糖500ml加维生素C 2g静脉缓慢滴注，每日1次，5～7天为一疗程，停药3天后可再重复。③间歇吸氧，特别对胎盘功能减退的孕妇，每日3次，每次30分钟。④预防早产。⑤选择适当的时间终止妊娠。对需终止妊娠而胎儿成熟度较差者，可于终止妊娠前用肾上腺皮质激素以促进胎儿肺成熟，促进肺表面活性物质的形成和释放，防止发生新生儿呼吸窘迫综合征。⑥产时严密观察胎心变化，及时吸氧；如有明显胎儿窘迫的症状、体征时应及早结束分娩，并做好新生儿的抢救准备，高危儿应加强产时产后的监护。

二、可能的护理诊断和医护合作性问题

1. 潜在的并发症：胎儿窘迫。
2. 焦虑：与缺乏高危妊娠的相关知识有关。
3. 自尊紊乱：与分娩的愿望及对孩子的期望得不到满足有关。
4. 潜在性悲伤：与可能将丧失胎儿有关。

三、护理目标

1. 孕产妇未出现胎儿窘迫，如出现胎儿窘迫的征象，护士应及时报告医生。
2. 孕产妇及家属的焦虑心理减轻，情绪稳定。
3. 孕产妇能够认识到自己的问题，并遵从指导。
4. 孕产妇能够接受现实。

四、护理措施

加强围生期保健，及早筛查出高危人群进行系统管理，并提供以下产科护理措施。

1. 密切观察病情　对高危孕妇做好观察记录工作。观察孕产妇的生命体征和自觉症状，有无阴道流血、高血压、水肿、心衰、腹痛、胎儿缺氧等症状和体征，及时报告医师并记录处理经过。产时严密观察胎心率及羊水的色、量，做好母儿监护。

2. 为孕产妇及家属提供心理支持　评价孕产妇及家属的心理状态，注意运用恰当的沟通方式和技巧，给孕产妇及家属提供良好情感环境，以宣泄其内心的不安、焦虑、彷徨和恐惧。收集与孕产妇情绪有关的语言和行为信息，并分析研究，以准确地把握孕产妇的心理状态，提供必要的指导和安慰；同时鼓励和指导家属的参与和支持，给孕产妇创造一个舒适安逸的休息和治疗环境。

3. 饮食、休息与活动指导　加强饮食指导，改善孕妇的营养状况，以利胎儿生长发育。

对胎盘功能减退、胎儿生长受限的孕妇给予高蛋白、高能量饮食，补充维生素、铁和钙，静脉滴注葡萄糖及多种氨基酸，对妊娠合并糖尿病者则应控制饮食。卧床休息，可改善子宫胎盘血循环，增加雌三醇的合成和排出量；取左侧卧位可避免增大的子宫对血管的压迫，有助于改善肾循环及子宫胎盘的供血。注意个人卫生，勤换衣裤；保持室内空气新鲜，通风良好。

4. 配合医生做好检查及治疗　认真执行医嘱并配合处理。为妊娠合并糖尿病孕妇做好尿糖测定，正确留置血、尿标本，如 24 小时尿标本等；妊娠合并心脏病者则遵医嘱正确给予洋地黄类药物，间歇吸氧；胎儿生长受限者给静脉补充营养治疗；前置胎盘患者做好输血、输液准备；如需人工破膜、阴道检查、剖宫产者应做好用物准备及配合工作；同时做好新生儿的抢救准备及配合。

5. 适时终止妊娠，做好各种准备　若继续妊娠将严重威胁母体健康或影响胎儿生存时，应考虑适时终止妊娠。终止妊娠的时间取决于疾病威胁母体的严重程度、胎盘功能和胎儿成熟度，主要根据病情、孕龄、宫高、胎动及胎心率的变化做出决定。

终止妊娠的方法有引产和剖宫产两种，具体采用的方法应根据高危妊娠的病情，胎儿、胎盘功能状态，子宫颈成熟度等情况综合考虑。已进行引产者，如产程进展缓慢、胎儿窘迫等，应及时改用剖宫产终止妊娠。对需终止妊娠而胎儿成熟度较差者，可于终止妊娠前用肾上腺皮质激素加速胎儿肺成熟，预防发生新生儿呼吸窘迫综合征。

五、护理评价

孕妇及胎儿的健康状况良好。产妇及新生儿无感染及合并症的发生。孕产妇及家属的心理和生理舒适感增加。

（吴丽萍）

第三章　妊娠期并发症妇女的护理

第一节　流产妇女的护理

流产（abortion）是指妊娠不足28周、胎儿体重不足1000g而终止者。临床将流产按发生的时间分为两种：早期流产和晚期流产。早期流产指流产发生于妊娠12周以前者。晚期流产指流产发生在妊娠12周至不足28周者。流产分为自然流产和人工流产，本节内容仅阐述自然流产。自然流产的发生率占全部妊娠的15%左右，多数为早期流产。

一、病因

导致流产的原因很多，除胚胎本身的原因外，还和母体因素及其他因素有关。主要有以下几方面。

1. 染色体异常　自然流产尤其是早期流产时，染色体异常的胚胎占50%～60%。染色体异常多为数目异常，如三体，X单体，或者三倍体、多倍体等；其次为结构异常，如染色体断裂、缺失或易位。染色体异常的胚胎多数发生流产，极少数继续发育成胎儿，但出生后也会发生某些功能异常或合并畸形。若已流产，妊娠产物有时仅为一空泡或已经退化了的胚胎。有报道，染色体异常出现于3%～6%的反复流产妇女中，造成反复流产的最常见的染色体异常为平衡易位，常发生于反复流产的妇女。

2. 母体因素

（1）全身性疾病　如妊娠期急性高热可引起子宫收缩而发生流产；细菌毒素或病毒通过胎盘进入胎儿血液循环，导致胎儿死亡而发生流产。孕妇患严重贫血或心力衰竭可致胎儿缺氧而引起流产，患慢性肾炎、高血压等，胎盘可能发生梗死而引起流产。此外，身体或精神的创伤也可导致流产。

（2）生殖器官疾病　子宫发育不良、子宫畸形、子宫肌瘤、宫腔黏连等可影响胎儿的生长发育而导致流产。子宫颈重度裂伤、宫颈内口松弛易因胎膜早破而引起晚期流产。

（3）内分泌功能失调　黄体功能不全往往影响蜕膜、胎盘而发生流产。甲状腺功能低下的孕妇，也可能因胚胎发育不良而流产。

（4）免疫因素　母体妊娠后母儿双方免疫不适应，导致母体排斥胎儿发生流产；母体内有抗精子抗体也常导致早期流产。

（5）其他　母儿血型不合（如Rh或ABO血型系统等）可能引起晚期流产，妊娠早期行腹部手术或妊娠中期外伤，以及劳累过度、性交，或有吸烟、酗酒、吸毒等不良习惯等诱因，均可刺激子宫收缩而引起流产。

3. 胎盘因素　滋养细胞的发育和功能不全是胚胎早期死亡的重要原因。此外，胎盘内巨大梗塞、前置胎盘、胎盘早期剥离等可致胎盘血液循环障碍而发生流产。

4. 环境因素　过多接触有害的化学物质（如镉、铅、有机汞、DDT等）和物理因素（如放射性物质、噪声及高温等）可直接或间接对胚胎或胎儿造成损害，引起流产。

二、分类

1. 先兆流产　指妊娠28周前，先出现少量阴道流血、继之常出现阵发性下腹痛或腰背痛。妇科检查宫颈口未开，胎膜未破，妊娠产物未排出，子宫大小与停经周数相符，经休息及治疗后，若流血停止及下腹痛消失，妊娠可以继续；若阴道流血量增多或下腹痛加剧，可发展为难免流产。

2. 难免流产　指流产已不可避免，由先兆流产发展而来。此时阴道流血量增多。阵发性下腹痛加重或出现阴道流液（胎膜破裂）。妇科检查宫颈口已扩张，有时可见胚胎组织或胎囊堵塞于宫颈口内，子宫大小与停经周数相符或略小。

3. 不全流产　指妊娠产物已部分排出体外，尚有部分残留于宫腔内。由难免流产发展而来。由于宫腔内残留部分妊娠产物，影响子宫收缩，致使子宫出血持续不止。甚至因流血过多而发生失血性休克。妇科检查宫颈口已扩张。不断有血液自宫颈口内流出，有时尚可见胎盘组织堵塞于宫颈口或部分妊娠产物已排出于阴道内，而部分仍留在宫腔内。一般子宫小于停经周数。

4. 完全流产　指妊娠产物已全部排出，阴道流血逐渐停止，腹痛逐渐消失。妇科检查宫颈口已关闭，子宫接近正常大小。

5. 稽留流产　也称过期流产，指胚胎或胎儿已死亡，滞留在宫腔内尚未自然排出者。胚胎或胎儿死亡后子宫不再增大反而缩小，早孕反应消失。若已至中期妊娠，孕妇腹部不见增大，胎动消失。妇科检查宫颈口未开，子宫较停经周数小，质地不软。未闻及胎心。

6. 习惯性流产　指自然流产连续发生3次或以上者。近年国际上常用复发性自然流产取代习惯性流产。每次流产多发生于同一妊娠月份，其临床经过与一般流产相同。早期流产的原因常为黄体功能不足、甲状腺功能低下、染色体异常等。晚期流产最常见的原因为宫颈内口松弛、子宫畸形、子宫肌瘤等。宫颈内口松弛者常于妊娠中期，胎儿长大，羊水增多，宫腔内压力增加，胎囊向宫颈内口突出，宫颈管逐渐缩短、扩张。患者多无自觉症状，一旦胎膜破裂，胎儿迅即排出。

7. 流产感染　流产过程中，若阴道流血时间过长、有组织残留于宫腔内或非法堕胎等，有可能引起宫腔内感染。严重时感染可扩展到盆腔、腹腔乃至全身，并发盆腔炎、腹膜炎、败血症及感染性休克等。

三、病理生理变化

早期流产时胚胎多数先死亡，随后发生底蜕膜出血，造成胚胎的绒毛与蜕膜层分离，已分离的胚胎组织如同异物，引起子宫收缩而被排出。在妊娠早期，胎盘绒毛发育尚不成熟，与子宫蜕膜联系尚不牢固，因此在妊娠8周以内发生的流产，妊娠产物多数可以完整地从子宫壁分离而排出，出血不多。妊娠8～12周时，胎盘绒毛发育茂盛，与蜕膜联系较牢固，此时若发生流产，妊娠产物往往不易完整分离排出，常有部分组织残留宫腔内影响子宫收缩，致使出血较多。妊娠12周后，胎盘已完全形成，流产时往往先有腹痛，然后排出胎儿、胎盘。有时由于底蜕膜反复出血，凝固的血块包绕胎块，形成血样胎块稽留于宫内。血红蛋白因时间长久被吸收形成肉样胎块，或纤维化与子宫壁粘连。偶有胎儿被挤压，形成纸样胎儿，或钙化后形成石胎。

四、护理评估

（一）健康史

停经、阴道流血和腹痛是流产孕妇的主要症状。应详细询问患者的停经史、早孕反应情况；阴道流血的持续时间与阴道流血量；有无腹痛，腹痛的部位、性质及程度。此外，还应了解阴道有无水样排液，以及排液的色、量及有无臭味，以及有无妊娠产物排出等。对于既往病史，应全面了解孕妇在妊娠期间有无全身性疾病、生殖器官疾病、内分泌功能失调及有无接触有毒有害物质等，以识别发生流产的诱因。

（二）临床表现

停经、腹痛及阴道流血是流产的主要临床症状。阴道流血发生在妊娠12周以内流产者，开始时绒毛与蜕膜分离，血窦开放，即开始出血。当胚胎完全分离排出后，由于子宫收缩，出血停止。早期流产的全过程均伴有阴道流血；晚期流产时，胎盘已形成，流产过程与早产相似。胎盘继胎儿娩出后排出，一般出血不多，特点是往往先有腹痛，然后出现阴道流血。流产时腹痛系阵发性宫缩样疼痛，早期流产出现阴道流血后，胚胎分离及宫腔内存有的血块刺激子宫收缩，出现阵发性下腹疼痛，特点是阴道流血往往出现在腹痛之前。晚期流产则先有阵发性子宫收缩，然后胎盘剥离，故阴道流血出现在腹痛之后。

流产时检查子宫大小、宫颈口是否扩张，以及是否破膜。根据妊娠周数及流产类型不同而异。

（三）辅助检查

1. 实验室检查　对绒毛膜促性腺激素（HCG）、胎盘生乳素、雌二醇和孕酮等进行定量测定，如测定的结果低于正常值，提示有流产可能。

2. B型超声检查　超声显像可显示有无胎囊、胎动、胎心等，从而可诊断并鉴别流产及其类型，指导正确处理。

（四）处理原则

1. 先兆流产　先兆流产的处理原则是卧床休息，禁止性生活；减少刺激；必要时给予少量镇静剂；对于黄体功能不足的孕妇，每天肌注黄体酮20mg，以利于保胎；及时进行超声检查以了解胚胎发育情况，避免盲目保胎。

2. 难免流产　难免流产一旦确诊，应尽早使胚胎及胎盘组织完全排出。早期流产应及时行刮宫术。对妊娠产物进行认真检查，并送病理检查。晚期流产，因子宫较大、吸宫或刮宫有困难者。可用缩宫素静脉滴注，促使子宫收缩。当胎儿及胎盘排出后需检查是否完全，必要时刮宫以清除宫腔内残留的妊娠产物。

3. 不全流产　不全流产一经确诊，应及时行吸宫术或钳刮术以清除宫腔内残留组织。流血多有休克者，应同时输血输液，出血时间较长者，应给予抗生素预防感染。

4. 完全流产　对于完全流产，一旦确诊且无感染征象时，一般不需特殊处理。

5. 稽留流产　对于稽留流产，应及早促使胎儿和胎盘排出，以防稽留日久发生凝血功能障碍。处理前应做凝血功能检查。

6. 习惯性流产　习惯性流产以预防为主，在受孕前，对男女双方均应进行详细检查，包括卵巢功能检查、夫妇双方染色体检查与血型鉴定，及其丈夫的精液检查；女方尚需进行生殖道的详细检查，包括有无子宫肌瘤、宫腔粘连，并作子宫输卵管造影及子宫镜检查，以确定子宫有无畸形与病变，以及检查有无宫颈内口松弛等。查出其原因，然后进行治疗。

7. 流产感染　治疗原则为积极控制感染的同时尽快清除宫腔内残留物，若阴道流血不多，应用广谱抗生素 2～3 日，待控制感染后再行刮宫。若阴道流血量多，静脉滴注广谱抗生素和输血的同时，用卵圆钳将宫腔内残留组织夹出，使出血减少，切不可用刮匙全面搔刮宫腔，以免造成感染扩散。术后继续应用抗生素，待感染控制后再行彻底刮宫。若已合并感染性休克者，应积极纠正休克。若感染严重或腹、盆腔有脓肿形成时，应行手术引流，必要时切除子宫。

五、可能的护理诊断及医护合作性问题

1. 有感染的危险：与阴道流血时间过长、宫腔内有残留组织等因素有关。

2. 焦虑：与担心胎儿健康等因素有关。

3. 潜在并发症：出血性休克。

六、预期目标

1. 出院时，护理对象无感染征象。

2. 先兆流产孕妇能积极配合保胎措施，继续妊娠。

七、护理措施

对于不同类型的流产孕妇，处理原则不同，其护理措施亦有差异。护士在全面评估孕妇身心状况的基础上，综合病史及诊断检查，明确基本处理原则，认真执行医嘱，积极配合医生为流产孕妇进行诊治，并为之提供相应的护理措施。

（一）先兆流产孕妇的护理

1. 先兆流产孕妇需卧床休息，禁止性生活，禁用肥皂水灌肠，减少各种刺激。

2. 遵医嘱给予孕妇适量镇静剂、孕激素等，并随时评估孕妇的病情变化，如是否腹痛加重、阴道流血量增多等。

3. 观察孕妇的情绪反应，加强心理支持，从而稳定孕妇情绪，增强保胎信心。向孕妇及家属讲明保胎措施的必要性，以取得孕妇及家属的理解和配合。

（二）妊娠不能再继续者的护理

1. 护士应积极采取措施，及时做好终止妊娠的准备，协助医师完成手术过程，使妊娠产物完全排出，并保留排出物以便做病理检查。

2. 开放静脉，做好输液、输血准备。

3. 严密监测孕妇的体温、血压及脉搏，观察其面色、腹痛、阴道流血及与休克有关征象。有凝血功能障碍者应予以纠正，然后再行引产或手术。

（三）预防感染

1. 监测患者的体温、血象及阴道流血、分泌物的性质、颜色、气味等。

2. 严格执行无菌操作规程，加强会阴部护理。指导孕妇使用消毒会阴垫，保持会阴部清洁，维持良好的卫生习惯。

3. 当护士发现感染征象后应及时报告医师，并按医嘱进行抗感染处理。

4. 嘱患者流产后 1 个月来院复查，确定无禁忌证后，方可开始性生活。

（四）心理支持及健康教育

1. 患者由于流产往往会出现伤心、悲哀等情绪反应。护士应给予同情和理解，帮助患者及家属接受现实，顺利渡过悲伤期。

2. 与孕妇及家属共同讨论此次流产的原因，并向他们讲解流产的相关知识，帮助他们为再次妊娠做好准备。

3. 有习惯性流产史的孕妇在下一次妊娠确诊后应卧床休息，加强营养，禁止性生活，补充维生素 B 族、E、C 等，治疗期须超过以往发生流产的妊娠月份。

4. 病因明确者，应积极接受治疗。如黄体功能不足者，按医嘱正确使用黄体酮治疗以预防流产；子宫畸形者需在妊娠前先行矫治手术，例如宫颈内口松弛者应在未妊娠前做宫颈内口修补术，如已妊娠，则可在妊娠 14～16 周时行宫颈内口环扎术。

八、评价

护理对象体温正常，血红蛋白及白细胞数正常，无出血、感染征象。先兆流产孕妇配合保胎治疗，继续妊娠。

第二节　异位妊娠妇女的护理

正常妊娠时受精卵着床于子宫体腔内膜，受精卵在子宫体腔外着床发育时，称为异位妊娠（ectopic pregnancy）。异位妊娠包括输卵管妊娠、卵巢妊娠、腹腔妊娠、宫颈妊娠及阔韧带妊娠等。在异位妊娠中输卵管妊娠最为常见，占异位妊娠的 90%～95%。

输卵管妊娠是妇科急腹症之一，当输卵管妊娠流产或破裂时，可引起腹腔内严重出血，如不及时诊断、处理，可危及生命。输卵管妊娠因其发生的部位不同又可分为间质部、峡部、壶腹部和伞部妊娠。以壶腹部妊娠多见（75%～80%）。

一、病因

任何妨碍受精卵正常进入宫腔的因素均可能造成输卵管妊娠，确切原因并不明确，可能与下列因素有关。

1. 输卵管炎症　包括输卵管黏膜炎和输卵管周围炎，这是引起输卵管妊娠的常见原因。慢性炎症时可以使输卵管管腔黏膜粘连、管腔变窄；或纤毛缺损；或输卵管与周围粘连，输卵管扭曲，管腔狭窄，输卵管壁平滑肌蠕动减弱等，这些因素均妨碍了受精卵的顺利通过和运行。

2. 输卵管发育不良或功能异常　输卵管过长、肌层发育差、黏膜纤毛缺乏等发育不良，均可成为输卵管妊娠的原因。输卵管蠕动、纤毛活动以及上皮细胞的分泌功能异常，也可影响受精卵的正常运行。此外精神因素也可引起输卵管痉挛和蠕动异常，干扰受精卵的运行。

3. 受精卵游走　卵子在一侧输卵管受精，受精卵经宫腔或腹腔进入对侧输卵管称受精卵游走。由于移行时间较长、受精卵发育增大，即可在对侧输卵管内着床形成输卵管妊娠。

4. 输卵管手术　输卵管粘连分离术、再通术及伞端造口术的重新粘连或手术部位瘢痕狭窄，输卵管绝育术后若形成输卵管瘘管或再通，均有导致输卵管妊娠的可能。

5. 其他　如放置宫内节育器、内分泌失调、精神功能紊乱、输卵管周围肿瘤、子宫内膜异位症等都可增加受精卵着床于输卵管的可能性。

二、病理生理变化

输卵管妊娠时，由于输卵管管腔狭窄，管壁薄，蜕膜变化不完全，受精卵植入后，不能适应孕卵的生长发育，因此当输卵管妊娠发展到一定程度，可出现以下结果：

1. 输卵管妊娠流产　多见于输卵管壶腹部妊娠，发病多在妊娠 8～12 周。由于输卵管妊娠时管壁形成的蜕膜不完整，发育中的囊胚常向管腔突出，最终突破包膜而出血，囊胚自管壁分离。若整个囊胚剥离落入管腔并经输卵管逆蠕动排入腹腔，即形成输卵管完全流产，出血一般不多。若囊胚剥离不完整，有一部分仍残留于管腔，则为输卵管不完全流产。此时，管壁肌层收缩力差，血管开放，持续反复出血，量较多，血液积聚在子宫直肠陷凹形成盆腔积血，如有大量血液流入腹腔，则出现腹腔刺激症状，引起休克。

2. 输卵管妊娠破裂　多见于输卵管峡部妊娠，发病多在妊娠 6 周左右。当囊胚生长时绒毛侵蚀管壁的肌层及浆膜，以致穿破浆膜，形成输卵管妊娠破裂。由于输卵管肌层血管丰富，输卵管妊娠破裂所致的出血比输卵管妊娠流产严重，短时间内即可发生大量腹腔内出血使患者陷于休克，亦可由于反复出血，形成盆腔及腹腔血肿。

3. 继发性腹腔妊娠　输卵管妊娠流产或破裂后，囊胚掉入腹腔多已死亡，偶有存活者，可重新种植于腹腔内脏器而继续生长，形成继发性腹腔妊娠。

输卵管流产或破裂后，如出血逐渐停止，胚胎死亡，被血块包裹形成盆腔血肿。经过一段时间，血肿与周围组织粘连并发生机化，临床称为“陈旧性宫外孕”。

4. 持续性异位妊娠　近年来，对输卵管妊娠行保守性手术的机会增多，若术中未完全清除囊胚，或残留有存活的滋养细胞而继续生长，致术后 β－HCG 不降或反而上升，称为持续性异位妊娠。诊断靠术后 β－HCG 的严密随访，可结合 B 型超声检查。

三、护理评估

（一）健康史

应仔细询问月经史，以准确推断停经时间。注意不要将不规则阴道流血误认为末次月经，或由于月经仅过期几天，不认为是停经。此外，对不孕、放置宫内节育器、绝育术、输卵管复通术、盆腔炎等与发病相关的高危因素予以高度重视。

（二）临床表现

1. 主要症状

（1）停经：多数患者停经 6～8 周以后出现不规则阴道流血，但有些患者因月经仅过期几天，误将不规则的阴道流血视为月经，也可能无停经主诉。

（2）腹痛：是输卵管妊娠患者就诊的主要症状。输卵管妊娠发生流产或破裂之前，由于胚胎在输卵管内逐渐增大，输卵管膨胀而常表现为一侧下腹部隐痛或酸胀感。当发生输卵管流产或破裂时，患者突感一侧下腹部撕裂样疼痛，常伴有恶心、呕吐。若血液局限于病变区，主要表现为下腹部疼痛，当血液积聚于直肠子宫陷凹处时，出现肛门坠胀感。随着血液由下腹部流向全腹，疼痛可由下腹部向全腹部扩散，血液刺激膈肌时，可引起肩胛部放射性疼痛。

（3）阴道流血：胚胎死亡后，常有不规则阴道流血，色暗红或深褐，量少呈点滴状，一般不超过月经量。少数患者阴道流血量较多，类似月经。阴道流血可伴有蜕膜管型或蜕膜碎片排出，系子宫蜕膜剥离所致。阴道流血一般常在病灶除去后方能停止。

（4）晕厥与休克：由于腹腔急性内出血及剧烈腹痛，轻者出现晕厥，严重者出现失血性休克。出血量愈多愈急，症状出现也愈迅速愈严重，但与阴道流血量不成正比。

（5）腹部包块：当输卵管妊娠流产或破裂所形成的血肿时间过久，可因血液凝固与周围组织或器官（如子宫、输卵管、卵巢、肠管或大网膜等）发生粘连逐渐形成包块，包块较大或位置较高者，可于腹部扪及。

2. 体征　腹腔内出血较多时，患者可呈贫血貌。大量出血时，患者可出现面色苍白、脉快而细弱、血压下降等休克表现。体温一般正常。出现休克时体温略低，腹腔内血液吸收时体温略升高，但不超过38℃。腹部检查可有下腹压痛、反跳痛明显，尤以患侧为甚。出血较多时，叩诊有移动性浊音。

3. 盆腔检查　阴道内常有来自宫腔的少量血液。输卵管妊娠未发生流产或破裂者，除子宫略大较软外，仔细检查可能触及胀大的输卵管及轻度压痛；输卵管妊娠流产或破裂者，阴道后穹饱满，有触痛。将宫颈轻轻上抬或左右摇动时引起剧烈疼痛，称为宫颈举痛或摇摆痛，是输卵管妊娠的主要体征之一。子宫稍大而软，内出血多时，检查子宫有漂浮感。

（三）辅助检查

1. 阴道后穹穿刺　是一种简单可靠的诊断方法，适用于疑有腹腔内出血的患者。由于腹腔内血液易积聚于子宫直肠陷凹，抽出暗红色不凝血为阳性，说明存在血腹症。无内出血、内出血量少、血肿位置较高或子宫直肠陷凹有粘连时，可能抽不出血液，因而穿刺阴性不能排除输卵管妊娠存在。如有移动性浊音，可做腹腔穿刺。

2. 妊娠试验　放射免疫法测血中HCG，尤其是β-HCG阳性有助诊断。虽然此方法灵敏度高，异位妊娠的阳性率一般可达80%～90%，但β-HCG阴性者仍不能完全排除异位妊娠。

3. B型超声检查　B超有助于诊断异位妊娠。阴道B超检查较腹部B超检查准确性高。诊断早期异位妊娠，单凭B型超声显像有时可能误诊。若能结合临床表现及β-HCG测定等，对诊断的帮助很大。主要特点是宫腔内空虚，宫旁有低回声区，或在低回声区内探及胚芽。

4. 腹腔镜检查　适用于输卵管妊娠尚未流产或破裂的早期患者和诊断有困难的患者，腹腔内大量出血或伴有休克者，禁做腹腔镜检查。在早期异位妊娠患者，腹腔镜可见一侧输卵管肿大，表面呈紫蓝色，腹腔内无出血或有少量出血。

5. 子宫内膜病理检查　诊刮仅适用于阴道流血量较多的患者，目的在于排除宫内妊娠流产。将刮出物做病理检查，切片中见到绒毛，可诊断为宫内妊娠，仅见蜕膜未见绒毛有助于诊断异位妊娠。

（四）处理原则

处理原则以手术治疗为主，其次是药物治疗。

1. 手术治疗　应在积极纠正休克的同时，进行手术抢救。随着腹腔镜技术的发展，为异位妊娠的诊断和治疗开创了新的手段。手术方式有输卵管切除术或输卵管切开取胎术。

2. 药物治疗　采用中医辨证施治方法，运用中药治疗，或用中西医结合的方法，对输卵管妊娠进行保守治疗已取得显著成果。中医主要采用活血化瘀、消症为原则。西医主要采用化学药物甲氨蝶呤治疗，可破坏绒毛，使胚胎组织坏死吸收。但在治疗中若有严重内出血征象，或疑输卵管间质部妊娠或胚胎继续生长时仍应及时进行手术治疗。

四、可能的护理诊断及医护合作性问题

1. 潜在并发症：出血性休克。
2. 恐惧：与担心手术失败有关。

五、预期目标

1. 患者休克症状得以及时发现并缓解。
2. 患者能以正常心态接受此次妊娠失败的现实。

六、护理措施

1. 接受手术治疗患者的护理

（1）严密监测患者生命体征，配合医生积极纠正休克症状，做好术前准备。手术治疗是输卵管异位妊娠的主要处理原则。对于严重内出血并发休克患者，护士应立即开放静脉，交叉配血，做好输血的准备，积极纠正休克、补充血容量，并按急诊手术要求迅速做好术前准备。

（2）加强心理支持：①术前护士应简洁明了地向患者及家属讲明手术的必要性，并以亲切的态度和切实的行动赢得患者及家属的信任。保持周围环境安静有序，消除患者的紧张、恐惧心理，协助患者接受手术治疗方案。②术后护士应帮助患者以正常的心态接受此次妊娠失败的现实，向她们讲述异位妊娠的有关知识，一方面可以减少因害怕再次发生异位妊娠而抵触妊娠的不良情绪；另一方面，也可以增加患者的自我保健知识，提高自我保健意识。

2. 接受非手术治疗患者的护理　对于接受非手术治疗方案的患者，护士应从以下几方面加强护理。

（1）密切观察患者病情变化。注意观察患者的一般情况、生命体征，并重视患者的主诉，尤应注意阴道流血量与腹腔内出血量不成比例，当阴道流血量不多时，不要误以为腹腔内出血量亦很少，以便当患者病情发展时，医患均能及时发现，给予相应处理。

（2）指导患者自我检测。护士应告诉患者病情发展的一些指征，如出血增多、腹痛加剧、肛门坠胀感加重等。

（3）注意休息。患者应卧床休息，避免腹部压力增大，从而减少异位妊娠破裂的机会。在患者卧床期间，给予相应的生活护理。

（4）护士应协助正确留取血液标本，以监测治疗效果。

（5）加强营养。指导患者摄取足够的营养物质，尤其是富含铁、蛋白质的食物，如动物肝、鱼肉、豆类、绿叶蔬菜以及黑木耳等，以促进血红蛋白的增加，增强患者的抵抗力。

3. 出院指导　输卵管妊娠的预后在于防止输卵管的损伤和感染，因此护士应做好妇女的保健工作，防止发生盆腔感染。

（1）教育患者保持良好的卫生习惯，勤洗浴、勤换衣，性伴侣稳定。

（2）发生盆腔炎后须立即彻底治疗，以免延误病情。

（3）由于输卵管妊娠者中约有10％的再发生率和50％～60％的不孕率。因此告诫患者，

下次妊娠时要及时就医，不宜轻易终止妊娠。

七、护理评价

患者的休克症状得以及时发现并纠正。患者消除了恐惧心理，愿意接受手术治疗。

第三节　妊娠期高血压疾病妇女的护理

妊娠期高血压疾病（hypertensive disorders complicating pregnancy）是妊娠期特有的疾病，包括妊娠期高血压、子痫前期、子痫、慢性高血压并发子痫前期以及慢性高血压。其中妊娠期高血压、子痫前期和子痫以往统称为妊娠高血压综合征、妊娠中毒征、妊娠尿毒症等。我国发病率为9.4%，国外报道7%～12%。本病以妊娠20周后高血压、蛋白尿、水肿为特征，并伴有全身多脏器的损害；严重患者可出现抽搐、昏迷、脑出血、心力衰竭、胎盘早剥和弥散性血管内凝血，甚至死亡。该病严重影响母婴健康，是孕产妇及围生儿发病和死亡的主要原因之一。

一、病因

妊娠期高血压疾病的发病原因至今尚未阐明，病因学说包括遗传易感性学说、免疫适应不良学说、胎盘缺血学说、氧化应激学说。另外，在临床工作中发现有些因素与妊娠期高血压疾病的发病有密切的相关性，称之为易发因素。包括：

1. 种族差异，如移居美国的非洲裔或西班牙裔发病率多高于白人。
2. 精神过度紧张或受刺激致使中枢神经系统功能紊乱者。
3. 寒冷季节或气温变化过大，特别是气压升高时。
4. 年轻初产妇（年龄≤18岁）或高龄初产妇（年龄≥35岁）。
5. 有慢性高血压、慢性肾炎、糖尿病等病史的孕妇。
6. 营养不良，如贫血、低蛋白血症者。
7. 体形矮胖者，即体重指数［体重（kg）/身高（m）^{2}］＞24者。
8. 子宫张力过高（如羊水过多、双胎妊娠、糖尿病巨大儿等）者。
9. 家族中有高血压史，尤其是孕妇之母有重度妊娠期高血压史者。

二、分类

1. 妊娠期高血压　妊娠期首次出现血压≥140/90mmHg，并于产后12周内恢复正常；尿蛋白（－）；患者可伴有上腹部不适或血小板减少。妊娠期高血压产后方可确诊。

2. 子痫前期

（1）轻度：妊娠20周后出现血压≥140/90mmHg，尿蛋白≥300mg/24h或随机尿蛋白（＋）。可伴有上腹部不适、头痛、视力模糊等症状。

（2）重度：血压≥160/110 mmHg；蛋白尿≥2.0g/24h或随机尿蛋白≥（＋＋）；血肌酐＞106μmol/L；血小板＜100×10^9/L；血LDH升高；血清ALT或AST升高；持续性头痛或其他脑神经或视觉障碍；持续性上腹不适。

3. 子痫　在子痫前期的基础上出现抽搐发作，或伴昏迷，称为子痫。子痫多发生于妊娠晚期或临产前，称产前子痫；少数发生于分娩过程中，称产时子痫；个别发生在产后24小时内，称产后子痫。

子痫典型发作过程为：先表现为眼球固定，瞳孔放大，头扭向一侧，牙关紧闭；继而口角及面部肌肉颤动，数秒后全身及四肢肌肉强直（背侧强于腹侧），双手紧握，双臂伸直，发生强烈的抽搐；抽搐时呼吸暂停，面色青紫，持续1分钟左右，抽搐强度减弱，全身肌肉松弛，随即深长吸气而恢复呼吸；抽搐期间患者神志丧失。病情转轻时，抽搐次数减少，抽搐后很快苏醒，但有时抽搐频繁且持续时间较长，患者可陷入深昏迷状态。抽搐过程中易发生唇舌咬伤、摔伤甚至骨折等多种创伤，昏迷时呕吐可造成窒息或吸入性肺炎。

4. 慢性高血压并发子痫前期　高血压妇女于妊娠20周以前无蛋白尿，若孕20周后出现尿蛋白≥300mg/24h；或妊娠20周后突然出现尿蛋白增加、血压进一步升高或血小板＜100×10^9/L。

5. 妊娠合并慢性高血压　妊娠前或妊娠20周前检查发现血压升高，但妊娠期无明显加重；或妊娠20周后首次诊断高血压并持续到产后12周以后。

三、病理生理变化

全身小动脉痉挛是本病的基本病变。由于小动脉痉挛，造成管腔狭窄，周围阻力大，内皮细胞损伤，通透性增加，体液和蛋白质渗漏，表现为血压上升、蛋白尿、水肿和血液浓缩等。全身各组织器官因缺血、缺氧而受到不同程度损害，严重时脑、心、肝、肾及胎盘等的病理生理变化可导致抽搐、昏迷、脑水肿、脑出血、心肾衰竭、肺水肿、肝细胞坏死等。

四、护理评估

1. 健康史　详细询问患者于孕前及妊娠20周前有无高血压、蛋白尿和（或）水肿及抽搐等征象；既往病史中有无原发性高血压、慢性肾炎及糖尿病等；有无家族史。此次妊娠经过，出现异常现象的时间及治疗经过。

2. 临床表现　高血压、水肿、蛋白尿是妊娠期高血压疾病的三个主要的临床表现。

（1）高血压：如血压升高，需指导孕妇休息30分钟～1小时后再测。WHO专家认为血压升高需持续1小时以上才能诊断。

（2）蛋白尿：应留取清洁中段尿检查，如24小时尿蛋白≥300mg，则为异常。

（3）水肿：妊娠期可伴有生理性水肿，一般经休息后可自然消退。如经休息后未消失者，为病理性水肿。

3. 辅助检查

（1）尿常规检查：根据蛋白定量确定病情严重程度；根据镜检出现管型判断肾功能受损情况。

（2）血液检查

①测定血红蛋白、血细胞比容、血浆黏度、全血黏度以了解血液浓缩程度；重症患者应测定血小板计数、凝血时间，必要时测定凝血酶原时间、纤维蛋白原和鱼精蛋白副凝试验（3P试验）等，以了解有无凝血功能异常。

②测定血电解质及二氧化碳结合力，以及时了解有无电解质紊乱及酸中毒。

（3）肝、肾功能测定：如进行谷丙转氨酶、血尿素氮、肌酐及尿酸等测定。

(4) 眼底检查：重度妊娠期高血压患者，眼底小动脉痉挛，动静脉比例可由正常的2∶3变为1∶2，甚至1∶4，或出现视网膜水肿、渗出、出血，甚至视网膜脱落，一时性失明。

(5) 其他检查：如心电图、超声心动图、胎盘功能、胎儿成熟度检查等，可视病情而定。

4. 处理原则　妊娠期高血压疾病治疗的基本原则是镇静、解痉、降压、利尿，适时终止妊娠。病情程度不同，治疗原则略有不同。

(1) 妊娠期高血压：一般采用休息、镇静、对症等处理后，病情可得到控制，若血压升高，可予以降压治疗。

(2) 子痫前期：除了一般处理，还要进行解痉、降压等治疗，密切监测母儿状态，必要时终止妊娠。

(3) 子痫：需要及时控制抽搐的发作，防治并发症，经短时间控制病情后及时终止妊娠。

(4) 妊娠合并慢性高血压：以降血压为主。

常用的治疗药物有：①解痉药物：以硫酸镁为首选。硫酸镁有预防和控制子痫发作的作用，适用于先兆子痫和子痫患者。②镇静药物：适用于对硫酸镁有禁忌或疗效不明显时，但分娩时应慎用，以免药物通过胎盘对胎儿产生不良影响。③降压药物：对于血压≥160/110mmHg或平均动脉压≥140mmHg者，以及原发性高血压、妊娠前高血压已用降压药者，须应用降压药物。④扩容药物：一般不主张应用扩容剂，仅用于严重的低蛋白血症、贫血。可选用人血白蛋白、血浆和全血。⑤利尿药物：一般不主张应用，仅用于全身性水肿、急性心力衰竭、肺水肿或血容量过多且伴有潜在性脑水肿等。用药过程中应严密监测患者的水和电解质平衡情况以及药物的毒副反应。常用药物有呋噻米、甘露醇。

五、可能的护理诊断及医护合作性问题

1. 体液过多：与下腔静脉受增大子宫压迫，使血液回流受阻或营养不良性低蛋白血症有关。

2. 有受伤的危险：与发生抽搐有关。

3. 有外伤的危险：与发生子痫昏迷状况有关。

4. 有窒息的危险：与发生子痫昏迷状况有关。

5. 潜在并发症：肾衰竭、胎盘早期剥离。

六、预期目标

1. 妊娠期高血压疾病孕妇病情缓解，未发生子痫及并发症。

2. 妊娠期高血压疾病孕妇明确孕期保健的重要性，积极配合产前检查及治疗。

七、护理措施

(一) 妊娠期高血压疾病的预防

1. 应加强孕期健康教育。使孕妇及家属了解妊娠期高血压疾病的知识及其对母儿的危害，从而促使孕妇自觉于妊娠早期开始做产前检查，并坚持定期检查，以便及时发现异常，及时得到治疗和指导。

2. 指导孕妇合理饮食，减少过量脂肪和盐的摄入。增加蛋白质、维生素以及富含铁、钙、锌的食物，对预防妊娠期高血压疾病有一定作用。可从妊娠20周开始，每天补充钙剂1～2g，可降低妊娠期高血压疾病的发生。

3. 孕妇应采取左侧卧位休息以增加胎盘绒毛血供，同时保持心情愉快也有助于妊娠期高血压疾病的预防。

（二）一般护理

1. 保证休息　轻度妊娠期高血压疾病孕妇可住院也可在家休息，但对于子痫前期建议患者住院治疗。保证充分的睡眠，每日休息不少于10小时。在休息和睡眠时，以左侧卧位为宜，左侧卧位可减轻子宫对腹主动脉、下腔静脉的压迫，使回心血量增加，改善子宫胎盘的血供。左侧卧位24小时可使舒张压降低10mmHg。

2. 调整饮食　轻度妊娠期高血压孕妇需摄入足够的蛋白质（100g/d以上）、蔬菜，补充维生素、铁和钙剂。食盐不必严格限制，因为长期低盐饮食可引起低钠血症，易发生产后血液循环衰竭，而且低盐饮食也会影响食欲，减少蛋白质的摄入，对母儿均不利。但全身浮肿的孕妇应限制食盐入量。

3. 密切监护母儿状态　应询问孕妇是否出现头痛、视力改变、上腹不适等症状。每日测体重及血压，每日或隔日复查尿蛋白。定期监测胎儿发育状况和胎盘功能。

4. 间断吸氧　可增加血氧含量，改善全身主要脏器和胎盘的氧供。

（三）用药护理

硫酸镁为目前治疗子痫前期和子痫的首选的解痉药物，护士应明确硫酸镁的用药方法、毒性反应以及注意事项。

1. 用药方法　硫酸镁可采用静脉用药或肌内注射。

（1）静脉给药：可行静脉滴注或推注，静脉用药后可使血中浓度迅速达到有效水平，用药后约1小时血药浓度可达高峰，停药后血浓度下降较快，但可避免肌内注射引起的不适。

（2）肌内注射：通常于用药2小时后血液浓度达高峰，且体内浓度下降缓慢，作用时间长，但局部刺激性强，注射时应使用长针头行深部肌内注射，也可加利多卡因于硫酸镁溶液中，以缓解疼痛刺激。

2. 毒性反应　硫酸镁的治疗浓度和中毒浓度相近，因此在进行硫酸镁治疗时应严密观察其毒性作用，并认真控制硫酸镁的入量。通常主张硫酸镁的滴注速度以1g/h为宜，不超过2g/h。每天用量15～20g。硫酸镁过量会使呼吸及心肌收缩功能受到抑制甚至危及生命。中毒现象首先表现为膝反射消失，随后出现全身肌张力减退及呼吸抑制，严重者心跳可突然停止。

3. 注意事项　护士在用药前及用药过程中均应检测孕妇血压，同时还应监测以下指标：

①膝腱反射必须存在；②呼吸不少于16次/分；③尿量每24小时不少于600ml，或每小时不少于25ml，尿少提示排泄功能受抑制，镁离子易积蓄而发生中毒，有条件应监测镁离子浓度。因此应随时备好10%葡萄糖酸钙注射液，出现毒性作用时及时予以解毒。10%葡萄糖酸钙10ml在静脉推注时宜在3分钟以上推完，必要时可每小时重复1次，直至呼吸、排尿和神经抑制恢复正常，但24小时内不超过8次。

（四）子痫患者的护理

1. 协助医生控制抽搐　患者一旦发生抽搐，应尽快控制。硫酸镁为首选药物，必要时可加用强有力的镇静药物。

2. 专人护理，防止受伤　发生子痫后，首先应保持患者呼吸道通畅，并立即给氧，用开口器或于上、下磨牙间放置一缠好纱布的压舌板，用舌钳固定舌头以防咬伤唇舌或致舌后坠的发生。患者取头低侧卧位，以防黏液吸入呼吸道或舌头阻塞呼吸道，也可避免发生低血压综合征。必要时，用吸引器吸出喉部黏液或呕吐物，以免窒息。在患者昏迷或未完全清醒时，禁止给予饮食和口服药，以防误入呼吸道而致吸入性肺炎。

3. 减少刺激，以免诱发抽搐　患者置于单人暗室，保持绝对安静，以避免声、光刺激；一切治疗活动和护理操作尽量轻柔且相对集中，减少干扰患者。

4. 严密监护　密切注意血压、脉搏、呼吸、体温及尿量，记出入量。及时进行必要的血、尿检查和特殊检查，及早发现脑溢血、肺水肿、急性肾衰竭等并发症。

5. 为终止妊娠做好准备　子痫发作后多自然临产，应严密观察，及时发现产兆，并做好母子抢救准备。如经治疗病情得以控制仍未临产者，应在孕妇清醒后 24～48 小时内引产，或子痫患者经药物控制后 6～12 小时，考虑终止妊娠。

（五）妊娠期高血压疾病妇女的产时及产后护理

妊娠期高血压疾病妇女的分娩方式应根据母儿的情形而定。

1. 若决定经阴道分娩，在第一产程中，应密切监测患者的血压、脉搏、尿量、胎心及子宫收缩情况，以及有无自觉症状；血压升高时应及时与医师联系。

2. 在第二产程中，应尽量缩短产程，避免产妇用力，初产妇可行会阴侧切，并用产钳或胎吸助产。

3. 在第三产程中，必须预防产后出血，在胎儿娩出前肩后立即静推缩宫素，禁用麦角新碱；及时娩出胎盘并按摩宫底，观察血压变化，重视患者的主诉。

4. 病情较重者于分娩开始即开放静脉。胎儿娩出后测血压，病情稳定后方可送回病房。

5. 重症患者产后应继续使用硫酸镁治疗 1～2 天，产后 24 小时至 5 天内仍有发生子痫的可能，故不可放松治疗及护理措施。

6. 妊娠期高血压孕妇在产褥期仍需继续监测血压，产后 48 小时内应至少每 4 小时观察一次血压。

7. 产前未发生抽搐，产后 48 小时亦有发生的可能，故产后 48 小时内仍应继续硫酸镁的治疗和护理。

8. 使用大量硫酸镁的孕妇，产后易发生子宫收缩乏力，恶露较正常产妇多，因此应严密观察子宫复旧情况，严防产后出血。

八、护理评价

妊娠期高血压疾病妇女休息充分、睡眠良好、饮食合理，病情缓解；病情得以控制，未出现子痫及并发症；分娩经过顺利；未出现硫酸镁的中毒反应。

第四节　胎盘早剥妇女的护理

胎盘早剥（placental abruption）又称为胎盘早期剥离，是指妊娠 20 周后或分娩期，正常位置的胎盘在胎儿娩出前，部分或全部从子宫壁剥离。胎盘早剥是妊娠晚期严重的并发症之一，往往起病急，进展快，如处理不及时，可危及母儿生命。国内报道其发病率为0.46%～2.1%，国外为1%～2%。另外，发病率的高低与分娩后是否仔细检查胎盘有关，轻微者于临产前无明显症状，该类病例往往易被忽略。

一、病因

关于胎盘早剥的发病原因目前临床还不是很清楚，可能与下列因素有关：

1. 血管病变　妊娠期高血压疾病、慢性高血压和肾炎患者常并发胎盘早剥。其原因是该类病例常伴发底蜕膜螺旋小动脉痉挛或硬化，引起远端毛细血管缺血坏死以致破裂出血，血液流至底蜕膜层与胎盘之间，形成血肿导致胎盘自子宫壁剥离。

2. 机械性因素　如腹部受挤压、摔伤或行外倒转术纠正胎位，均可造成胎盘早剥。

3. 子宫体积骤然缩小　羊水过多，破膜后短时间内大量羊水流出，或双胎妊娠的第一胎娩出过快，使子宫内压骤然降低，子宫突然收缩，致使胎盘与子宫壁错位而剥离。

4. 子宫静脉压突然升高　妊娠晚期或临产后，孕产妇长期取仰卧位时，可发生仰卧位低血压综合征。此时，由于巨大的妊娠子宫压迫下腔静脉，使回心血流量减少，血压下降，而子宫静脉淤血，静脉压升高，导致蜕膜静脉床淤血或破裂，部分或全部胎盘自子宫壁剥离。

5. 其他　一些高危因素包括吸烟、营养不良、吸毒等，孕妇有血栓形成倾向。当胎盘附着部位存在子宫肌瘤等异常时也可发生胎盘早剥。有胎盘早剥史者再次发生的可能性增加。

二、病理生理变化

胎盘早剥的主要病理变化是底蜕膜出血，形成血肿，使胎盘自附着处剥离。若剥离面小，出血量少且很快凝固，临床一般无明显症状；如剥离面大，继续出血，形成胎盘后血肿。若胎盘边缘仍附着于子宫壁，或胎膜与子宫壁未分离，血液不向外流而积聚在胎盘与子宫壁之间，为隐性出血或内出血；当胎盘后血肿使胎盘剥离面不断扩大，血液冲开胎盘边缘及胎膜，沿胎膜与子宫壁之间经宫颈管向外流出，此时为显性出血或外出血。当内出血过多时，血液也可冲开胎盘边缘与胎膜，向宫颈口外流出，形成混合性出血。

当血液穿破羊膜流入羊水中，形成血性羊水。内出血严重时，血肿积聚在胎盘及子宫壁之间，由于胎盘后血肿的压力加大，使血液向子宫肌层内浸润，引起肌纤维分离、断裂、变性，此时子宫表面出现紫蓝色淤斑，尤其在胎盘附着处更明显，称为子宫胎盘卒中。

胎盘早剥时羊水可经剥离面进入开放的血管，从而引起羊水栓塞等症状。严重的胎盘早剥可能发生凝血功能障碍，导致弥散性血管内凝血（DIC）。子宫胎盘卒中影响子宫肌层收缩，可导致产后出血，尤其合并DIC时，更容易出现难以纠正的产后出血和急性肾衰竭。

三、护理评估

（一）健康史

孕妇在妊娠晚期或临产时突然发生腹部剧痛，有急性贫血或休克现象，应引起高度重视。护士需结合有无妊娠期高血压疾病或高血压病史、胎盘早剥史、慢性肾炎史、仰卧位低血压综合征史及外伤史等，进行全面评估。

（二）临床表现

胎盘早剥的临床特点是妊娠晚期突然发生的腹部持续性疼痛，伴有或不伴有阴道出血。根据胎盘剥离面大小以及出血量多少分为轻型和重型两种。

1. 轻型　轻型以外出血为主（占胎盘早剥的 80%），胎盘剥离面通常不超过胎盘面积的 1/3，且在胎盘的边缘，分娩期多见。主要症状表现为阴道出血，量较多，色暗红，伴轻度腹痛或无腹痛，贫血症状不明显。如在分娩期则产程进展较快。腹部检查：子宫软，压痛不明显或局部有轻压痛，宫缩有间歇，子宫大小与妊娠月份相符，胎位清楚，胎心率多为正常，如果出血量多胎心率可有变化。产后检查胎盘发现母体面有凝血块及压迹。

2. 重型　重型以内出血或混合出血为主（占胎盘早剥的 20%），胎盘剥离面超过胎盘面积的 1/3，有较大的胎盘后血肿，多见于重度妊娠期高血压疾病。主要症状为突然发生持续性腹部疼痛或（和）腰酸、腰背痛，疼痛程度与胎盘后积血多少呈正相关。严重时可伴有恶心、呕吐、面色苍白、出汗、脉搏细数、血压下降等休克征象。可无阴道流血或少量阴道流血及血性羊水，贫血程度与外出血量不相符。腹部检查：子宫硬如板状，有压痛，以胎盘附着处最为明显。如胎盘附着于子宫后壁，则子宫压痛不明显，但子宫比妊娠周数大，宫底随胎盘后血肿增大而升高。偶见宫缩，子宫多处于高张状态，子宫收缩间歇不能放松，因此胎位触不清楚。若剥离面超过胎盘的 1/2，胎儿因缺氧缺血而死亡，故重型患者的胎心多已消失。

（三）辅助检查

1. B 型超声　如胎盘与子宫壁之间有血肿时，在胎盘后方出现液性低回声区，暗区常不止一个，并见胎盘增厚。若胎盘后血肿较大时，能见到胎盘胎儿面凸向羊膜腔，甚至能使子宫内的胎儿偏向对侧。血液渗入羊水中，见羊水回声增强增多，系羊水浑浊所致。当胎盘边缘已与子宫壁分离时，未形成胎盘后血肿，见不到上述图像，故 B 超诊断胎盘早剥有一定的局限性。

2. 实验室检查　主要了解患者贫血程度及凝血功能。重型胎盘早剥患者应检查肾功能与二氧化碳结合力。并发 DIC 时进行筛选试验（血小板计数、凝血酶原时间、纤维蛋白原测定），结果可疑者可做纤溶确诊试验（凝血酶时间、优球蛋白溶解时间、血浆鱼精蛋白副凝试验）。

（四）处理原则

纠正休克、及时终止妊娠，并积极抢救处理并发症是处理胎盘早剥的原则。

1. 纠正休克　对处于休克状态的危重患者，积极开放静脉通路，补充血容量，输新鲜血，尽快改善患者机体状况。

2. 及时终止妊娠　胎盘早剥可危及母儿生命，因此，一旦诊断为重型胎盘早剥时，必须及时终止妊娠。终止妊娠的方法可根据胎次、早剥的严重程度、胎儿宫内状况及宫口开大等情况行阴道分娩或剖宫产。

3. 并发症的处理　胎盘早剥常见的并发症有产后出血、凝血功能障碍、急性肾衰竭等，应给予相应的处理。

四、可能的护理诊断及医护合作性问题

1. 潜在并发症：出血性休克。

2. 潜在并发症：弥散性血管内凝血。

3. 恐惧：与胎盘早剥起病急、进展快，危及母儿生命有关。

4. 预感性悲哀：与死产、切除子宫有关。

五、预期目标

1. 孕妇出血性休克症状得到控制。

2. 患者未出现凝血功能障碍、产后出血和急性肾衰竭等并发症。

六、护理措施

（一）预防

胎盘早剥是一种妊娠晚期严重危及母儿生命的并发症，积极预防至关重要。护理人员应通过卫生宣教，使孕妇接受产前评估，尤其预防和及时治疗妊娠期高血压疾病、慢性高血压、慢性肾病等。妊娠晚期尽量避免仰卧位和腹部机械性外伤；施行外倒转术时动作要轻柔；处理羊水过多或双胎妊娠时，避免子宫腔压力下降过快。

（二）对于已诊断为胎盘早剥的患者，护理措施如下：

1. 纠正休克，改善患者一般状况　对于处于休克状态的危重患者，积极开放静脉通路，补充血容量，输入新鲜血液，既可以补充血容量又可补充凝血因子，尽快改善患者机体状况。同时密切监测胎儿状态。

2. 严密观察病情，及时发现并发症　特别要注意观察有无皮下、黏膜或注射部位出血，子宫出血不凝、尿血、咯血及呕血等凝血功能障碍征象；急性肾衰竭可表现为尿少或无尿。一旦出现以上情况及时与医生沟通。

3. 做好终止妊娠的准备　一旦决定终止妊娠，依孕妇病情轻重、胎儿宫内状况、产程进展、胎产式等具体状态决定分娩方式，护理人员要做好各种准备。

4. 积极预防产后出血　分娩后应及时给予宫缩剂，同时给予按摩子宫处理，必要时根据医嘱做好切除子宫的术前准备。未发生出血者，产后仍应加强生命体征观察，预防晚期产后出血的发生。

5. 产褥期护理　产褥期应加强营养，积极纠正贫血。勤换会阴垫并保持外阴清洁，以防止感染。根据孕妇身体情况给予母乳喂养指导。死产者及时给予退奶措施：可在分娩后 24 小时内尽早服用大量雌激素，同时紧束双乳，少进汤类；针刺足临泣、悬钟穴等。

七、护理评价

母亲分娩顺利，婴儿平安出生；未出现并发症。

第五节　前置胎盘妇女的护理

正常胎盘附着于子宫体部的前壁、后壁或侧壁。孕 28 周后若胎盘附着于子宫下段，甚至胎盘下缘达到或覆盖宫颈内口处，其位置低于胎儿的先露部，称为前置胎盘（placenta previa）。前置胎盘是妊娠晚期出血的主要原因之一，是妊娠期的严重并发症，若处理不当可危及母儿生命。多见于经产妇及多产妇。前置胎盘的发病率，国外报告为 0.26%～

0.9%；国内报告为0.24%～1.57%。

一、病因

发病原因还不十分清楚，高龄产妇（≥35岁）、经产妇及多产妇、吸烟或吸毒妇女为高危人群。其病因可能与以下因素有关。

1. 子宫内膜病变或损伤　多次刮宫、分娩、子宫手术史等是前置胎盘的高危因素。上述情况下，可损伤子宫内膜，引起子宫内膜炎或萎缩性病变，再次受孕时子宫蜕膜血管生长不良、营养不足，胎盘血供不足，致使胎盘为摄取足够的营养而扩大面积，伸展至子宫下段，形成前置胎盘。手术瘢痕可妨碍胎盘在妊娠晚期向上迁移，易发生前置胎盘。据统计，发生前置胎盘的孕妇85%～95%为经产妇。

2. 胎盘面积过大　双胎妊娠时，较单胎胎盘大。双胎妊娠前置胎盘的发生率较单胎妊娠高1倍。多胎妊娠时形成过大面积的胎盘，伸展至子宫下段或遮盖了宫颈内口。

3. 胎盘异常　如主胎盘位置正常而副胎盘位于子宫下段接近宫颈口内；膜状胎盘大而薄，可扩展到子宫下段。

4. 受精卵滋养层发育迟缓　受精卵到达宫腔后，滋养层尚未发育到可以着床的阶段，继续向下游走到达子宫下段，并在该处着床而发育成前置胎盘。

二、分类

按胎盘边缘与子宫颈内口的关系，将前置胎盘分为三种类型：

1. 完全性前置胎盘　子宫颈内口全部为胎盘组织所覆盖，又称中央性前置胎盘。此型初次出血时间早，约在妊娠28周，反复出血的次数频繁、量较多，易发生休克。

2. 部分性前置胎盘　子宫颈内口部分为胎盘组织所覆盖。出血情况介于完全性和边缘性前置胎盘之间。

3. 边缘性前置胎盘　胎盘附着于子宫下段，边缘不超越子宫颈内口。初次出血发生较晚，多于妊娠37～40周或临产后，量也较少。

三、病理生理变化

妊娠晚期子宫下段逐渐伸展，牵拉宫颈内口，宫颈管缩短；临产后的规律宫缩使宫颈管逐渐消失成为软产道的一部分。宫颈外口扩张，附着于子宫下段及宫颈内口的胎盘前置部分不能相应伸展而与其附着处分离，血窦破裂出血。

四、护理评估

（一）健康史

除个人健康史外，在孕产史中尤其注意识别有无剖宫产术、人工流产术及子宫内膜炎等前置胎盘的易发因素；此外妊娠中特别孕28周后，是否出现无痛性、无诱因、反复阴道流血症状，并详细记录具体经过及医疗处理情况。

（二）临床表现

1. 症状　妊娠晚期或临产时，发生无诱因、无痛性、反复性阴道流血是前置胎盘的典型症状。前置胎盘出血前无明显诱因，初次出血量一般不多，剥离处血液凝固后，出血自然停止；也有初次即发生致命性大出血而导致休克。由于子宫下段不断伸展，前置胎盘出血反复发生，出血量也越来越多。完全性前置胎盘初次出血时间早，多在妊娠28周左右；边缘性前置胎盘出血多发生在妊娠晚期或临产后，出血量较少；部分性前置胎盘的初次出血时间、出血量及反复出血次数介于两者之间。

2. 体征　患者的临床表现与阴道出血量有关。出血少，生命体征无变化；反复出血者可表现贫血貌；急性大量出血，患者可表现休克症状。腹部检查：子宫大小符合孕周，宫体软，无压痛。由于子宫下段有胎盘占据，影响胎儿先露部入盆，故先露部高浮，易并发胎位异常，胎心可正常，也可异常或消失。当前置胎盘附着于子宫前壁时，可在耻骨联合上方听到胎盘杂音。临产时检查见宫缩为阵发性，间歇期子宫完全松弛。

（三）辅助检查

B型超声可清楚看到子宫壁、胎头、宫颈和胎盘的位置，胎盘定位准确率达95%以上，可反复检查，是目前最安全、有效的首选方法。

（四）处理原则

前置胎盘的治疗原则是止血、纠正贫血和预防感染。根据孕妇的一般情况、孕期、胎儿成熟度、出血量以及产道条件等综合分析，制定具体方案。

1. 期待疗法　目的是在保证孕妇安全的前提下使胎儿能达到或更接近足月，从而减少早产，提高胎儿成活率。适用于妊娠不足34周或估计胎儿体重<2000g，阴道流血量不多，孕妇全身情况良好，胎儿存活者。住院期间严密观察病情变化，为孕妇提供全面优质护理是期待疗法的关键措施。

2. 终止妊娠　适用于入院时出血性休克者，或期待疗法中发生大出血，或出血量虽少但妊娠已近足月或已临产者，应采取积极措施选择最佳方式终止妊娠。其中剖宫产术能迅速结束分娩，既能提高胎儿存活率又能迅速减少或制止出血，是处理前置胎盘的主要手段。阴道分娩适用于边缘性前置胎盘，胎先露为头位、临产后产程进展顺利，并估计能在短时间内结束分娩者。

五、可能的护理诊断和医护合作性问题

1. 潜在并发症：出血性休克。
2. 有感染的危险：与前置胎盘剥离面靠近子宫颈口，细菌易经阴道上行感染有关。
3. 自理能力缺陷：与绝对卧位休息有关。

六、预期目标

1. 接受期待疗法的孕妇血红蛋白不再继续下降，胎龄达到或更接近足月。
2. 产妇产后未发生产后出血和产后感染。

七、护理措施

根据病情需立即接受终止妊娠的孕妇，立即安排孕妇去枕侧卧位，开放静脉，配血，做好输血准备。在抢救休克的同时，按腹部手术患者的护理进行术前准备，并做好母儿生命体征监护及抢救准备工作。接受期待疗法的孕妇的护理如下：

1. 保证休息，减少刺激　孕妇需住院观察，绝对卧床休息，取左侧卧位，间断吸氧，

每天3次，每次1小时，以提高胎儿血氧供应。避免各种刺激，以减少出血机会。进行腹部检查时动作要轻柔，禁做阴道检查及肛查。

2. 纠正贫血　除口服硫酸亚铁、输血等措施外，还应加强饮食营养指导，建议孕妇多进食高蛋白及含铁丰富的食物，如动物肝脏、绿叶蔬菜以及豆类等。一方面有助于纠正贫血，另一方面还可增强机体抵抗力，同时也促进胎儿发育。

3. 监测生命体征，及时发现病情变化　严密观察并记录孕妇生命体征，阴道流血的量、色、流血时间及一般状况，监测胎儿宫内状态。发现异常及时报告医师并配合处理。

4. 预防产后出血和感染

(1) 产妇回病房休息时严密观察产妇的生命体征及阴道流血情况，发现异常及时报告医师处理，以防止或减少产后出血。

(2) 及时更换会阴垫，保持会阴部清洁、干燥。

(3) 胎儿娩出后，及早使用宫缩剂，以预防产后大出血；对新生儿严格按照高危儿护理。

5. 健康教育　护士应加强孕妇的管理和宣教。指导拟受孕妇女避免吸烟、酗酒等不良行为，避免多次刮宫、引产或宫内感染，防止多产，减少子宫内膜损伤或子宫内膜炎。对妊娠期出血，无论量多少均应就医，做到及时诊断，准确处理。

八、护理评价

接受期待疗法的孕妇胎龄接近（或达到）足月时终止妊娠；产妇产后未发生产后出血和产后感染。

第六节　早产妇女的护理

早产（preterm labor）是指妊娠满28周至不满37足周之间分娩者。此时娩出的新生儿称早产儿，出生体重多小于2500g，各器官发育尚不够成熟。据统计，早产儿中约有15%于新生儿期死亡，而且，围生儿死亡中与早产儿有关者占75%，因此防止早产是降低围生儿死亡率的重要环节之一。

一、病因

发生早产的常见原因有孕妇、胎儿和胎盘方面的因素。

1. 孕妇因素　孕妇如有感染性疾病（尤其性传播疾病），子宫畸形、子宫肌瘤，急、慢性疾病及妊娠合并症时易诱发早产，而且若孕妇有吸烟、酗酒不良行为或精神受到刺激以及承受巨大压力时也可发生早产。

2. 胎儿、胎盘因素　如前置胎盘、胎盘早剥、胎儿畸形、胎儿窘迫、胎膜早破、绒毛膜羊膜炎、羊水过多、多胎等亦可致早产。

二、病理生理变化

早产的发生主要是前列腺素水平的变化起着重要作用。分娩时，子宫组织内磷脂酶活化，引起花生四烯酸释放和前列腺素合成，使子宫催产素受体增加，增强催产素的敏感性。

而催产素一方面直接与子宫肌上受体结合，另一方面作用于蜕膜上受体，刺激前列腺素合成，从而发动分娩。

三、护理评估

（一）健康史

详细评估可致早产的高危因素，如孕妇以往有流产、早产史或本次妊娠期间有阴道流血史，则发生早产的可能性大，应详细询问并记录患者既往出现的症状及接受治疗的情况。

（二）临床表现

早产的临床表现主要是子宫收缩，最初为不规则宫缩，常伴有少许阴道流血或血性分泌物，以后可发展为规律宫缩，其过程与足月临产相似，胎膜早破的发生较足月临产多。宫颈管先逐渐消退，然后扩张。妊娠满28周至不足37周出现至少10分钟一次的规则宫缩，伴宫颈管缩短，可诊断为先兆早产。妊娠满28周至不足37周出现规则宫缩（20分钟≥4次，持续≥30秒），伴宫颈管缩短≥75%，宫颈扩张2cm以上，诊断为早产临产。

（三）辅助检查

通过全身检查及产科检查，结合阴道分泌物的生化指标检测，核实孕周，评估胎儿成熟度、胎方位等；观察产程进展，确定早产的进程。

（四）处理原则

1. 若胎儿存活，无胎儿窘迫、胎膜未破，通过休息和药物治疗控制宫缩，尽量维持妊娠至足月。

2. 若胎膜已破，早产已不可避免时，则应尽可能地预防新生儿并发症以提高早产儿的存活率。

四、可能的护理诊断及医护合作性问题

1. 有新生儿受伤的危险：与早产儿发育不成熟有关。
2. 焦虑：与担心早产儿预后有关。
3. 自尊紊乱：与认为自己对早产的发生负有责任而又无力阻止早产有关。

五、预期目标

1. 新生儿不存在因护理不当而发生的并发症。
2. 患者能平静地面对事实，接受治疗及护理。

六、护理措施

（一）预防早产

1. 保持良好的身心状况　可减少早产的发生，突然的精神创伤亦可诱发早产，因此，应做好孕期保健工作，指导孕妇加强营养，保持平静的心情。

2. 避免诱发宫缩的活动　如抬举重物、性生活等。高危孕妇必须多卧床休息，以左侧卧位为宜，慎做肛查和阴道检查等。

3. 积极治疗并发症　宫颈内口松弛者应于孕14～16周做宫颈内口环扎术，防止早产的发生。

（二）药物治疗的护理

先兆早产的主要治疗为抑制宫缩，还要积极控制感染、治疗合并症和并发症。护理人员应能明确具体药物的作用和用法，并能识别药物的副作用，以避免毒性作用的发生，同时，对患者做相应的健康教育。常用抑制宫缩的药物有三类：

1. β-肾上腺素受体激动剂　其作用为激动子宫平滑肌β受体，从而抑制宫缩。此类药物的副作用是心跳加快、血压下降、血糖增高、血钾降低、恶心、出汗、头痛等。常用的药物有：利托君、沙丁胺醇等。

2. 硫酸镁　镁离子直接作用于肌细胞，使平滑肌松弛，抑制子宫收缩。一般采用25%硫酸镁20ml加于5%葡萄糖液100～250ml中，在30～60分钟内缓慢静脉滴注，然后用25%硫酸镁20～40ml加于5%葡萄糖液500ml中，以每小时1～2g的速度缓慢静脉滴注，直至宫缩停止。使用硫酸镁时，应密切观察患者有无中毒迹象。

3. 钙拮抗剂　阻滞钙离子进入肌细胞而抑制宫缩。常用硝苯地平5～10mg舌下含服，每日3次。用药时必须注意孕妇及血压的变化，若合并使用硫酸镁时更应慎重。

（三）预防新生儿并发症的发生

在保胎过程中，每天行胎心监护，教会患者自数胎动，有异常时及时采取应对措施。在分娩前给孕妇地塞米松、倍他米松等，可促胎肺成熟，是避免发生新生儿呼吸窘迫综合征的有效步骤。

（四）为分娩做准备

1. 如早产已不可避免，应尽早决定合理的分娩方式，如臀位、横位，估计胎儿成熟度低，而产程又需较长时间者，可选用剖宫产术结束分娩；经阴道分娩者，应考虑使用产钳和会阴切开术以缩短产程，以减少分娩过程中对胎头的压迫。

2. 充分做好早产儿保暖和复苏的准备，临产后慎用镇静剂，避免发生新生儿呼吸抑制的情况；产程中应给孕妇吸氧；新生儿出生后，立即结扎脐带，防止过多母血进入胎儿循环，造成循环系统负荷过重的状况。

（五）为孕妇提供心理支持和保证

1. 让患者了解早产的发生并非她的过错，有时甚至是无原因的。也要避免为减轻孕妇的负疚感而给予过于乐观的保证。

2. 由于早产是出乎意料的，孕妇多没有精神准备，对产程中的孤独感、无助感尤为敏感，因此，丈夫、家人和护士在身旁提供支持较足月分娩更显重要，并能帮助孕妇重建自尊，以良好的心态承担早产儿母亲的角色。

（六）早产儿护理

请参阅《儿科护理学》。

七、护理评价

患者能积极配合医护措施；母婴顺利经历全过程。

第七节　双胎妊娠妇女的护理

一次妊娠有两个胎儿时称为双胎妊娠（twin pregnancy）。其发生率具有国家、地域以及种族差异性。我国统计双胎与单胎比为 1∶89。近年来，随着促排卵药物的应用和辅助生育技术的开展，双胎妊娠的发生率有增高趋势。双胎妊娠有家族史，胎次多、年龄大者发生的概率高，近年来有医源性原因，应用氯米酚与尿促性素（HMG）诱发排卵，双胎与多胎妊娠可高达 20%～40%。另有学者报道在停止使用避孕药后 1 个月妊娠时，双胎比例增高，是由于此月分泌 FSH 增高之故。

一、病因

1. 遗传　孕妇或其丈夫家族中有多胎妊娠史者，多胎的发生率增加。

2. 年龄和胎次　双胎发生率随着孕妇年龄增大而增加，尤其是 35～39 岁者最多。孕妇胎次越多，发生多胎妊娠的机会越多。

3. 药物　因不孕症而使用了促排卵药物，导致双胎妊娠的发生率增加。

二、分类

（一）双卵双胎

双卵双胎可以是同一卵巢也可是两个卵巢同时排卵，此时的排卵可以是单卵泡排出两个成熟卵子，或者两个卵泡同时排出两个卵子，即由两个卵子分别同时受精而形成的双胎妊娠称为双卵双胎，约占双胎妊娠的 2/3。由于双卵双胎的基因不同，故胎儿的性别、血型、容貌等可以相同也可不同，两个受精卵可以形成各自独立的胎盘、胎囊，它们的发育可以紧靠与融合在一起，但两者间的血液循环并不相通，胎囊之间的中隔由两层羊膜及两层绒毛膜组成，有时两层绒毛膜可融合成一层。

（二）单卵双胎

单卵双胎即由一个卵子受精后经过细胞分裂而形成的双胎妊娠，约占双胎妊娠的 1/3。该方式所形成的受精卵其基因相同，胎儿性别、血型一致，且容貌相似。单卵双胎的每个胎儿均有 1 根脐带，其胎盘和胎囊则根据受精卵分裂时间不同而有所差异；两个胎儿常常共用同一胎盘，两个胎囊的间隔有两层羊膜，两者血液循环相通。约有 1/3 的单卵双胎的胎盘胎膜与双卵双胎相同，但血液循环仍相通。由于单卵双胎的胎盘循环是两个胎儿共用，故有时会出现一个胎儿发育良好，而另外一个发育欠佳，两者差异很大。

三、病理生理变化

双胎胎盘中，脐带帆状附着发生率较普通胎盘高 9 倍，并合并前置血管，单脐动脉在双胎胎盘中发生率也较高，多发于单卵双胎的胎儿之一。另外，双胎胎盘之一可变成水泡状胎块。在胎盘变化上是供血胎儿胎盘体积大、苍白，镜下可见绒毛粗大、水肿，绒毛毛细血管小而不明显；而受血胎儿胎盘呈暗红色、多血、质较韧，镜下则见绒毛毛细血管普遍扩张充血。

四、护理评估

（一）健康史

询问家族中有无多胎史，孕妇的年龄、胎次，孕前是否使用促排卵药。

（二）临床表现

1. 症状　妊娠早孕反应较重，子宫大于妊娠孕周，尤其是 24 周后尤为明显。因子宫增大明显，使横膈抬高，引起呼吸困难；胃部受压，孕妇自觉胀满、纳少，食欲下降，孕妇会感到极度疲劳和腰背部疼痛。孕妇自觉多处胎动，而非固定于某一处。

2. 体征　宫底高度大于正常孕周，腹部触及两个胎头、多个肢体，胎动的部位不固定且胎动频繁，在腹部不同部位可听到两个胎心音，且两者速率不一、相差>10 次/分。过度增大的子宫压迫下腔静脉，常引起下肢浮肿、静脉曲张等。

3. 产前检查　有下列情况应考虑双胎妊娠：

(1) 子宫比孕周大，羊水量也较多；

(2) 孕晚期触及多个肢体，两胎头；

(3) 胎头较小，与子宫大小不成比例；

(4) 在不同部位听到两个频率不同的胎心，同时计数 1 分钟，相差 10 次/分以上，或两胎心音之间隔有无音区；

(5) 孕中晚期体重增加过快，不能用水肿及肥胖解释者。

(三) 辅助检查

1. B 型超声检查　可以早期诊断双胎、畸胎，能提高双胎妊娠的孕期监护质量。B 超在孕 7～8 周时见到两个妊娠囊，孕 13 周后清楚显示两个胎头光环及各自拥有的脊柱、躯干、肢体等，B 超对中晚期的双胎诊断率几乎达 100%。

2. 多普勒胎心仪　孕 12 周后听到两个频率不同的胎心音。

(四) 处理原则

1. 妊娠期　及早对双胎妊娠做出诊断，并增加产前评估次数；加强营养，注意休息，补充足够的营养物质以预防贫血和妊娠期高血压疾病；防止早产、羊水过多等并发症的发生；必要时行引产术结束妊娠。

双胎妊娠引产指征：合并急性羊水过多，有压迫症状，孕妇腹部过度膨胀，呼吸困难，严重不适者；胎儿畸形；母亲有严重并发症，不允许继续妊娠者；预产期已到尚未临产，胎盘功能减退者。

2. 分娩期　多数能经阴道分娩。分娩过程中严密观察产程和胎心变化，如有宫缩乏力或产程延长时，应及时处理。当第一胎娩出后，立即断脐，助手扶正第二胎的胎位，使其保持纵产式，通常在 15～20 分钟后完成第二胎的分娩。如第一胎娩出后 15 分钟仍无宫缩，则可行人工破膜加缩宫素静脉滴注以促进宫缩。若发现有脐带脱垂或怀疑胎盘早剥时，及时手术助产。如第一胎为臀位，第二胎为头位，要注意防止胎头交锁导致难产。

剖宫产指征：

(1) 异常胎先露如第一胎儿为肩先露、臀先露或易发生胎头交锁和碰撞的胎位及单羊膜囊双胎、联体儿等；

(2) 脐带脱垂、胎盘早剥、前置胎盘、先兆子痫、子痫、胎膜早破、继发性宫缩乏力，经处理无效者；

(3) 第一个胎儿娩出后发现先兆子宫破裂，或宫颈痉挛，为抢救母婴生命；

(4) 胎儿窘迫，短时间内不能经阴道分娩者。

3. 产褥期　为防止产后出血，在第二胎娩出前肩时静脉推注麦角新碱及缩宫素 10U，同时腹部压沙袋，以腹带紧裹腹部，防止由于腹压骤减所致休克。

五、可能的护理诊断及医护合作性问题

1. 舒适改变：与双胎或多胎引起的食欲下降、下肢水肿、静脉曲张、腰背痛有关。

2. 有受伤的危险：与双胎或多胎妊娠引起的早产有关。

3. 焦虑：与担心母儿的安危有关。

4. 潜在并发症：早产、脐带脱垂或胎盘早剥。

六、预期目标

1. 孕妇摄入足够的营养，保证母婴需要。

2. 孕妇及胎儿、婴儿的并发症被及时发现，保证母婴安全。

七、护理措施

（一）加强一般护理

1. 增加产前检查次数，每次监测宫高、腹围和体重。

2. 注意休息，尤其是妊娠最后2～3个月，要求卧床休息，防止跌伤意外。最好采取左侧卧位，增加子宫、胎盘的血供，减少早产的机会。

3. 加强营养，尤其是注意补充铁、钙、叶酸等，以满足妊娠的需要。

（二）提供心理支持

帮助双胎妊娠孕妇完成角色转变，接受成为两个孩子母亲的事实。告之双胎妊娠虽属于高危妊娠，但孕妇不必过分担心母儿的安危，请孕妇保持心情愉快，积极配合治疗。指导家属准备双份新生儿用物。

（三）注意病情观察

双胎妊娠孕妇易并发妊娠期高血压、羊水过多、前置胎盘、贫血等并发症，因此，应加强病情观察，及时发现并处理。

（四）针对症状提供护理

双胎妊娠孕妇胃区受压致食欲减退，因此应鼓励孕妇少食多餐，满足孕期营养需要，必要时给予饮食指导，如增加铁、叶酸、维生素的供给。双胎妊娠孕妇腰背部疼痛比较明显，应注意休息，指导孕妇做骨盆倾斜运动、局部热敷等。采取措施预防静脉曲张的发生。

（五）治疗配合

1. 严密观察产程和胎心率变化，发现宫缩乏力或产程延长应及时处理。

2. 第一个胎儿娩出后立即断脐，协助扶正第二个胎儿的胎位，使保持纵产式，等待通常在20分钟左右，第二个胎儿自然娩出。如等待15分钟仍无宫缩，则可协助人工破膜或遵医嘱静脉滴注缩宫素促进宫缩。严密观察及时发现脐带脱垂或胎盘早剥等并发症。

3. 为预防产后出血的发生，临产时应备血；胎儿娩出前需建立静脉通路；第二个胎儿娩出后应立即肌内注射或静脉滴注缩宫素；腹部放置沙袋，并以腹带裹紧腹部，防止腹压骤降引起休克。

4. 如系早产，产后应加强对早产儿的观察和护理。

（六）健康教育

护士应指导孕妇注意休息，加强营养，注意阴道流血量和子宫复旧情况，防止产后出

血。并指导产妇正确进行母乳喂养，选择有效的避孕措施。

八、护理评价

孕妇能主动与他人讨论两个孩子的将来并做好分娩的准备；孕产妇、胎儿或新生儿安全。

第八节　母儿血型不合妇女的护理

母儿血型不合是指母、婴血型不合，母血中血型抗体通过胎盘进入胎儿循环，发生同种免疫反应导致胎儿、新生儿红细胞破坏而引起的溶血。孕妇和胎儿之间血型不合而产生的同族血型免疫疾病，可发病于胎儿和新生儿的早期。当胎儿从父方遗传下来的显性抗原恰为母亲所缺少时，通过妊娠、分娩，此抗原可进入母体，刺激母体产生免疫抗体。当此抗体又通过胎盘进入胎儿的血循环时，可使其红细胞凝集破坏，引起胎儿或新生儿的免疫性溶血症。这对孕妇无影响，但病儿可因严重贫血、心衰而死亡，或因大量胆红素渗入脑细胞引起核黄疸而死亡，即使幸存，其神经细胞和智力发育以及运动功能等，都将受到影响。

一、病因

1. ABO 血型系统　ABO 血型不合是我国新生儿溶血病的主要原因，占 96%，多见于孕妇为 O 型，父亲及胎儿则为 A 型、B 型或 AB 型。母体被胎儿的 A 型、B 型抗原致敏而产生抗 A 或抗 B 的 IgG 免疫抗体，而免疫抗体进入胎儿血循环后，与相应的胎儿红细胞表面抗原位点结合，由于胎儿红细胞 A 或 B 抗原位点少，而母亲为 A（B）型，胎儿为 B（AB）型和 A（AB）型，且母亲血清中抗 A、抗 B 抗体为 IgM，分子量大不能通过胎盘；故发生新生儿溶血病较低，病情较轻。ABO 溶血病常于第一胎即发病。

2. Rh 血型系统　Rh 血型中有 6 个抗原，分别为 C 与 c、D 与 d、E 与 e。大写字母代表 Rh 阳性，小写字母代表 Rh 阴性，其中以 D 抗原性最强，致溶血率最高，故临床上以抗 D 血清来检验。Rh 血型不合溶血病主要发生在母亲为 Rh 阴性，胎儿 Rh 阳性即抗 D 原阳性。当孕妇为 Rh 阴性，丈夫为 Rh 阳性，再次妊娠时才有可能发生新生儿 Rh 溶血症。因为首次形成 Rh 抗体的这种初发免疫反应发展缓慢，常历时 2 个月以上，甚至长达 6 个月，且抗体常较弱，IgM 不通过胎盘，第一胎常可幸免。我国汉族人群中 Rh 阴性者较少，仅占 0.5%，故 Rh 溶血病发病率低。

二、分类

母儿血型不合，主要有 ABO 和 Rh 型两大类，其他如 MN 系统也可引起本病，但极少见。ABO 血型不合较多见，病情多较轻，易被忽视。Rh 血型不合在我国少见，但病情严重，常致胎死宫内或引起新生儿核黄疸。

ABO 血型不合相当常见，占怀孕的 20%～25%。ABO 血型不合是由于母体血浆中的抗体和胎儿红细胞上的抗原发生免疫作用，使胎儿红细胞受破坏，而产生胎儿溶血的现象（表 3－1）。

表 3-1 母亲与胎儿血型不合的情形

母亲			胎儿			抗原抗体反应
血型	红细胞抗原	血浆抗体	血型	红细胞抗原	血浆抗体	
O	无	A 及 B	A	A	B	+
O	无	A 及 B	B	B	A	+
A	A	B	B	B	A	+
B	B	A	A	A	B	+

ABO 血型不合与胎儿及母亲的血型有关，与胎次无关，产前也无治疗方法。

三、病理生理变化

妊娠期间母儿血循环各自独立，只有一层合体滋养细胞把绒毛和母体血窦分开。胎儿红细胞正常情况下不能通过胎盘，仅在母体胎盘绒毛有少许破损出血时，胎儿红细胞才能进入母血中。当进入母体的胎血量仅为 0.1～0.2ml 时，尚不足以使母体致敏，但反复多次小量经胎盘失血仍可致敏。当一次进入母体的胎血量达 1ml 或以上，即可使母体致敏并产生抗体。再次妊娠时，若有极少的胎血渗漏，足以让母体的相应抗体急剧升高。此外，若曾有流产、羊膜腔穿刺或输 Rh 阳性血液都能输进抗原而被致敏。

红细胞血型抗体是一种免疫球蛋白，有 IgG 和 IgM 两种。IgG 分子量小，为不完全抗体（胶体介质抗体或遮断性抗体），能通过胎盘，引起胎儿溶血；而 IgM 分子量大，为完全抗体（盐水凝集抗体），不能通过胎盘。Rh、ABO 血型抗体能通过胎盘起作用的是 IgG。

四、护理评估

（一）健康史

评估患者有无不良分娩史及输血史（包括之前是否曾怀孕过、流产史、早产史、死胎史或宫外孕及做过羊膜穿刺术等）。

（二）临床表现

轻症者多无特殊症状；溶血严重者，可出现胎儿水肿、流产、早产甚至死胎。新生儿溶血病的主要临床表现有面色苍白、心悸、贫血、水肿、肝脾肿大和重度黄疸等。症状的轻重取决于抗体的多少、新生儿成熟度及代偿性造血能力等。

（三）辅助检查

1. 血型检查　若丈夫为 A（B 或 AB）型，孕妇为 O 型，则母儿有 ABO 血型不合的可能。若丈夫为 Rh 阳性，孕妇为 Rh 阴性，母儿有 Rh 血型不合的可能。

2. 血清抗体的检查

（1）ABO 溶血病采用抗 A（B）IgG 定量法，如 IgG 抗 A（B）抗体，其效价≥1∶128 提示胎儿可能发生 ABO 溶血病，若抗体效价在 1∶512 以上则提示病情严重；Rh 血型不合抗体效价>1∶32 者提示病情严重。应结合过去不良孕产史及其他检查，考虑终止妊娠。

（2）Rh 抗体的测定

①盐水凝集试验：检查血清中是否含有不完全抗体，不完全抗体与红细胞抗原在盐水介

质中出现凝集。

②木瓜酶试验：用木瓜酶处理红细胞后，其红细胞再与血清不完全抗体结合，可在生理盐水中出现凝集。

3. 抗体检查时间　应于妊娠16周作首次检查，28～32周作第2次检查，以后每2～4周检查1次。半数以上的孕妇在妊娠28周以后产生抗体。

4. 羊水检查　因为羊水的性质可间接反应胎儿溶血程度，故羊水检查结果决定对决定进一步处理的方法有参考价值。羊水中的胆红素正常值为5.13～18.8μmol/ L，如＞34.4μmol/ L（2.1mg/ dl），则提示胎儿溶血。

5. B型超声检查　胎儿水肿时胎儿周身皮肤及头皮厚度增加，有腹水时腹部有液性暗区，其间可见飘动的肠、肝等脏器。在B超下，行脐血穿刺，作母儿血型不合的诊断。

（四）处理原则

1. 妊娠期

（1）中药治疗：ABO血型不合孕妇，抗体效价增高时给予茵陈汤口服（茵陈9g、制大黄4.5g、黄芩9g、甘草6g，水煎口服），每日1剂至分娩。

（2）西药治疗：可口服苯巴比妥30mg，1日3次，于预产期前2周起，该药可加强胎儿肝细胞葡萄糖醛酸与胆红素的结合能力，减少新生儿核黄疸的发生。

（3）适时终止妊娠。

2. 产时处理　争取自然分娩，避免使用镇静、麻醉剂，以免增加胎、婴儿窒息机会。做好新生儿抢救准备。娩出后立即断脐，以减少进入儿体内的抗体，并留脐带约10cm长，结扎断端，用1∶5000呋喃西林无菌纱布湿裹脐带（备输血用）。留胎盘测脐血送检血常规、血型、胆红素、特殊抗体测定及红细胞、血红蛋白和有核红细胞等。

3. 新生儿处理

（1）光照治疗：适合于出生后早期出现黄疸（36小时内，最早可在8小时内）。胆红素在12～15mg/dl，或Rh血型不合，新生儿一旦出现黄疸。

（2）换血治疗：用于母儿Rh血型不合，脐血血红蛋白＜120g/L，伴水肿，肝脾大，心衰。

五、可能的护理诊断及医护合作性问题

1. 潜在并发症：胆红素脑病、心力衰竭。
2. 知识缺乏：与孕妇及家属缺乏母儿血型不合的护理知识有关。
3. 焦虑：与担心胎儿预后有关。

六、预期目标

1. 孕妇了解母儿血型不合的相关知识及所作检查的临床意义。
2. 孕妇及其家属保持良好的心态，克服血型不合所带来的内疚和哀伤。

七、护理措施

1. 凡有流产、死胎、新生儿黄疸史的孕妇均要做ABO血型检查及Rh系统检查，以早期诊断母儿血型不合。

2. 做好健康宣教，向孕妇解释母儿血型不合的病因、特点、严重性、危险性，同时加强产前检查，配合治疗。

3. 向孕妇讲述自我监护的方法，以及可能发生的情况。

4. 产后严密观察新生儿的精神状态，灵敏度，食欲，皮肤出现黄染时间、部位和深度，尿色，同时每日监测黄疸指数。

5. 产后新生儿予以吸氧，如 Rh 血型不合者出生后注射抗 D 免疫球蛋白。

八、护理评价

孕妇了解母儿血型不合的相关知识，且能积极配合检查；孕妇及其家属情绪稳定。

第九节　胎儿生长受限妇女的护理

胎儿生长受限（fetal growth restriction，FGR）是指胎儿体重低于其孕龄体重的 10 个百分位数，或低于其平均体重的 2 个标准差。胎儿生长受限的发病率 3%～10%，是胎儿主要并发症之一；其死亡率为正常儿的 4～6 倍，产前容易发生胎儿窘迫、胎死宫内，产后易发生窒息、吸入性肺炎、新生儿低血糖等，不仅影响新生儿期的发育，也影响儿童期及青春期的体能与智能发育。有胎儿生长受限的儿童需要特殊教育的概率显著增加，甚至某些成年期的疾病如心血管疾病、糖尿病等的发生也与之有一定的关系。

一、病因

胎儿生长受限的病因多而复杂，有些尚不明确。概括地说包括母体、胎儿、胎盘和子宫四个方面的因素。

（一）孕妇因素

最常见，占 50%～60%。

1. 遗传因素　胎儿体重的差异，40%来自双亲遗传因素，以母亲遗传影响较大。

2. 营养因素　孕妇偏食、妊娠剧吐等导致蛋白质和能量摄入不足是影响胎儿生长的一个重要因素。

3. 妊娠合并症　如合并心脏病、慢性高血压、慢性肾脏疾病、严重贫血、甲状腺功能亢进、抗磷脂抗体综合征等。

4. 妊娠并发症　如妊娠期高血压疾病、前置胎盘、胎盘早剥、过期妊娠、妊娠期肝内胆汁淤积症等。

5. 其他　孕妇年龄过大或过小、孕妇家庭的经济状况不良、生活地区（如生活在高原地区）、孕妇体重过轻、吸烟、吸毒及酗酒等。

（二）胎儿因素

1. 胎儿畸形和遗传性疾病　如 21、18 或 13 三体综合征，Turner 综合征，三倍体畸形等。

2. 胎儿代谢功能紊乱，各种生长因子缺乏，胎儿宫内感染，如风疹病毒、单纯疱疹病毒、巨细胞病毒、弓形体等，接触放射线等。

（三）胎盘及脐带因素

1. 慢性部分性胎盘早剥、广泛胎盘梗阻、绒毛血管瘤、帆状胎盘等胎盘异常。

2. 脐带过长、过细，脐带扭曲、打结等。

（四）子宫因素

子宫畸形或子宫肿物，如双角子宫、单角子宫、纵隔子宫等或伴有子宫肌瘤都可能影响胎儿的宫内生长，造成胎儿生长受限。

二、病理生理变化

胎儿生长受限的病因多种多样，其病理生理机制也不完全相同。通过脐血穿刺获取的胎儿血标本显示在妊娠34周前发生的胎儿生长受限中10%～60%的胎儿有低氧血症，胎儿的低氧血症进一步导致高碳酸血症、低氨基酸血症、低血糖水平，从而引起胎儿生长缓慢。超声血流图研究显示胎儿和脐带的血流阻力指数也与缺氧程度相关，同时显示了脑保护效应，即在缺氧状态下，胎儿的脑动脉阻力指数下降，动脉扩张、血流增加。但是如果致病因素长时间存在或继续加重，这些保护效应就会丧失。因此，越早发生的胎儿生长受限，胎儿的表现形式越为对称性，细胞的体积和数量皆小于正常。持续低氧血症会导致胎儿酸碱失衡。一些胎儿生长受限的胎儿的酸中毒在分娩开始前已经存在，这些新生儿的生后窒息是宫内缺氧的继续，而不是分娩的结果。

三、护理评估

（一）健康史

评估孕妇是否有引起胎儿生长受限的高危因素，如孕妇患有心血管疾患、合并有妊娠期高血压疾病或孕期有感染史等。应特别注意观察胎儿生长发育状况。有过先天畸形、胎儿生长受限、死胎的不良分娩史，有吸烟、吸毒与酗酒等不良嗜好。

（二）临床表现

注意孕妇体重增加情况，在孕末期每周体重增加约0.5kg，若体重不增加反而降低，应注意有无胎儿生长受限。

1. 内因性匀称型胎儿生长受限　此型特点有：

（1）胎儿体重、头径、身高相称，但比孕周小；

（2）各器官细胞数少、脑重量轻；

（3）半数新生儿有畸形，危及生存；

（4）主要病因为先天性或染色体病变。

2. 外因性不匀称型胎儿生长受限　早期妊娠胎儿发育正常，危害因素在妊娠中晚期发生作用，身高、头围不受影响，但体重轻，发育不均匀。常见原因有高龄初产、胎盘附着异常、妊娠期高血压疾病等。基本原因是胎盘功能不足，此型特点有：

（1）新生儿发育不均称，头围、身高不受影响，但体重明显轻；

（2）外表有营养不良或过熟表现；

（3）常有胎儿缺氧、代谢不良表现；

（4）病理性胎盘，但体积不小，DNA 含量正常；

（5）各器官细胞数正常，但体积小，肝脏中细胞团数目少；

（6）出生后易发生低血糖；

（7）围产期缺氧，常有神经损伤。

3. 外因性匀称型胎儿生长受限　为上述二类的混合型。主要原因有缺乏营养物质，如叶酸、氨基酸等引起。致病因素是外因，但整个妊娠期都发生影响，其后果类似内因性宫内发育迟缓。此型特点为：

（1）新生儿头围、身材、体重均减少，有营养不良现象；

（2）缺氧不常见，但代谢不良常见；

（3）胎盘小，DNA减少，但外表无异常；

（4）各器官体积均小，细胞数减少，肝脾更严重。如出生后仍受营养不良影响，脑细胞可减少达60%。

（三）辅助检查

1. B型超声检查　B超可测量胎儿发育常用的参数有：胎头双顶径、头围、胎儿股骨长度、腹围、小脑横径，辅助参数有羊水量与胎盘成熟度。双顶径、头围和小脑横径反应胎儿脑部的发育，双顶径在20周前可以较准确地核对孕周。胎儿的腹围反应胎儿肝脏的大小和皮下脂肪的厚度，与胎儿的体重最相关，是诊断胎儿是否发生胎儿生长受限最敏感的指标。若胎儿腹围小于相应孕周的第10百分位数，则应考虑为胎儿生长受限；如果估计胎儿体重亦低于相应孕周的第10百分位数则应诊断为胎儿生长受限。

2. 彩色超声多普勒血流　是诊断和监测胎儿生长受限的重要辅助工具。通过测量胎儿和脐带的血流信号，可以预测和了解胎儿是否有宫内缺氧。孕晚期（30周以后）脐动脉血流S/D≤3为正常值，S/D值升高时可能提示胎盘功能不良。

3. 生化检查　血甲胎蛋白（AFP）、胎盘生乳素、妊娠特异性β糖蛋白、绒毛膜促性腺激素（HCG）。其中AFP作为胎盘异常的指标较有意义，妊娠中期不明原因的AFP升高，发生胎儿生长受限的概率会增加5～10倍。

（四）处理原则

1. 孕期治疗和监测

（1）一般治疗：均衡膳食，卧床休息、左侧卧位，改善子宫胎盘供血。

（2）病因治疗：如果病因明确，则应针对病因积极治疗。

（3）补充营养物质：如多种氨基酸、各种维生素和微量元素。

（4）定期超声测量胎儿各径线：治疗期间可每2～3周检查1次，了解胎儿的生长情况和有无羊水过少。

（5）定期监护：不管原因明确与否，胎儿生长受限的胎儿都有发生胎死宫内的可能，一定要定期监测胎儿的宫内状况，每周2次NST。

2. 择期终止妊娠　胎儿未成熟，有提前终止妊娠的可能时，则应在终止妊娠前2日应用地塞米松促胎肺成熟，避免出生后肺透明膜病变发生。

临近预产期，胎儿已成熟，则终止妊娠。终止妊娠的指征有：出现急性胎儿窘迫；治疗中发现羊水量渐减少，胎儿停止生长3周以上，孕妇自觉胎动明显减少；妊娠合并症及并发症治疗中病情加重。

四、可能的护理诊断及合作性问题

焦虑：与担心胎儿及新生儿健康有关。

五、预期目标

1. 检测新生儿的健康情形，及早发现低血糖、低体温及呼吸困难等问题。
2. 产妇及家属掌握与新生儿相关的健康问题及照顾方法。

六、护理措施

1. 与孕妇沟通，缓解精神压力　孕妇入院后评估其心理状态，鼓励诉说心理的不悦，指导正确的应对方式。护理人员应采取必要的手段减轻和转移孕妇的焦虑和恐惧，鼓励和指导家人的参与和支持。提供有利于孕妇倾诉和休息的环境，避免不良刺激，各种检查和操作之前向孕妇解释，提供指导，告知全过程和注意事项。

2. 确保孕妇营养和休息，促进胎儿宫内生长　充足的睡眠，合理的营养是确保孕妇健康，胎儿正常生长发育，安全度过妊娠期的基本要素。孕期应进食富含蛋白质、维生素和高热量的食物，纠正偏食，与孕妇讨论食谱及烹调方法，尊重饮食嗜好。鼓励左侧卧位，注意个人卫生，勤换衣裤，保持室内空气新鲜，通风良好，适当参加户外活动，呼吸新鲜空气，利于胎儿生长。

3. 戒除不良嗜好，积极治疗妊娠合并症和并发症　对孕妇应加强卫生宣教，戒除烟、酒，不可滥用药物，避免接触有害毒物，遵医嘱积极治疗妊娠合并症和并发症，如先兆子痫，妊娠晚期出血，妊娠合并心脏病、肾脏病等，控制病情，严密观察病情变化，采取左侧卧位和间断鼻导管给氧，避免子宫、胎盘血流灌注减少，提高孕妇血氧浓度，促进胎儿生长发育。

4. 密切观察病情，随时调整护理措施　孕妇入院后，应告知孕妇自测胎动方法，密切注意胎心、胎动、体重、宫高等变化，定期行胎儿胎心电子监护，发现异常及时报告医师，必要时适时终止妊娠，并根据病情变化随时调整护理计划和实施措施。

七、护理评价

新生儿安全，没有出现危及生命的低血糖、低体温及呼吸困难等现象；产妇及家属对新生儿相关的健康问题及照顾方法有所了解。

第十节　羊水量异常妇女的护理

羊水过多

凡在妊娠期间任何时期羊水量超过2000ml者，均称为羊水过多。羊水的外观和性状与正常无异样，多数孕妇羊水增多缓慢，在较长时间内形成，称为慢性羊水过多；少数孕妇可在数日内羊水急剧增加，称为急性羊水过多。其发生率为0.5％～1％，妊娠合并糖尿病者可达20％。

一、病因

正常妊娠时羊水量是伴随着妊娠周数的增加而增多，最后 2～4 周开始逐渐减少，妊娠足月时羊水量约为 800ml，目前对于羊水过多的确切原因并不是很清楚，但临床常见以下几种情况：

1. 胎儿畸形　以神经管缺陷性疾病最常见，约占 50%。其中以无脑儿、脑膨出及脊柱裂胎儿居多，因为脑脊膜裸露，脉络膜组织增生，渗出液增加，导致羊水过多。无脑儿和严重脑积水儿，由于缺乏中枢吞咽功能，无吞咽反射及缺乏抗利尿激素致尿量增多使羊水过多；另外，食管和小肠闭锁时不能吞咽羊水，而致羊水积累也可导致羊水过多。

2. 多胎妊娠　多胎妊娠并发羊水过多为单胎妊娠的 10 倍，尤以单卵双胎妊娠居多，且常发生在其中体重较大的胎儿。因为单卵双胎之间由于存在着血液循环之间的沟通，其中优势胎儿容易形成循环血量偏多，从而尿量增加，致使羊水量增加。

3. 孕妇和胎儿的各种疾病　糖尿病孕妇的胎儿血糖也增高，胎儿多尿而排入羊水中。ABO 或 Rh 血型不合的孕妇，由于血型不合时胎盘绒毛水肿影响液体交换。对于妊娠期高血压疾病、妊娠合并急性肝炎以及妊娠合并贫血等，均可导致羊水过多。

4. 胎盘脐带病变　如胎盘绒毛血管瘤、脐带帆状附着等有时也可引起羊水过多。

5. 特发性羊水过多　其原因不清楚，约占 30%，但未发现孕妇、胎儿或胎盘有任何异常。

二、护理评估

（一）健康史

详细询问病史，了解孕妇年龄、有无妊娠合并症、有无先天畸形家族史及生育史。

（二）临床表现

临床根据羊水增加的状况不同分为急性羊水过多和慢性羊水过多两种。分别具有不同的临床特点。

1. 急性羊水过多　较少见。

急性羊水过多多发生于妊娠 20～24 周，由于羊水增长速度过快，可在数日内使子宫急剧增大，很快达到妊娠足月或双胎妊娠子宫大小，由于短时间内子宫极度增大，使得横膈上升，孕妇出现不能平卧，呼吸困难，甚至发绀。孕妇表情痛苦，腹部张力过大自觉疼痛，食量减少常伴有便秘。快速增大的子宫压迫下腔静脉，影响血液回流，而致下肢及外阴部水肿及静脉曲张。

2. 慢性羊水过多　较多见。

慢性羊水过多常好发于妊娠 28～32 周，羊水可在数周内缓慢增多，多数孕妇能耐受而无特殊的临床症状和体征，一般于产前妇科查体时发现宫高、腹围均较正常孕妇大。可见腹部膨隆且大于妊娠月份，腹壁皮肤发亮、变薄，触诊时感到皮肤张力较大，有液体震颤感，胎位触诊不清楚。胎心遥远或听不到。羊水过多孕妇常并发妊娠期高血压疾病、早产或胎位异常。破膜时常因羊水过多而致脐带脱垂；破膜后常因子宫骤然缩小而致胎盘早剥；产后常因妊娠时子宫过大而致产后大出血。

（三）辅助检查

1. B型超声检查　B超诊断羊水过多的标准：①测量羊水最大暗区垂直深度，＞7cm 诊断为羊水过多，也有学者认为＞8cm 才能诊断为羊水过多。②计算羊水指数：将孕妇腹部经脐横线与腹白线作为标志线，分为 4 个区。4 个区羊水最大暗区垂直深度之和，即为羊水指数，国内资料羊水指数＞18cm 诊断为羊水过多。国外资料羊水指数＞20cm 诊断为羊水过多。

2. 神经管缺陷胎儿的检测　此类胎儿可做羊水及母血甲胎蛋白（AFP）测定。若为神经管缺陷胎儿，其羊水 AFP 值超过正常妊娠平均值 3 个标准差以上；母血清 AFP 值超过正常妊娠平均值 2 个标准差以上。

3. 羊膜囊造影　用以了解胎儿有无消化道畸形，但应注意造影剂对胎儿有一定损害，还可能引起胎儿早产和宫腔内感染，应慎用。

（四）处理原则

羊水过多的围生儿死亡率为 28%，其处理主要取决于胎儿有无畸形和孕妇自觉症状的严重程度。

1. 羊水过多合并胎儿畸形　此种情况以终止妊娠为处理原则。

2. 正常胎儿羊水过多　应根据羊水过多的程度以及胎龄决定处理方法。

（1）症状明显时，如孕期小于 37 周，用 15～18 号腰椎穿刺针经腹羊膜腔穿刺，以每小时 500ml 的速度释放羊水，由于放出羊水过多可引起早产，故一次放出的羊水量不得超过 1500ml，以孕妇自觉症状缓解为度。为了防止由于释放羊水而致胎盘及胎儿的损伤，释放羊水时应在 B 超监测下进行，而且严格无菌操作。3～4 周可重复使用以降低宫腔内压力。

（2）妊娠已近 37 周，在确定胎儿已成熟的情况下，可行人工破膜以终止妊娠。

（3）症状不明显者可以继续妊娠，要注意休息、低盐饮食，必要时给予镇静药物，严密观察羊水量的变化。

（4）前列腺素合成酶抑制剂治疗，临床目前常用的药物是吲哚美辛，该类药物有抑制利尿的作用，应用吲哚美辛期望通过抑制胎儿排尿达到治疗羊水过多的目的。由于该类药物有致胎儿动脉导管闭合的副作用，故临床已不广泛应用。

无论采取何种方式释放羊水，均应从腹部固定胎儿为纵产式，严密观察宫缩，注意观察有无胎盘早剥及脐带脱垂的征象，并预防产后出血。

三、可能的护理诊断及医护合作性问题

1. 有胎儿受伤的危险：与破膜时易并发胎盘早剥、脐带脱垂、早产等有关。
2. 焦虑：与胎儿可能有畸形的结果有关。

四、预期目标

1. 羊水过多但胎儿正常者，母婴健康平安。
2. 羊水过多合并胎儿畸形者，孕妇能面对现实，终止妊娠，顺利度过产褥期。

五、护理措施

1. 一般护理　向孕妇及其家属介绍羊水过多的原因及注意事项。包括指导孕妇摄取低

钠饮食，防止便秘。减少增加腹压的活动以防胎膜早破。

2. 病情观察　观察孕妇的生命体征，定期测量宫高、腹围和体重，并及时发现并发症。观察胎心、胎动及宫缩，及早发现胎儿宫内窘迫及早产的征象。人工破膜时应密切观察胎心和宫缩，及时发现胎盘早剥和脐带脱垂的征象。产后应密切观察子宫收缩及阴道流血情况，防止产后出血。

3. 配合治疗　腹腔穿刺放羊水时应防止速度过快、量过多，一次放羊水量不超过1500ml，放羊水后腹部放置沙袋或加腹带包扎以防血压骤降。腹腔穿刺放羊水注意无菌操作，防止发生感染，同时按医嘱给予抗感染药物。

六、护理评价

母婴安全，无并发症发生；孕妇积极参与治疗与护理过程；对于因胎儿畸形终止妊娠者能正确面对现实。

羊水过少

妊娠晚期羊水量少于300ml者，称为羊水过少。妊娠早、中期的羊水过少，多以流产而告终。羊水过少时，羊水呈黏稠、浑浊、暗绿色。据研究资料提示，随着诊疗技术的不断提高，近年报告的发病率为0.4%～4%，羊水过少的检出率呈现上升趋势。羊水过少者约有1/3有胎儿畸形。羊水过少可发生于妊娠各期，但以妊娠晚期为常见。而羊水过少严重影响围生儿的预后，若羊水量少于50ml，胎儿窘迫的发生率达50%以上，围生儿的死亡率也高达88%，同时增加剖宫产的概率，故羊水过少越来越受到人们的重视。

一、病因

目前对于羊水的生成及循环机制还不是很清楚，故对于羊水过少的原因也不是很明了，但临床常见于下列情况：

1. 母体因素　孕妇脱水、服用某些药物，如前列腺合成酶抑制剂吲哚美辛、血管紧张素转化酶抑制剂、利尿剂、布洛芬等均有引起羊水过少的报道。

2. 胎儿畸形　胎儿畸形主要包括染色体异常、囊性淋巴瘤、泌尿生殖道畸形、小头畸形、法洛四联症、甲状腺功能减退、腹裂、脐膨出等，但以先天性泌尿生殖系统异常最多见。泌尿系畸形如胎儿先天肾缺如、肾发育不全、输尿管或尿道狭窄等导致的胎儿尿形成过少或无尿液形成，从而出现羊水过少。

3. 胎盘功能异常　过期妊娠、胎盘功能减退，组织灌注量不足，胎儿出现脱水现象，导致羊水减少。另外，过期妊娠时胎儿成熟过度，胎儿肾小管对抗利尿激素的敏感性增高，尿量减少导致羊水过少。

4. 胎儿生长受限　羊水过少是胎儿生长受限的特征之一，胎儿的慢性缺氧使得其血液循环重新分配，主要供应脑和心脏，而肾脏血流量相对减少，导致胎儿尿生成减少致羊水过少。

5. 羊膜病变　电镜发现羊膜上皮在羊水过少时变薄，上皮细胞萎缩，微绒毛短粗，尖端肿胀，数目减少，有鳞状上皮化生的现象，细胞中粗面内质网及高尔基复合体也减少，上皮细胞和基底膜之间桥粒和半桥粒减少。

二、护理评估

（一）健康史

详细询问病史，了解孕妇月经生育史、用药史、有无妊娠合并症、有无先天畸形家族史等，同时了解孕妇感觉到的胎动情况。

（二）临床表现

孕妇于胎动时感觉腹痛，检查时发现宫高、腹围小于同期正常妊娠孕妇，子宫的敏感度较高，轻微的刺激即可引起宫缩，临产后阵痛剧烈，宫缩不协调，宫口扩张缓慢，产程延长。妊娠早期羊水过少，胎膜与胎儿肢体可以发生粘连，造成胎儿畸形，甚至形成胎儿肢体短缺。妊娠中、晚期羊水过少时，由于空间所限以及子宫四周的压力直接作用于胎儿，使得胎儿活动范围缩小，肢体异常机会增多，容易引起肌肉骨骼畸形，如斜颈、曲背、手足畸形或胎儿皮肤呈羊皮纸状。羊水过少者由于影响胎肺的膨胀发育，可导致肺发育不全、胎儿生长受限等。同时，羊水过少容易发生胎儿宫内窘迫与新生儿窒息，所以围生儿死亡率较高。

（三）辅助检查

1. B型超声检查　妊娠晚期羊水最大暗区垂直深度≤2cm为羊水过少，≤1cm为严重羊水过少。羊水指数≤8cm为可疑羊水过少，≤5cm诊断为羊水过少。除羊水测量外，B超还可判断胎儿有无畸形等。

2. 羊水直接测量　若破膜时羊水量少于300ml即可诊断。羊水过少者羊水性质黏稠、混浊、暗绿色，另外在羊膜表面可见多个圆形或卵圆形结节，直径2～4mm，淡灰黄色、不透明，内含复层鳞状上皮细胞及胎脂可支持诊断。但直接测量不能做到早期发现。

（四）处理原则

1. 若羊水过少合并胎儿畸形，应引产终止妊娠。产程中严密观察胎心及羊水情况，根据胎儿情况，决定终止妊娠的方式。

2. 如胎儿没有明显畸形，为防止胎儿因宫内窘迫出生后窒息，应做好新生儿的抢救及复苏准备。

目前，临床应用羊膜腔输液防止妊娠中晚期羊水过少取得良好效果。

三、可能的护理诊断及医护合作性问题

1. 有胎儿受伤的危险：与羊水过少导致胎儿粘连或宫内发育迟缓等有关。
2. 恐惧：与胎儿畸形、可能发生的恶性妊娠结果有关。
3. 预感性悲哀：与胎儿畸形、妊娠终止有关。

四、预期目标

1. 羊水过少但胎儿正常者，母婴健康平安。
2. 合并胎儿畸形者，孕妇能面对现实，积极配合治疗。

五、护理措施

1. 加强一般护理　向孕妇及其家属介绍羊水过少的可能原因。指导孕妇休息时左侧卧位，改善胎盘血液供应；遵医嘱接受治疗方案；教会孕妇自我监测宫内胎儿情况的方法和技

巧，同时积极预防胎膜早破的发生。出生后的胎儿应认真全面评估，识别畸形。

2. 密切观察病情变化　观察孕妇的生命体征，定期测量宫高、腹围和体重，判断病情发展。根据胎盘功能测定结果、胎动、胎心监测和宫缩的变化，及时发现并发症。发现羊水过少者，严格B超监测羊水量，并注意观察有无胎儿畸形。

3. 配合治疗

（1）羊水过少时若妊娠已近足月，应指导孕妇在短期内重复测定羊水量并监测胎心和胎动变化。

（2）若羊水过少合并有过期妊娠、胎儿生长受限等需及时终止妊娠者，应遵医嘱做好阴道助产或剖宫产的准备。

（3）若羊水过少合并胎膜早破或者产程中发现羊水过少，需遵医嘱进行预防性羊膜腔灌注治疗者，应注意严格无菌操作，防止发生感染，同时按医嘱给予抗感染药物。

六、评价

母婴安全，无并发症发生；对于胎儿畸形终止妊娠者能积极配合治疗。

（陆　虹）

第四章　妊娠期合并症妇女的护理

第一节　妊娠合并心脏病妇女的护理

妊娠合并心脏病是孕产妇死亡的重要原因之一，在我国孕产妇死因顺位中高居第二位，占非直接产科死因的首位。随着心血管诊疗技术的提高，先天性心脏病女性生存至生育年龄且妊娠者逐渐增加，在妊娠合并心脏病的患者中，先天性心脏病者位居第一。而随着广谱抗生素的应用，以往发病率较高的风湿性心脏病的发病率逐渐下降。除此之外，妊娠高血压疾病性心脏病、围生期心肌病、心肌炎、各种心律失常、贫血性心脏病等，在妊娠合并心脏病中也占有一定比例。

一、心脏病与妊娠、分娩的相互影响

(一) 妊娠、分娩对心脏病的影响

妊娠和分娩均可给心脏增加额外负担。

1. 妊娠期　母体循环血量自孕 6～8 周开始逐渐增加，至孕 32～34 周达高峰，比非孕时增加 30%～45%，平均增加 1500ml，此后维持较高水平，产后 2～6 周逐渐恢复正常。

妊娠期孕妇血流动力学变化也很明显，由于母儿代谢需求及血容量的增加，孕妇的心搏出量自妊娠 10 周起开始增加，妊娠中、晚期则需要增加心率以适应血容量的增多，于休息时平均每分钟增加 10～15 次。妊娠晚期子宫增大、膈肌上升，心脏向上向左移位，大血管扭曲，机械性的增加了心脏负担。

由于以上各种原因，导致妊娠期心脏负担加重，所以有心脏病的孕妇在妊娠期容易发生心力衰竭。

2. 分娩期

第一产程：每次子宫收缩均有 250～500ml 血液挤入体循环，回心血量增加，心排出量亦增加，心脏负担加重。

第二产程：除子宫收缩外，产妇屏气用力，腹肌和骨骼肌均参加收缩活动，使周围循环阻力增加，肺循环压力增高，同时腹压增加使内脏血管区域的血液涌向心脏，导致心脏负担加重。这是心脏负担最重的时期。

第三产程：胎儿胎盘娩出后子宫突然缩小，胎盘血液循环停止，同时腹压骤降，内脏血管扩张，大量血液向内脏灌注，回心血量增加，血液动力学的急剧变化加重心脏负担。

3. 产褥期　产后 72 小时内，由于子宫收缩，子宫胎盘循环内的血液进入体循环，同时，孕期组织间潴留的液体也开始回到体循环，使循环血量再度增加，加之产妇伤口和宫缩疼痛、新生儿哺乳等导致休息得不到保证，均增加了心脏负担，也容易引起心力衰竭。

因此，妊娠 32～34 周、分娩期及产后 3 日内是全身血液循环变化最大、心脏负担最重的时期，有器质性心脏病的产妇在此时极易诱发心力衰竭，临床上应给予高度重视。

（二）心脏病对妊娠的影响

心脏病不影响患者受孕，但是否能安全度过妊娠期、分娩期及产褥期，取决于心脏病的种类、病变程度、是否手术矫治、心功能级别及具体医疗条件等因素。不宜妊娠的心脏病患者一旦妊娠，或妊娠后心功能不良者，则流产、早产、死胎、胎儿生长受限、胎儿窘迫及新生儿窒息的发生率明显增加。心脏病孕妇心功能状态良好者，胎儿相对安全，但剖宫产概率增加。一些治疗心脏病的药物对胎儿也存在潜在的毒性反应。

二、护理评估

（一）健康史

孕妇初诊时，应详细、全面地了解病史，尤其是与心脏病有关的既往史，如先天性心脏病、风湿性心脏病及风湿热病史，过去的诊疗经过及心功能状态等。询问孕妇对妊娠的适应情况，如药物使用、营养、活动和休息等。通过产前检查，连续、动态地观察孕妇的心功能状态。了解有无诱发心衰的潜在因素存在，如重度贫血、上呼吸道感染、妊娠并发症、过度疲劳等。

注意评估心脏病患者的心功能状态。美国纽约心脏病协会 1994 年开始采用两种并行的心功能分级方案。一种是按患者所能耐受的日常体力活动分为四级：

心功能Ⅰ级：一般体力活动不受限制。

心功能Ⅱ级：一般体力活动略受限制，活动后心悸、轻度气短，休息时无自觉症状。

心功能Ⅲ级：一般体力活动显著受限制，休息时无不适，轻微日常活动即感不适、心悸、呼吸困难，或过去有心力衰竭史者。

心功能Ⅳ级：不能从事任何体力活动，休息时仍有心悸、呼吸困难等心力衰竭症状。

第二种是根据心电图、负荷试验、X 线、超声心动图等客观检查结果评估心脏病的严重程度。此方案将心脏功能分为 A～D 级：

A 级：无心血管病的客观依据。

B 级：客观检查表明属于轻度心血管病患者。

C 级：客观检查表明属于中度心血管病患者。

D 级：客观检查表明属于重度心血管病患者。

两种方案可单独应用，也可联合应用，如心功能Ⅱ级 C、Ⅰ级 B 等。

（二）临床表现

1. 早期心力衰竭的临床表现

（1）轻微活动后即有胸闷、气急及心悸；

（2）休息时心率超过 110 次/分，呼吸超过 20 次/分；

（3）夜间常因胸闷而需坐起，或需到窗口呼吸新鲜空气；

（4）肺底部出现少量持续性湿啰音，咳嗽后不消失。

2. 典型心力衰竭的临床表现

（1）左心衰竭：①症状：程度不同的呼吸困难（劳力性呼吸困难，夜间阵发性呼吸困难，端坐呼吸，急性肺水肿）；咳嗽、咳痰、咯血；乏力、疲倦、心慌、头昏；少尿、肾功能损害症状（血尿素氮、肌酐升高）。②体征：肺部湿性啰音；心脏体征（除心脏病固有体征外，尚有心脏扩大、肺动脉瓣区第二心音亢进及舒张期奔马律）。

（2）右心衰竭：以体静脉淤血的表现为主。①症状：消化道症状（腹胀、食欲不振、上腹部胀痛、恶心、呕吐等）；劳力性呼吸困难。②体征：颈静脉征，肝大，下肢水肿，心脏体征（可因右心室显著扩大而出现三尖瓣关闭不全的反流性杂音）。

（3）全心衰竭：以上临床表现同时存在。

（三）辅助检查

1. X线检查　X线胸片示心界扩大、个别心室或心房扩大。

2. 心电图检查　心电图提示各种心律失常或心肌损伤。

3. 二维超声心动图检查　M型超声心动图可发现二尖瓣呈同向运动和城墙样改变的典型图像，为二尖瓣狭窄的诊断依据。彩色多普勒血流显像技术可在解剖结构及血流动力学方面提供诊断依据，同时对心内其他结构及功能异常亦可确定诊断。

4. 胎儿电子监护仪　预测胎儿宫内储备能力，评估胎儿健康。

（四）处理原则

根据心脏病的类型、程度和心功能情况，确定患者能否妊娠。对不宜妊娠者，应在妊娠12周前作治疗性人工流产术，若已发生心衰者，则必须在心衰控制后再终止妊娠。妊娠12周以上者，应积极治疗心衰，使之度过妊娠期和分娩期。

对可以妊娠者，应加强孕期保健，积极预防、纠正各种妨碍心功能的因素，预防心衰，控制感染，妊娠晚期应提前选择好适宜的分娩方式，适时终止妊娠。产后加强监测，应用广谱抗生素预防感染。

三、可能的护理诊断和医护合作性问题

1. 活动无耐力：与妊娠合并心脏病心功能差有关。
2. 潜在并发症：心力衰竭。
3. 知识缺乏：缺乏有关妊娠合并心脏病的自我护理保健知识。

四、预期目标

1. 孕产妇的基本生活得到满足，顺利经历妊娠、分娩及产褥期的全过程。
2. 护士能及时发现心力衰竭的早期症状，并积极配合医师进行处理。
3. 孕产妇能描述与心衰、感染有关的症状，并列举有效预防心衰、感染的措施。

五、护理措施

（一）妊娠前

心脏病育龄妇女应行孕前咨询，明确心脏病类型、程度、心功能状态，并确定能否妊娠。对不宜妊娠者，应指导其采取合理有效避孕措施，严格避孕。心脏病变较轻，心功能Ⅰ～Ⅱ级，既往无心力衰竭史，亦无其他并发症者，在密切监护下可以妊娠，适当治疗多能顺利度过妊娠期和分娩期。

有下列情况者不宜妊娠：

（1）心脏病变较重、心功能Ⅲ～Ⅳ级，经治疗不见好转，或一度好转后又反复发生心衰者。

（2）如风湿性心脏病患者有肺动脉高压、慢性心房颤动、Ⅲ度房室传导阻滞者。

（3）既往有心力衰竭史。

（4）近期有活动性风湿热或并发细菌性心内膜炎。

（5）合并内科其他疾病者，如合并慢性肾炎、高血压、肺结核、糖尿病。

（6）有右向左分流型先心病、严重心律失常、活动风湿热、联合瓣膜病、心脏病并发细菌性心内膜炎、急性心肌炎的患者。

（7）先天性心脏病有明显发绀或伴肺动脉高压者。

（8）年龄在35岁以上，心脏病病程较长者。

（二）妊娠期

1. 对不宜妊娠者，应在妊娠12周前作治疗性人工流产术，若已发生心衰者，则必须在心衰控制后再终止妊娠。妊娠12周以上者，应积极治疗心衰，使之度过妊娠期和分娩期。

2. 对可以妊娠者，要加强孕期保健，预防感染，防止心衰。

心脏病孕产妇的主要死亡原因是心力衰竭和感染。孕期必须加强保健，定期经产科、内科医师产前检查与监测。

（1）定期产前检查：检查次数及间隔时间可按病情而定，孕20周以前每2周1次，孕20周以后每周1次。

（2）保证休息：指导孕妇适当安排好工作和生活，避免过劳及情绪激动，保证充分休息，每日至少睡眠9小时，并有2小时左右的午休时间，休息时宜采取左侧卧位或半卧位，避免仰卧位造成下腔静脉受压。根据患者的心功能状况，限制体力活动在孕妇能承受的范围以内，避免因劳累而诱发心衰。

（3）合理饮食：要限制过度加强营养而导致体重过度增加，以每月增长不超过0.5kg，整个孕期体重增加不超过12kg为宜，以免加重心脏负担。但要合理的蛋白质、维生素及铁剂补充。贫血会加重心脏的负担，所以应在孕20周以后预防性的补充铁剂。要低盐、低脂肪饮食，自孕16周起，限制食盐的摄入量，每日不超过5g。注意出入液体量的平衡，监测体重和水肿情况，必要时监测尿量。

（4）积极预防各种影响心功能的因素，如各种感染，尤其是上呼吸道感染。要指导孕妇注意清洁卫生，注意居室通风，适量运动，纠正贫血，提高抵抗力。尽量不去人员嘈杂的地方，防止交叉感染，尤其要避免与有呼吸道感染的患者接触。注意防寒保暖，适时增减衣物。一旦有感染症状，即使只是感冒，有条件的应接受住院治疗，不能住院的也要必须停止一切工作及活动，接受治疗。避免重体力活动，保持情绪平稳。口腔内有感染灶者应由专科医生用抗生素积极治疗观察。妊娠期接受任何小手术或创伤有伤口者均应及早接受治疗，预防感染侵及心脏。同时积极治疗心律失常，防治妊娠期高血压疾病和其他合并症与并发症，预防各种引起心衰的诱因。心功能Ⅰ～Ⅱ级者，应于预产期前1～2周提前入院待产，心功能Ⅲ级或以上者，应立即住院治疗，保证母婴安全。

（5）耐心向孕妇及家属解释目前的健康状况，告知预防心衰的有效措施，帮助其识别早期心衰的症状和体征，以及出现心衰以后抢救和应对措施，减轻孕妇及其家属的焦虑和恐惧心理，增加安全感。一旦出现以下情况，应及时住院接受治疗、观察：①出现任何合并症时；②出现早期心衰症状者；③出现心力衰竭者，明显心慌、气短、痰中有血丝，颈静脉怒张等症状。

（三）分娩期

心脏病不是剖宫产指征，但也不是禁忌证。对心功能Ⅰ～Ⅱ级、胎儿不大、胎位无异常且宫颈条件良好者，可在严密监测下经阴道分娩。心功能Ⅲ级及以上、胎儿偏大、产道条件不佳者，应择期剖宫产。

对于选择阴道分娩者，要严密监测，积极处理。

1. 第一产程

（1）提供心理支持，稳定产妇情绪。尽量不使产妇精神紧张，让产妇选择自己喜欢的姿势，要有专人守候、观察，安慰及鼓励患者，尽量解除患者的思想顾虑与紧张情绪，使患者保持情绪稳定。及时与家属联系，减轻家庭主要成员的焦虑。

（2）开放静脉，保持静脉通畅，以备急救时给药。

（3）每小时监测呼吸、心率1次。

（4）遵医嘱适当应用地西泮、哌替啶等镇静剂。因为疼痛会加重心脏负担，所以应用一些止痛剂减轻疼痛，但以不抑制胎儿出生后呼吸为原则，一般在产程早期可给地西泮10mg，必要时哌替啶100mg肌内注射。连续的硬膜外麻醉有良好的止痛作用，且对血流动力学的影响较小，尤其对中、重度心脏病产妇有良好的作用，可以预防在产程中心排出量的增加。

（5）注意心功能变化，遵医嘱用药，必要时吸氧，或根据医嘱给予强心药物治疗，同时观察用药后的反应。

（6）监测胎儿宫内情况，每30分钟监测1次胎心音。

（7）若出现心力衰竭症状，要及时让患者取半坐卧位，面罩给氧，并遵医嘱给予毛花甙丙（西地兰）0.2～0.4mg加25％葡萄糖20ml缓慢静脉推注。必要时每隔4～6小时重复给药。

（8）产程开始后即根据医嘱给予抗生素预防感染，直至产后1周左右时间。抗生素以青霉素类为宜，同时用甲硝唑，预防厌氧菌感染。

（9）密切观察产程进展，一旦发现有产程停滞现象，及时通知医生，及早进行手术终止产程。

2. 第二产程

（1）宫口开全后应尽量缩短第二产程，行阴道助产术（产钳或胎吸），避免产妇屏气用力，以减轻心脏负担。

（2）分娩时尽量采取半坐卧位，避免仰卧位，下肢尽量低于心脏水平，以免回心血量过多加重心脏负担。

（3）每10分钟测心率、呼吸1次。

（4）分娩时给予氧气吸入。

（5）做好新生儿抢救的准备工作。

（6）胎儿娩出后，立即在腹部放置1～2kg重沙袋持续24小时，以防腹压骤降，周围血液涌向内脏而增加心脏负担。

3. 第三产程

（1）及时协助胎盘娩出，仔细检查胎盘胎膜的完整性。

（2）产后子宫收缩不良者，应按摩子宫，同时可静脉或肌内注射缩宫素10～20U，预防产后出血的发生。注意禁用麦角新碱，以免静脉压增高而发生心衰。

（3）产后出血过多者应遵医嘱输血，但应严格控制输血、输液速度，预防心衰。

（4）给予心理支持，保证产妇安静休息。

（四）产褥期

1. 产后3日内，尤其产后24小时内仍是发生心衰的危险时期，应密切观察产妇的生命体征及心功能变化情况，防止心衰的发生。

2. 产后1周，尤其是前3天，需卧床休息，保证产妇充足的睡眠和休息，必要时遵医嘱给予小剂量口服镇静剂（苯巴比妥、地西泮等）。

3. 产后无心衰者，1周后可逐渐下地活动，至少观察2周，病情稳定后方可出院。

4. 注意外阴部清洁，预防感染，特别是防止感染性心内膜炎的发生，产后应继续用抗生素1周或更长时间。

5. 心功能Ⅰ～Ⅱ级的产妇可以哺乳，但应避免劳累。心功能Ⅲ级或以上者不宜哺乳，应及时回奶。指导家属如何进行人工喂养。

6. 不宜再妊娠需做绝育术者，如心功能良好应于产后1周手术。如有心力衰竭，待心衰控制后行绝育手术。未做绝育术者要严格避孕。

六、护理评价

孕产妇顺利经过妊娠、分娩和产褥早期，母儿健康状况良好。孕妇能列举预防产后感染的自我保健措施。

第二节　妊娠合并糖尿病妇女的护理

糖尿病是一组以血浆葡萄糖（简称血糖）水平增高为特征的代谢性疾病群。引起血糖增高的病理生理机制是胰岛素分泌缺陷和（或）胰岛素作用缺陷。妊娠期间的糖尿病包括两种情况：一种是糖尿病合并妊娠，是在原有糖尿病基础上合并妊娠；另外一种是妊娠期糖尿病（gestational diabetes mellitus，GDM），是指妊娠期首次发现或发病的糖尿病。糖尿病孕妇中80％以上为GDM，占总妊娠数的1％～5％。大多数GDM患者产后糖代谢异常能恢复正常，但将来发生糖尿病的机会增加。

妊娠后糖代谢发生明显的改变，主要表现在妊娠期血糖水平下降，以及妊娠期对胰岛素敏感性下降。导致妊娠期血糖下降的主要原因是：①孕妇除自身需要能量外，还需要供应胎儿生长所需要的能量，而且胎儿本身无法直接利用脂肪和蛋白质作为能源，孕妇血中葡萄糖作为胎儿生长发育的主要能源，持续通过胎盘运输到胎儿体内。随着妊娠周数的增加，胎儿对葡萄糖的需求量也持续增加，到妊娠晚期达到高峰，转运到胎儿体内的葡萄糖增加，导致母体血糖下降。②妊娠期肾血流量及肾小球滤过率均增加，而肾小管对葡萄糖的重吸收率没能相应增加，孕妇尿中葡萄糖排出量增加，导致孕妇血糖下降。另外，空腹时孕妇胰岛素清除葡萄糖的能力较非妊娠期增加，所以孕妇的空腹血糖下降最为明显。孕妇对胰岛素敏感性低于非孕期，主要与妊娠期存在许多特有的拮抗胰岛素因素有关，而且随着妊娠周数的增加，这些因素日益加强。为了维持正常糖代谢状态，胰岛素分泌量就需要增加，对于胰岛素分泌受限的孕妇而言，妊娠晚期不能维持这一生理性代偿变化而导致糖代谢紊乱，引起血糖升高，发生 GDM。

一、糖尿病与妊娠的相互影响

（一）妊娠对糖尿病的影响

由于糖尿病患者在妊娠后病情常会加重，而孕前无糖尿病的孕妇妊娠期可能发展为 GDM，产后糖代谢又恢复正常，所以，妊娠本身具有促进糖尿病形成的作用，而且，在妊娠的不同时期对糖尿病患者的影响也不同。

1. 妊娠期　妊娠后，母体糖代谢的主要变化是葡萄糖需要量增加、胰岛素抵抗和分泌相对不足。孕妇空腹血糖比非孕时偏低。在妊娠早期，由于妊娠反应、进食减少，严重者甚至导致饥饿性酮症酸中毒或低血糖昏迷等。随着妊娠进展，孕妇体内各种内分泌激素，如生长激素、肾上腺皮质激素和甲状腺素的分泌量均有所增加；加之胎盘分泌胎盘催乳素、雌激素和孕激素，这些激素均有使血糖升高的作用；妊娠晚期抗胰岛素物质增多，孕妇体内组织对胰岛素的敏感性下降，胰岛素的用量也随之增加。应用胰岛素治疗的孕妇如果未及时调整胰岛素用量，部分患者可能会出现血糖异常。糖尿病孕妇血糖控制不满意或妊娠合并感染，均可能导致酮症酸中毒的发生。

2. 分娩期　在分娩过程中，产妇消耗大量体力，同时进食减少，脂肪酸的氧化分解增强，若不减少胰岛素的用量，很容易发生低血糖。临产后，产妇情绪紧张及疼痛也可引起血糖较大波动。

3. 产褥期　产后随着胎盘的排出，全身内分泌激素逐渐恢复到非妊娠时期的水平，胎盘分泌的抗胰岛素物质迅速减少，所以胰岛素的需要量应及时减少，否则容易发生低血糖。

（二）糖尿病对妊娠的影响

糖尿病对妊娠的影响取决于血糖量、血糖控制情况、糖尿病的严重程度及有无并发症。凡病情较重或血糖控制不良者，对母儿影响极大。

1. 糖尿病对孕妇的影响

（1）孕早期自然流产发生率增加。多发生在妊娠早期，主要见于孕前已经患有糖尿病、血糖未及时控制的患者。孕前及妊娠早期高血糖会影响胚胎的正常发育，导致胎儿畸形，严重者胎儿发育停止，最终发生流产。

（2）易并发妊娠期高血压疾病。糖尿病患者多有小血管内皮细胞增厚及管腔狭窄，导致组织供血不足，容易并发妊娠期高血压疾病，其发生率为正常妇女的 3～5 倍。因此，子痫、胎盘早剥、脑血管意外的发生率随之增高。主要见于糖尿病病程长、伴微血管病变者。GDM 患者孕期血糖控制不满意时，妊娠期高血压疾病的发生率也增加。

（3）易合并感染，以泌尿系感染和外阴阴道假丝酵母菌感染最常见。患者的白细胞有多种功能缺陷，趋化性、吞噬作用、杀菌作用均明显下降，因此糖尿病患者抵抗力下降，容易合并感染，常由细菌或真菌引起。

（4）羊水过多的发生率增加。导致羊水过多的原因不十分清楚，与胎儿高血糖、高渗性利尿导致胎尿排出增多有关。

（5）难产发生率增高。糖尿病孕妇因糖利用障碍，能量不够，常发生产程进展缓慢，或子宫收缩乏力性产后出血。因巨大儿发生率增高，常导致胎儿性难产和软产道损伤，使剖宫产发生率增高。

（6）易发生糖尿病酮症酸中毒。酮症酸中毒是糖尿病的一种严重急性并发症，主要原因是高血糖及胰岛素相对或绝对缺乏，导致体内血糖不能被利用，体内脂肪分解增加，酮体产生增多。少数是因为早孕期恶心、呕吐，进食减少，而胰岛素用量未减少，引起饥饿性酮症酸中毒。糖尿病酮症酸中毒对母儿的危害比较大，不仅是糖尿病孕产妇死亡的主要原因之一，而且发生在孕早期还有致畸作用，发生在孕中、晚期易导致胎儿窘迫及胎死宫内。

2. 糖尿病对胎儿及新生儿的影响

（1）巨大儿发生率高。发生率高达25％～40％，常见于GDM、无微血管病变的糖尿病合并妊娠。糖尿病合并肥胖者巨大儿发生率明显增多。其原因为孕妇血糖增高通过胎盘转运，而胰岛素不能通过胎盘，使胎儿长期处于高血糖环境有关。有学者认为，高血糖状态刺激胎儿胰岛细胞，引起胰岛素过度分泌活化氨基酸系统，促进脂肪、蛋白合成而发生巨大儿。

（2）胎儿生长受限发生率高。主要见于糖尿病伴有微血管病变的孕妇。妊娠早期高血糖具有抑制胚胎发育的作用，导致孕早期胚胎发育落后。另外，糖尿病合并微血管病变者，胎盘血管也常伴有异常，胎儿血液供应减少，影响胎儿发育。

（3）容易发生早产。羊水过多是引起早产的原因之一，大部分早产为医源性，如并发妊娠期高血压疾病、胎儿窘迫、其他严重并发症，需要提前终止妊娠所致。

（4）易合并胎儿畸形。胎儿畸形的发生与孕早期孕妇血糖升高有关，孕前患有糖尿病的孕妇胎儿畸形明显升高。

（5）新生儿呼吸窘迫综合征发生率增加。糖尿病孕妇新生儿呼吸窘迫综合征的发生与胎儿高胰岛素血症导致胎儿肺发育成熟延迟、提前终止妊娠、剖宫产分娩以及新生儿窒息有关。

（6）易发生新生儿低血糖，严重时危及新生儿生命。新生儿低血糖主要见于孕期血糖控制不理想的糖尿病孕妇，由于胎儿伴发高胰岛素血症，新生儿离开母体高血糖环境后，未能及时补充糖所致。

（7）易发生低钙血症和低镁血症。

（8）围生儿死亡率增加。糖尿病孕妇多伴有严重血管病变或产科并发症，常常影响胎盘血供，可引起死胎、死产。此外，新生儿低血糖、新生儿呼吸窘迫综合征等围生儿并发症均可危及新生儿的生命。

二、护理评估

（一）健康史

询问过去有无糖尿病病史及糖尿病家族史；生育史中有无多年不孕不育史、习惯性流产史，有无不明原因的胎死宫内、胎儿畸形、巨大儿、胎儿生长受限、新生儿死亡等情况；本次妊娠的经过情况、临床表现及其出现的时间等。

（二）临床表现

多数GDM患者无明显自觉症状，空腹血糖值也正常。有些孕妇可能会出现糖代谢紊乱症候群，即“三多一少”症状（即多饮、多食、多尿、体重下降），重症者症状明显。有些患者可出现皮肤瘙痒，尤其是外阴瘙痒等症状。因高血糖可导致眼房水、晶体渗透压改变而引起屈光改变，从而出现视力模糊。

根据糖尿病的发病年龄、病程、是否存在血管合并症，以及器官受累等情况进行分期，有助于评估病情的严重程度及预后。目前通常采用1994年美国妇产科医生联合会（ACOG）推荐的分类，其中B－H分类按照普遍使用的White分类法。

A级：妊娠期出现或发现的糖尿病。

B级：显性糖尿病，20岁以后发病，病程<10年，无血管病变。

C级：发病年龄在10～19岁，或病程达10～19年，无血管病变。

D级：10岁以前发病，或病程≥20年，或者合并单纯性视网膜病。

F级：糖尿病性肾病。

R级：有增生性视网膜病变。

H级：糖尿病性心脏病。

（三）辅助检查

1. 血糖测定　两次空腹血糖≥5.8mmol/L（105mg/dl）即可确诊为糖尿病。诊断不明者可行葡萄糖耐量试验。

2. 糖筛查试验　常在妊娠24～28周时用于筛查妊娠期糖尿病；方法是将50g葡萄糖粉溶于200ml水中，5分钟内服完。从开始服糖水时计时间，1小时抽静脉血测血糖值，如服糖后1小时血糖≥7.8mmol/L（140mg/dl），为糖筛查异常，应进一步行口服葡萄糖耐量试验（OGTT），明确GDM诊断。

3. 口服葡萄糖耐量试验（OGTT）　OGTT是GDM的确诊试验。我国多采用75g糖耐量试验。具体做法：OGTT前3天正常饮食，每日碳水化合物在150～200g以上，禁食8～14小时后查空腹血糖，然后口服葡萄糖75g（将葡萄糖溶解在400ml水中，5分钟内服完），服糖后1小时、2小时、3小时抽取静脉血，测血糖值，正常值分别为5.6 mmol/L、10.3 mmol/L、8.6 mmol/L、6.7mmol/L。若其中有任何两点或两点以上超过正常值，即可诊断为妊娠期糖尿病。

4. 并发症的检查　包括眼底检查、24小时尿蛋白定量、尿糖、尿酮体和肝肾功能等。

（四）处理原则

1. 孕前患有糖尿病者应加强孕前咨询，控制血糖接近正常后再妊娠。

2. 孕期维持血糖在正常或接近正常范围内，减少母儿并发症，选择适宜的分娩方式及分娩时机，降低围生儿死亡率。

三、可能的护理诊断和医护合作性问题

1. 有感染的危险：与糖尿病患者白细胞多种功能缺陷有关。
2. 知识缺乏：缺乏有关妊娠合并糖尿病的知识。
3. 有胎儿受伤的危险：与胎儿肺泡表面活性物质形成不足等有关。
4. 潜在并发症：低血糖。

四、预期目标

1. 患者能叙述有关饮食治疗的意义及实施方法。
2. 患者能描述与感染有关的症状，并列举预防感染的措施。
3. 出院时，母婴不存在感染征象。

五、护理措施

（一）妊娠前

为了保护母亲的健康与安全，减少胎儿畸形的发生，糖尿病妇女应当避孕。是否适宜怀孕以及何时怀孕的问题，均需与内分泌专家和产科专家共同研究商定。如病情已达到 White D、F、R、H 级，容易造成胎儿智力低下、畸形及胎死宫内，并可能加重母体病情，因此不宜妊娠；对于器质性病变较轻者，应指导其先将血糖严格控制在正常或接近正常的范围内再怀孕。医护人员要向患者讲解妊娠合并糖尿病的相关知识，为患者提供表达内心感受、焦虑和期望的机会。指导患者认真执行治疗方案，努力使孕前血糖控制在正常或接近正常的范围内。妊娠前 3 个月及妊娠早期，服用小剂量叶酸，预防胎儿神经管畸形。

（二）妊娠期

受孕时和整个妊娠期糖尿病病情得到良好控制并达到满意效果，对母婴的安全而言至关重要。应由产科和相关科室人员共同管理糖尿病患者，使糖尿病患者的血糖在整个妊娠期控制在正常范围内。

1. 加强孕期母儿监护

（1）孕妇监测：除注意一般情况外，应定期进行血、尿糖测定，必要时进行酮体测定、眼底检查、肾功能、糖化血红蛋白等测定，帮助判断孕妇的安危。妊娠期间需要内分泌科和产科医生的密切合作，共同监测糖尿病病情和产科方面的变化。血糖控制的情况通常用血糖和糖化血红蛋白作为监测指标。一般认为患者的空腹血糖＜6.1mmol/L（110mg/dl），餐后 2 小时血糖＜6.6～7.8mmol/L（120～140mg/dl），糖化血红蛋白＜7%，尿酮体阴性，为理想。如孕妇出现低血糖症状时，可饮用糖水或静脉注射 5%葡萄糖 40～60ml，并通知医生。

（2）胎儿监护：①指导孕妇自测胎动，如有异常及时就诊。②加强胎盘功能监测：如尿雌三醇、血胎盘催乳素水平等。③无应激试验：每周 1～2 次，了解胎儿宫内储备功能。④定期 B 型超声检查：监测胎头双顶径、羊水量和胎盘成熟度。

2. 控制血糖

（1）饮食治疗：饮食控制是糖尿病治疗的基础。部分 GDM 患者仅需控制饮食量和种类即能维持血糖在正常范围。但是妊娠期饮食要求与非孕期糖尿病的饮食控制不同，因为妊娠期胎儿生长发育所需要的能量完全由孕妇提供，所以糖尿病孕妇的饮食控制不能过分严格，即使是肥胖的孕妇妊娠期也不能过分限制饮食，否则容易产生饥饿性酮症。应根据体重计算每日所需要的热量，孕早期糖尿病患者需要的热卡与孕前相同；孕中、晚期每天应增加热卡 300 千卡。

指导患者少量多餐，每日可分 5～6 餐。由于清晨体内产生的胰岛素拮抗激素浓度较高，糖尿病孕妇早餐后血糖难以控制，所以早餐量不宜过多，占全天的 10%即可，午餐和晚餐各占全天总热量的 30%，其他分别在上、下午及睡前加餐。注意多食用富含纤维素和维生素的食物。

（2）合理用药：因磺脲类及双胍类降糖药均能通过胎盘，对胎儿产生毒性反应，因此孕妇不宜口服降糖药治疗。对通过饮食治疗不能控制的妊娠期糖尿病孕妇，为避免低血糖或酮症酸中毒的发生，需应用胰岛素作为主要治疗药物。胰岛素的用量应由内分泌和产科医生共同调整，以皮下注射为主；分娩、手术中或发生酮症酸中毒时可改用静脉滴注。胰岛素用量个体差异大，一般从小剂量开始，并根据病情进行调整，力求控制血糖于正常水平。孕早期由于早孕反应，可产生低血糖，胰岛素有时需要减量。随着孕周的增加，体内抗胰岛素物质产生增加，胰岛素用量应不断增加。胰岛素用量高峰时间在孕 32～33 周，一部分患者孕晚期胰岛素用量减少。因此，应用胰岛素时要认真核对，注射后严密观察。按时测定尿糖及血糖以监测病情，保证用药剂量和用药途径准确无误。

（3）运动治疗：指导孕妇适当的运动，可降低血糖，提高对胰岛素的敏感性，并保持体重增加不至过高，有利于糖尿病的控制和正常分娩。尤其是肥胖的孕妇更应该在餐后进行一定的锻炼。运动指导的内容包括：运动量不宜太大，一般 20～30 分钟；运动方式根据患者的具体情况可选择极轻度运动（如散步）和轻度运动（如中速步行），告知患者千万不要进行剧烈的运动；每日至少 1 次，于餐后 1 小时进行；运动时需要随时注意自身的症状，随身携带糖果或小饼干之类食品，防止运动过程中出现低血糖症状，避免发生意外；先兆早产或合并其他严重并发症者不适于进行运动；通过饮食治疗和运动治疗，最好使患者在整个妊娠期体重增加保持在 10～12kg 的范围内。

3. 健康教育　目的是教会患者及其家属有关糖尿病的知识、技能，并给予心理支持，使其能主动参与和配合治疗。具体内容包括：有关糖尿病的一般知识、妊娠合并糖尿病的特点及危害、饮食指导、运动指导、血糖自我监测及结果的意义、血糖控制的目标、胰岛素的应用及注射、皮肤护理、心理及情绪自我调节、家庭及社会的支持、远期糖尿病的预防等。

（三）分娩期

1. 适时终止妊娠　原则上在加强母儿监护、控制血糖的同时，尽量在 38 周后分娩。但是当出现以下情况时，应提前适时终止妊娠：血糖控制不满意、伴血管病变、合并重度子痫前期、严重感染、胎儿生长受限、胎儿窘迫等。按医嘱于终止妊娠前 2 日，使用肾上腺皮质激素，促使肺泡表面活性物质产生，以减少新生儿呼吸窘迫综合征的发生。

2. 分娩方式的选择

（1）手术分娩：妊娠合并糖尿病不是剖宫产的手术指征，但发现病情控制不良，或出现母儿并发症者应适当放宽剖宫产手术指征。有巨大儿、胎盘功能不良、胎位异常或其他产科指征，应行剖宫产。

（2）阴道分娩：

①产程中应注意密切观察产程进展情况和胎心音变化，避免产程延长，应在 12 小时内结束分娩，产程大于 16 小时容易发生酮症酸中毒。如出现产程进展缓慢或胎儿宫内窘迫，应及时剖宫产。

②产程中孕妇血糖波动很大，由于体力消耗大，进食少，易发生低血糖；同时由于疼痛及精神紧张可导致血糖较高，从而引起胎儿耗氧量增加、宫内窘迫及出生后低血糖等。因此产程中应每 1～2 小时监测一次血糖，依据血糖水平维持小剂量胰岛素静滴，注意勿使血糖低于 5.6mmol/L（100mg/dl），以免发生低血糖。

3. 新生儿的处理

（1）新生儿出生时应留脐血检查血糖。

（2）无论体重大小均按高危儿处理，仔细进行新生儿查体，及时发现有无畸形。

（3）密切观察新生儿有无低血糖、呼吸窘迫综合征、高胆红素血症及其他并发症的发生。

（4）新生儿出生后 30 分钟复查血糖，12 小时内每 2～4 小时查一次血糖。为防止新生儿低血糖，出生后 30 分钟开始定时滴服 25％葡萄糖溶液，多数新生儿在生后 6 小时内血糖均可恢复至正常值，必要时静脉缓慢滴注 10％葡萄糖液 30～40ml（每分钟 10～15 滴）。

（5）遵医嘱查新生儿血钙及镁、胆红素。

（四）产褥期

1. 及时调整胰岛素用量　产后随着胎盘娩出，抗胰岛素的激素水平迅速下降，故胰岛素需要量明显减少，需根据产妇的血糖水平及时调整胰岛素用量。通常，产后 24 小时内胰岛素的用量应降到产前用量的一半，48 小时减至原用量的 1/3，有的患者甚至可完全不需要用胰岛素治疗。

2. 预防感染　产后注意加强伤口、会阴部的护理，并按医嘱使用抗生素以预防产褥期感染。

3. 出院指导　向患者说明目前的健康状况，讲解治疗方案的必要性和血糖控制稳定的重要性，使患者主动参与并配合治疗方案。教会患者监测血糖、胰岛素应用及注射的方法；告诉患者用药期间如出现头晕、饥饿、手抖等低血糖症状时的应对措施；指导患者产后注意个人卫生，保持腹部和外阴伤口清洁。同时指导产妇采取有效的避孕措施；遵医嘱定期复查，有助于发现异常及时得到处理。

六、护理评价

孕妇能掌握有关妊娠合并糖尿病的自我保健知识和技能。分娩经过顺利，母婴健康状况良好，无并发症发生。

第三节　妊娠合并贫血妇女的护理

贫血是妊娠期最常见的合并症。由于妊娠期血容量增加，而血浆量的增加多于红细胞数目的增加，故导致血液稀释。我国多年来一直沿用的妊娠期贫血诊断标准是：血红蛋白＜100g/L、红细胞计数＜3.5×10^{12}/L（350 万/mm^3）或血细胞比容＜0.30。妊娠期贫血以缺铁性贫血最为常见，巨幼红细胞性贫血较少见，再生障碍性贫血更少见。本节内容主要讨论妊娠合并缺铁性贫血。

发生缺铁性贫血的原因有：妊娠后铁的需要量增加、妇女体内储备铁不足、食物中铁的摄入不足以及妊娠前后的疾病。其中妊娠后铁的需要量增加是妊娠期妇女缺铁的最主要原因。以每毫升血液含 0.5mg 铁计算，妊娠晚期血容量增加需铁 650～750mg，胎儿生长发育需铁 250～350mg，故妊娠期需铁 1000mg 左右。妊娠中期，孕妇每日额外需铁量 3～4mg/d，妊娠后期为 6～7mg/d。食物中铁的含量较低，每日饮食中含铁 10～15mg，正常人铁的吸收率约为 10％，孕妇在妊娠后半期铁的最大吸收率虽可增至 40％，但仍不能满足需求。若不补充铁剂，容易耗尽体内的储存铁造成铁缺乏，从而发生缺铁性贫血。

一、贫血与妊娠的相互影响

轻度贫血对孕妇的影响不大，重度贫血（红细胞计数<1.5×10^{12}/L、血红蛋白<60g/L、血细胞比容<0.13）时，心肌缺氧易导致贫血性心脏病；胎盘缺氧易发生妊娠期高血压疾病或其所致心脏病；严重贫血降低了机体的抵抗力，容易发生产褥感染，对失血的耐受力差，故孕期、产时或产后发生并发症的机会较多，易发生失血性休克。

妊娠期母体的骨髓与胎儿组织是铁的主要受体组织，两者在竞争摄取母体血清铁的过程中，胎儿组织占优势，而且铁通过胎盘的转运是单向运输，不能由胎儿向孕妇方向逆转运。因此，一般情况下胎儿缺铁的程度不会太严重。但若母体患重度贫血，则会因胎盘供氧和营养不足而致胎儿生长受限、胎儿窘迫、早产或死胎。

二、护理评估

（一）健康史

询问孕妇有无月经过多等慢性失血性疾病，或长期偏食、孕早期呕吐、胃肠功能紊乱导致的营养不良等病史。

（二）临床表现

轻者无明显症状，重者可有头晕、头痛、乏力、易倦、心悸、食欲不振、腹胀、腹泻等表现。皮肤黏膜苍白、毛发干燥、脱发、指甲扁平失光泽，并可有口腔炎、舌炎等，部分患者指甲呈勺状（反甲）或脾轻度肿大。

（三）辅助检查

1. 外周血象　可见典型的小红细胞、低色素性的外周血象：血红蛋白<100g/L、红细胞计数<3.5×10^{12}/L、血细胞比容<0.30、红细胞平均体积（MCV）<80fl、红细胞平均血红蛋白浓度（MCHC）<0.32。白细胞计数及血小板计数均在正常范围。

2. 血清铁测定　能更灵敏地反映缺铁状况。如血清铁低于6.5μmol/L（35μg/dl），为缺铁性贫血。

（四）处理原则

解除病因，治疗并发症，补充铁剂，必要时输血。

三、可能的护理诊断和医护合作性问题

1. 有受伤的危险：与贫血引起的头晕有关。
2. 有感染的危险：与贫血导致机体抵抗力低下有关。
3. 活动无耐力：与缺铁性贫血导致乏力症状有关。
4. 有胎儿受伤的危险：与重度贫血导致胎儿生长发育受限、死胎等有关。
5. 知识缺乏：缺乏缺铁性贫血的预防及治疗知识。

四、预期目标

1. 妊娠期间孕妇没有发生受伤。
2. 孕产妇能说出诱发感染的危险因素，并能列举预防感染的措施。
3. 妊娠期间，母儿维持最佳身心状态，胎儿宫内发育正常。

4. 孕妇能复述饮食、治疗等相关知识。

五、护理措施

（一）妊娠前

孕前应积极治疗失血性疾病如月经过多等，改变不良饮食习惯，适当增加营养，鼓励进食富含铁的食物，必要时予铁剂补充，增加铁的贮备。

（二）妊娠期

1. 补充铁剂　一般主张妊娠4个月后，遵医嘱每日服用100～200mg二价铁，可达到预防贫血的目的。血红蛋白在60g/L以上的贫血者，可选用副作用小、利用率高的口服铁剂，如硫酸亚铁、琥珀酸亚铁、富马酸亚铁、硫酸甘油铁、葡萄糖酸亚铁等。这些铁剂的吸收和利用率都较好。同时服用维生素C 300mg，促进铁的吸收。铁剂对胃黏膜有刺激性，常见有恶心、呕吐等副作用，因此应于饭后服用。服药后大便呈黑色是正常现象，应向孕妇解释。

如口服疗效差、对口服铁剂不能耐受或病情较重者，可用注射法补充铁剂。注射时铁的利用率可达90%～100%。常用的制剂有右旋糖酐铁及山梨醇铁。铁制剂的刺激性较强，注射时应行深部肌内注射。

2. 饮食指导　指导孕妇重视从饮食中摄取所需的铁。加强营养，鼓励孕妇进食高蛋白及含铁丰富的食物。如：黑木耳、海带、紫菜、动物肝脏、豆制品、蛋类食品、瘦肉等。此类食品不但含铁丰富，而且容易被吸收。教育孕妇要改变不良饮食习惯，食物品种应多样化，纠正偏食、挑食。

3. 适当休息　贫血孕妇应适当减轻工作量，血红蛋白在70g/L以下者应全休，以减轻机体对氧的消耗，同时应注意安全，避免因头晕、乏力晕倒而发生意外。

4. 定期产前检查　常规检查血常规，尤其是在妊娠晚期，以便早期发现早期治疗。积极预防孕期并发症，注意胎儿生长发育情况，预防上呼吸道、消化系统及泌尿系统感染。

（三）分娩期

1. 血红蛋白＜80g/L者，临产后按医嘱给维生素K_1、安络血及维生素C等药物，并配新鲜血备用。

2. 密切观察产程进展情况，为产妇提供心理护理。

3. 注意缩短第二产程，必要时给予阴道助产，减少孕妇体力消耗。

4. 胎肩娩出时，按医嘱应用宫缩剂（缩宫素10U或麦角新碱0.2mg）以防止宫缩无力及产后出血，出血多时应及时输血。

5. 产程中严格执行无菌操作原则，产后按医嘱给予广谱抗生素预防感染。

（四）产褥期

1. 产妇应保证足够的休息，产后24小时内应卧床休息，有侧切伤口者采取健侧卧位。

2. 按医嘱应用广谱抗生素预防和控制感染。每天用碘伏溶液清洗外阴，保持会阴部清洁；注意个人卫生，勤换卫生垫及衣裤。

3. 腹部有伤口者，应注意保持伤口敷料干燥，伤口换药时严格无菌操作。

4. 观察子宫收缩及恶露情况，预防产后出血，

5. 指导患者积极治疗原发病，纠正偏食习惯，合理饮食，按医嘱补充铁剂，纠正贫血。

6. 严重贫血者不宜母乳喂养者，向产妇及其家属讲解不能母乳喂养的原因，使其理解

和配合，并教会其人工喂养常识及方法。产妇回奶可口服生麦芽冲剂或用芒硝外敷乳房。

7. 产后 1 个月内禁洗盆浴，产后 6 周内禁止性生活，注意避孕，以免再度怀孕，影响身体健康。

8. 向接受药物治疗的患者讲明药物名称、用药目的、剂量、方法、可能出现的副反应及应对措施。

9. 认真做好出院指导，应让患者了解产后 42 天返院检查的内容、具体时间、地点及联系人等。产褥期间出现不适或异常症状，需及时到医院就诊。

六、护理评价

妊娠及分娩经过顺利，母儿健康状况良好。孕产妇能进行预防和治疗贫血的自我保健。

第四节　妊娠合并病毒性肝炎妇女的护理

病毒性肝炎是多种病毒引起的以肝病变为主的传染性疾病，病原体主要有甲型、乙型、丙型、丁型及戊型等肝炎病毒，我国是乙型肝炎的高发国家。妊娠合并病毒性肝炎有重症化倾向，严重危害孕产妇的生命安全，是我国孕产妇死亡的主要原因之一。

一、病毒性肝炎与妊娠的相互影响

（一）妊娠、分娩对病毒性肝炎的影响

妊娠本身并不增加对肝炎的易感性，但是因为如下原因，容易使病毒性肝炎病情加重、复杂化：

1. 孕期机体所需热量增加，新陈代谢率增高，营养消耗增多，肝内糖原储备降低，使肝脏负担加重。

2. 妊娠早期由于食欲不振，摄入减少，体内营养物质相对不足，蛋白质缺乏，使肝脏抗病能力降低。

3. 妊娠期体内雌激素水平增高，而雌激素需在肝内灭活，且妨碍肝对脂肪的转运和胆汁的排泄。

4. 胎儿的代谢产物需在母体肝内解毒，增加肝的负担。

5. 分娩的疲劳、出血、手术和麻醉等均可加重肝损害。

以上原因加重肝的负担，增加病毒性肝炎的诊断和治疗的难度，重症肝炎及肝昏迷的发生率升高，同时，妊娠并发症引起的肝损害极易与急性病毒性肝炎混淆，从而增加母儿危险。

（二）病毒性肝炎对母儿的影响

1. 病毒性肝炎对母体的影响　妊娠并发症及合并症的发生率增加：①妊娠早期合并急性病毒性肝炎，可使早孕反应加重；②妊娠晚期合并急性病毒性肝炎，可能因肝对醛固酮灭活能力下降，使得妊娠期高血压疾病的发生率增加；③分娩时，因肝功能受损致凝血因子合成减少，产后出血的发生率增加；④若为重症肝炎，DIC 发生率增加，出现全身出血倾向，直接威胁母儿生命安全。妊娠晚期发生急性病毒性肝炎重症率及死亡率均较非妊娠妇女高。另外，妊娠期雌激素水平增高，部分孕妇出现“肝掌”、“蜘蛛痣”，并随妊娠进展加重，分

娩后4～6周可逐渐消失。

2. 病毒性肝炎对胎儿及新生儿的影响　妊娠合并病毒性肝炎使流产、早产、死胎、死产的发生率增加，新生儿死亡率明显增加，胎儿畸形发生率约增加2倍。妊娠期合并病毒性肝炎，胎儿可由母婴传播而被病毒感染，以乙型肝炎最为常见。

（三）病毒性肝炎的母婴传播

病毒性肝炎存在母婴间传播的情况，但依病毒类型的不同，其传播方式有所不同：

1. 甲型肝炎病毒（HAV）　主要经粪-口途径传播，一般不通过胎盘传播给胎儿，但分娩过程中接触母体血液、吸入羊水或受粪便污染可使新生儿感染。因此，仅在分娩期前后产妇患有甲型肝炎病毒血症时会对胎儿有威胁。

2. 乙型肝炎病毒（HBV）　孕妇患乙型肝炎极易使婴儿成为慢性乙型肝炎病毒携带者。母婴传播是其主要的传播途径，其方式有：①病毒通过胎盘进入胎儿体内；②分娩时胎儿经过产道时接触母血及羊水而传播；③产后接触母亲的唾液、汗液、血液传播；④母乳喂养时通过乳汁传播。

婴儿能否感染主要与以下因素有关：①母亲发生乙型肝炎的时间：妊娠早、中期发病者婴儿感染率仅6.2%，而妊娠晚期至产后2个月内患病者，其婴儿感染率高达70%。②孕妇HBsAg携带情况：一般认为母亲外周血HBsAg滴度及HBV-DNA阳性率越高则婴儿感染率越高。③感染肝炎病毒的时间越接近妊娠晚期、羊水中存在HBsAg，且产程越长，胎儿感染率越高。④弓形体、风疹病毒等病毒感染，破坏胎盘屏障，亦可增加胎儿感染的可能性。

3. 丙型肝炎病毒（HCV）　存在母婴间传播，孕妇感染后易导致慢性肝炎，最终发展为肝硬化和肝癌。妊娠晚期发生丙型病毒性肝炎者，约2/3发生母婴传播，受感染者约1/3将来发展为慢性肝病，许多发生宫内感染的新生儿在生后1年内自然转阴。

4. 丁型肝炎病毒（HDV）　是一种缺陷性负链RNA病毒，需依赖乙型肝炎病毒才能复制，母婴间传播少见，多与乙型肝炎同时感染，或在乙型肝炎病毒携带情况下重叠感染。

5. 戊型肝炎病毒（HEV）　为RNA病毒，传播途径及临床表现与甲型肝炎类似，孕妇容易感染且多为重症，死亡率较高，目前尚未发现有母婴间传播报道。

二、护理评估

（一）健康史

询问有无与肝炎患者密切接触史，有无接受输血或注射血液制品史，有无肝炎病家族史及当地流行史。重症肝炎应评估其诱发因素，同时评估患者对肝炎知识的掌握程度。

（二）临床表现

孕妇出现不能用早孕反应或其他原因解释的消化系统症状，如乏力、食欲减退、恶心、厌油腻、腹胀、腹泻及肝区疼痛等，部分患者有皮肤、巩膜黄染，尿色深黄，孕早、中期可触及肝肿大，并有肝区叩击痛。妊娠晚期受增大子宫影响，肝极少被触及，如能触及应考虑异常。

（三）辅助检查

1. 肝功能检查　丙氨酸转氨酶（ALT）、天门冬氨酸转氨酶（AST）上升，血清胆红素>17μmol/L，尿胆红素阳性。妊娠早期及孕28周应常规作血清病原学检测和ALT、

AST 检查，以便筛查出无症状的肝炎患者。

2. 肝炎病毒血清学抗原抗体系统的检查

（1）甲型肝炎：有肝炎的临床症状及体征，如 ALT、AST 增高，同时血清中 HAV-IgM 阳性，即可诊断为甲型肝炎。

（2）乙型肝炎：乙型肝炎病毒外层含表面抗原（HBsAg）、内层含核心抗原（HBcAg）及核心相关抗原（HBeAg）。

①HBsAg 与抗-HBs：HBsAg 阳性是 HBV 感染的主要指标，其滴度随病情恢复而下降；其本身为病毒表面外壳，无传染性。抗-HBs 见于 HBV 感染恢复期或接种乙型肝炎疫苗者，是保护性抗体，血清中出现阳性表示机体有免疫力，不易再次感染乙型肝炎。此外，抗-HBs 也是乙型肝炎预防接种后评价疫苗的标志之一。

②HBeAg 与抗-HBe：HBeAg 阳性提示病毒在复制，是传染性强的标志。急性乙型肝炎时 HBeAg 呈短暂阳性，如持续阳性提示转为慢性。在慢性乙型肝炎病毒感染时，HBeAg 阳性常表示肝细胞内有乙型病毒肝炎在活动性复制，当 HBeAg 转阴伴有抗-HBe 阳性时，提示复制减少，传染性下降。

③HBcAg 与抗-HBc：HBcAg 是乙肝病毒的核心抗原，一般血清中难以检测到，但可在病毒颗粒中检测到。HBcAg 阳性表示乙肝病毒在体内复制。抗-HBc 包括抗-HBc 总抗体、抗-HBc-IgM 和抗-HBc-IgG。抗-HBc 出现于急性乙型肝炎的急性期，恢复后可持续数年或更长。抗-HBc-IgM 阳性提示正在感染，抗-HBc-IgG 阳性提示既往曾感染。

④HBV-DNA 的检测：HBV-DNA 检测可反映病毒复制的情况和水平，还可作为疗效检测的指标。

（3）丙型肝炎：目前尚无检测丙型肝炎病毒抗原的方法。患者血中有丙型肝炎抗体存在，可诊断有丙肝。

（4）丁型肝炎：急性期 HDV-IgM 出现阳性，一般持续 2～4 周 HDV-IgG 阳性。

（5）戊型肝炎：急性期血清内可检测出高滴度 HEV-IgM，恢复期血清内可检测出低水平的 HEV-IgG。

3. 凝血功能检查：包括纤维蛋白原和凝血酶原检测等。

（四）处理原则

1. 肝炎患者原则上不宜妊娠。

2. 妊娠合并轻症肝炎的患者与非孕期的肝炎患者处理原则相同。

3. 对妊娠合并重症肝炎患者，应保护肝功能，预防并治疗肝昏迷，如限制蛋白质摄入、保持大便通畅、应用保肝降氨药物和制剂。积极预防并治疗 DIC，因 DIC 是妊娠期重症肝炎的主要死因，故应进行凝血功能检查。分娩期准备好新鲜血液，宫口开全后可行胎头吸引术助产，缩短第二产程，注意新生儿隔离和特殊处理。产褥期选用对肝损害小的广谱抗生素控制感染，以防肝炎病情恶化。

三、可能的护理诊断和医护合作性问题

1. 营养失调：低于机体需要量，与厌食、恶心、呕吐、营养摄入不足等有关。

2. 知识缺乏：缺乏有关病毒性肝炎感染途径、传播方式、自我保健及隔离等方面知识。

四、预期目标

1. 妊娠期间母儿能维持最佳状态，无并发症发生。

2. 孕产妇能描述妊娠合并病毒性肝炎的自我保健及隔离措施。

五、护理措施

（一）预防

病毒性肝炎预防的方法因病毒类型而异，但总的原则是以切断传播途径为重点的综合预防措施。要加强围生期保健，重视孕期监护，加强营养，摄取高蛋白、高碳水化合物和高维生素食物。注意个人卫生及饮食卫生，以预防病毒性肝炎的传播。已患有肝炎的育龄妇女要避孕，待肝炎痊愈后再妊娠。

常规检测肝功能及肝炎病毒抗原抗体，并定期复查。密切接触甲型肝炎患者的孕妇，在接触7日内肌注丙种球蛋白2～3ml。密切接触乙型肝炎患者的孕妇，先注射乙型肝炎免疫球蛋白，并筛查HBsAg、抗-HBs和抗-HBc，3项均阴性的孕妇可肌注乙型肝炎疫苗。减少医源性感染是预防丙型肝炎的重要环节。

（二）妊娠期

妊娠早期患急性肝炎，如为轻症，应积极治疗，可继续妊娠。慢性活动性肝炎患者妊娠后对母儿威胁较大，应适当治疗后终止妊娠。妊娠中、晚期，尽量避免终止妊娠，避免手术、药物对肝脏的影响。加强胎儿监护，防治妊娠期高血压疾病。避免妊娠延期或过期。

1. 轻症肝炎孕妇　护理原则与非孕期肝炎患者相同，孕妇患有肝炎时更应注意以下几个方面：

（1）注意休息，每日保证9小时睡眠和适当的午睡，避免体力劳动。

（2）加强营养，以增强抵抗力。注意补充高维生素、高蛋白、足量碳水化合物、低脂饮食。多食用优质蛋白、新鲜水果和富含纤维素的蔬菜，注意保持大便通畅。

（3）遵医嘱使用中西药物，积极进行保肝治疗。

（4）孕期密切监护，警惕病情恶化。防止交叉感染，应为肝炎患者提供专室就诊，检查完毕，执行严格的消毒隔离制度。所用器械应单独处理，用2%过氧乙酸浸泡消毒。

（5）向孕妇及其家属讲解肝炎对母婴的影响，以及消毒隔离的重要性，积极争取患者及家属的理解与配合，帮助孕妇消除因患传染病而产生的顾虑和自卑心理。

2. 重症肝炎患者　必须积极预防和治疗肝昏迷。

（1）限制蛋白质摄入：为控制血氨，蛋白质摄入量每日应$<0.5g/kg$，增加碳水化合物的摄入，每日提供热量7431.2kJ（1800kcal）以上。

（2）保持大便通畅：减少和抑制肠道有毒物质的吸收。按医嘱口服新霉素抑制大肠杆菌，减少游离氨及其他毒性物质的形成。严禁肥皂水灌肠，必要时可给予醋灌肠，以改变肠道内酸碱度，抑制肠道内氨的吸收。

（3）如有肝昏迷前驱症状可遵医嘱用降氨药物，改善脑功能。

（4）注意观察患者的反应，及早发现有无脑水肿症状。在治疗过程中要适当限制补液量，静脉补液不宜超过1500ml，有脑水肿者应及时应用甘露醇治疗。

除预防和治疗肝昏迷外，积极保肝治疗和预防DIC也非常重要。DIC往往是重症肝炎患者的致死原因，故应积极预防 DIC 的发生。对重症肝炎患者应密切注意凝血机制障碍或 DIC 的迹象。当发生 DIC 需用肝素治疗时，注意肝素钠的用量宜小不宜大，同时应严密观察有无出血倾向。产前 4 小时至产后 12 小时内不宜应用肝素，以免发生产后出血。

（三）分娩期

1. 密切观察产程进展，促进产妇身心舒适。将产妇安置在隔离待产室和产房，提供安全、舒适的待产环境，满足其生活需要，同时密切监测产程进展情况，防止发生并发症。

2. 检测孕妇的出凝血功能，预防 DIC。按医嘱于分娩前一周开始肌注维生素 K_1，临产后配新鲜血备用。

3. 防止滞产，宫口开全后可给予胎头吸引术或产钳术进行阴道助产，缩短第二产程，减少孕妇体力消耗。

4. 胎肩娩出后立即按医嘱注射缩宫素以减少产后出血。

5. 防止产道损伤和胎盘残留，预防感染。

6. 接产时要特别注意防止产道损伤及新生儿产伤、窒息、羊水吸入等，以减少母婴垂直传播。

7. 所用物品严格消毒。凡接触过肝炎产妇的器械、布类物品、产妇的排泄物、沾有血迹的用物等，均需用 2%过氧乙酸浸泡消毒。

对重症肝炎患者，经积极控制 24 小时后应迅速终止妊娠，因母儿耐受能力较差，过度的体力消耗可加重肝脏负担，分娩方式应以剖宫产为宜。

（四）产褥期

1. 继续遵医嘱应用对肝脏损害小的广谱抗生素预防和控制感染。

2. 预防产后出血及感染　观察子宫收缩及阴道流血情况，加强伤口及会阴部护理，识别感染的征象。

3. 指导喂养　不宜哺乳者应及早回奶。HBsAg 阳性产妇，可以母乳喂养，而 HBeAg 阳性产妇所生的新生儿不宜母乳喂养。要向产妇及其家属讲解不宜母乳喂养的原因，使其理解和配合，并教会其人工喂养知识及技能。产妇回奶不能用增加肝脏负担的雌激素，可口服生麦芽冲剂或用芒硝外敷乳房。

4. 新生儿出生后进行常规免疫接种　①主动免疫：新生儿出生后 24 小时内肌内注射乙型肝炎疫苗 30μg，出生后 1 个月、6 个月再分别注射 10μg。②被动免疫：新生儿出生后立即肌内注射乙型肝炎免疫球蛋白 0.5ml，出生后 1 个月、3 个月再各肌内注射 0.16ml/kg。③联合免疫：乙型肝炎疫苗按上述方法进行，乙型肝炎免疫球蛋白改为出生后 24 小时内肌内注射 0.5ml 一次。

5. 出院指导　指导产妇继续进行保肝治疗，按医嘱合理用药，提供生活护理，使其获得足够的休息和营养，避免疲劳。并注意落实避孕措施，以免再度怀孕，影响身体健康。

六、护理评价

妊娠及分娩经过顺利，母婴健康状况良好。孕产妇能进行相关的自我保健。

第五节　妊娠合并急性阑尾炎妇女的护理

急性阑尾炎是妊娠期最常见的外科合并症。因妊娠期病程发展快，易形成穿孔和腹膜炎，因而是一种严重的合并症。由于妊娠期间子宫增大，盲肠和阑尾向上、向外移位，临床表现与非孕期有所不同，诊断较非孕期困难，误诊率较高，孕妇死亡率可高达4.3%。

一、妊娠与阑尾炎的相互影响

在妊娠初期，阑尾的位置与未孕时相似，阑尾根部在右髂前上棘至脐连线中外1/3处(麦氏点)。随着妊娠周数的增加，子宫增大，盲肠和阑尾的位置也随之向上、向外、向后移位。随盲肠向上移位的同时，阑尾呈逆时针方向旋转，被子宫推向外、上、后方，阑尾位置相对较深，常被增大的子宫所覆盖。

妊娠并不会诱发阑尾炎，但是由于妊娠期阑尾位置的改变，阑尾炎体征常不典型，炎症不易包裹和局限，常常形成腹膜炎。由于妊娠期盆腔血液及淋巴循环旺盛，毛细血管通透性增强，组织蛋白溶解能力加强；增大的子宫将腹壁与炎症的阑尾分开，使腹壁防卫能力减退；子宫妨碍大网膜的游走，使大网膜不能抵达感染部位发挥防卫作用；炎症波及子宫可诱发宫缩，宫缩又促使炎症扩散，容易导致弥漫性腹膜炎；妊娠期阑尾位置改变及增大子宫的覆盖，急性阑尾炎并发局限性腹膜炎时肌紧张及腹膜刺激征不明显，体征与实际病变程度不符，容易漏诊等原因，阑尾炎穿孔继发弥漫性腹膜炎较非孕期多。

二、护理评估

(一) 健康史

评估孕妇以往有无慢性阑尾炎病史，有无右腹疼痛或右下腹痛，疼痛的特点及性质。阑尾炎常引起子宫收缩，注意观察流产和早产的征兆。

(二) 临床表现

1. 妊娠早期　阑尾炎症状及体征与非孕期时相同，开始可出现发热、恶心、呕吐、下腹痛等症状，检查右下腹部有压痛、反跳痛和肌紧张等表现，白细胞总数增高。

2. 妊娠中、晚期　因增大的子宫引起阑尾移位，阑尾炎症状和体征均不典型，检查时压痛点升高，压痛最剧的部位甚至可达右肋下肝区。由于妊娠子宫撑起腹壁腹膜，阑尾又处于腹腔深处，被增大妊娠子宫掩盖，使局限性腹膜炎体征不典型。

(三) 辅助检查

1. 血象检查　白细胞计数增高，白细胞分类有核左移。

2. 肛门指诊　肛诊可发现直肠前壁右侧触痛，但检查阴性时不能排除。

3. B型超声检查　B超检查可见增大的阑尾呈不可压缩的暗区和多层管状结构，最大直径可超过6～7cm。

4. 腹腔镜检查　腹腔镜已用于外科诊治急性阑尾炎，可提高妊娠20周以前急性阑尾炎的诊断准确性。

(四) 处理原则

妊娠期急性阑尾炎不主张保守治疗，一旦确诊，应在积极抗炎治疗的同时，立即手术。

如果一时难以明确诊断，又高度怀疑时，应积极剖腹探查，以免延误病情。

三、可能的护理诊断和医护合作性问题

1. 潜在并发症：流产。

2. 焦虑：与担心胎儿安全有关。

3. 疼痛：与阑尾炎症刺激腹膜有关。

四、预期目标

1. 医护人员及时发现流产先兆，积极治疗，未发生流产。

2. 产妇焦虑状况减轻，母儿安全。

五、护理措施

1. 对怀疑阑尾炎或曾有阑尾炎可能急性发作的孕妇，在未明确诊断之前，要嘱孕妇休息，观察体温、脉搏的变化及临床表现，如出现腹痛或右侧腹部触痛、腹肌紧张、恶心、呕吐、体温上升等现象，应警惕阑尾炎的发生，及时和医师联系。

2. 诊断未明确以前，不可随便使用止痛剂，以免止痛后掩盖症状贻误治疗而致病情发展。

3. 腹部不可使用热敷，因热敷后会促使阑尾炎症状扩散或脓肿穿孔，造成弥漫性腹膜炎。

4. 炎症刺激可引起子宫收缩，发生流产及早产，需认真鉴别腹痛及子宫收缩情况，及早预防。

5. 加强心理护理，解除孕妇担心流产、早产，怕手术时疼痛等思想顾虑，解释应用抗生素对控制炎症的必要性，并取得合作。

6. 术后的护理以镇痛、消炎、保胎为重点，术后48小时内遵医嘱给予止痛剂，以免伤口疼痛刺激诱发宫缩。

7. 术后继续妊娠者，术后3～4日内遵医嘱给予保胎药物。

8. 术后继续遵医嘱抗炎治疗，需继续妊娠者，应选择对胎儿影响小、敏感的广谱抗生素。

9. 注意切口的炎性反应，定时测量体温、脉搏及血压，随时观察宫缩频率及强度，定时听胎心音，如有异常现象，应做好分娩及抢救婴儿的各项准备。

六、护理评价

患者未发生流产现象。手术后，母儿安全。

第六节　妊娠合并子宫肌瘤妇女的护理

子宫肌瘤是女性生殖系统最常见的良性肿瘤，通常发生在生育年龄妇女，发病年龄以30岁以上者多见，故子宫肌瘤可与妊娠同时存在。子宫肌瘤合并妊娠的发病率占肿瘤患者的0.5％～1％，占妊娠的0.3～0.5％。有时因为肌瘤小，无临床症状，产前未曾做过B超

检查等原因，不少患者在妊娠及分娩过程中被忽略，因此，子宫肌瘤合并妊娠的实际发病率远远高于上述数字。

一、子宫肌瘤与妊娠的相互关系

（一）子宫肌瘤对妊娠的影响

1. 容易导致不孕　子宫肌瘤患者发生不孕的占20%～30%。肌瘤是否会影响到受孕，受多种因素的影响，例如：肌瘤的部位、大小、数量，以及有无出血、坏死、继发感染等。如果肌瘤发生在子宫颈或子宫角，可以直接影响子宫颈管或输卵管的通畅，从而影响精子或卵子的运行。如果肌瘤发生在子宫黏膜下，肌瘤表面的内膜可出现供血不足，影响受精卵的着床。若肌瘤较大、较多，可导致子宫腔变形，从而影响精子的运行和孕卵的着床。若肌瘤出血、坏死，常引起继发感染，使输卵管阻塞而不孕。

2. 流产与早产的发生率增加　子宫肌瘤合并妊娠容易发生流产，且多发性肌瘤比单个肌瘤患者流产率高。容易发生流产的原因可能有：黏膜下肌瘤可能因为孕卵着床后，子宫内膜供血不足；较大的肌瘤造成子宫腔变形及机械性压迫障碍；妊娠期，由于肌瘤生长迅速，易于发生肌瘤退行性变及催产素酶的活性改变，导致子宫兴奋性和子宫平滑肌收缩力增强，而导致流产。

3. 产科并发症的发生率增加　一般合并子宫肌瘤的孕妇在妊娠和分娩过程中都比较正常。若子宫体部肌瘤较大，可使胎儿宫内生长受限、胎盘位置异常等。子宫下段肌瘤可导致产道梗阻、胎先露下降困难，从而出现难产。肌瘤亦可引起子宫平滑肌收缩乏力，导致产程延长，产后出血等。

（二）妊娠对子宫肌瘤的影响

1. 妊娠期由于子宫血循环增加，肌瘤组织充血、水肿、肌细胞肥大，表现为子宫迅速长大，尤其妊娠4个月前更为明显。分娩后逐渐缩小。

2. 妊娠期肌瘤迅速增大可发生红色变，出现剧烈腹痛伴恶心、呕吐、发热、白细胞计数升高。红色变是因为肌瘤迅速长大，其内的血循环受阻，引起肌瘤充血、水肿，进而缺血、梗死，血栓形成及溶血等变化，血液溢入瘤体，剖开可见瘤体呈红色，似半生半熟牛肉状。

3. 有蒂的浆膜下肌瘤可出现慢性或急性蒂扭转，从而肌瘤发生坏死、感染、化脓等，形成急腹症。

4. 黏膜下肌瘤可因手术或胎头压迫造成创伤，感染坏死，也可随胎儿、胎盘娩出后，肌瘤发生感染。

二、护理评估

（一）健康史

询问患者月经史、生育史，是否有不孕、流产史，应详细询问月经的经期、周期、月经量的改变。是否曾诊断过子宫肌瘤，曾接受的治疗，所用药物的名称、剂量、用法、疗效及用药后的机体反应。同时注意询问因肌瘤压迫所伴随的症状。

（二）临床表现

一般无特殊表现。部分孕妇子宫增大超过孕龄，部分变软，部分质硬。妇科检查：腹部可扪及较软的妊娠子宫，子宫大小大于妊娠月份，子宫上可触及较硬的结节或实性块物。

（三）辅助检查

B型超声检查：了解子宫肌瘤的性质、部位、血供的情况和胎儿情况。

（四）处理原则

在妊娠期若无症状，可不做特殊处理。若发生红色变性，可保守治疗，通常都能缓解。若浆膜下肌瘤出现蒂扭转，经保守治疗无效，可手术干预。若肌瘤嵌顿于盆腔，影响妊娠继续进行，或肌瘤压迫临近器官，出现严重症状，亦应手术治疗。

三、可能的护理诊断和医护合作性问题

1. 知识缺乏：缺乏关于子宫肌瘤与妊娠之间互相影响的知识。
2. 焦虑：与担心母儿安全有关。
3. 疼痛：与子宫肌瘤出现蒂扭转有关。
4. 潜在并发症：流产。

四、预期目标

1. 孕妇了解关于子宫肌瘤的相关知识。
2. 孕妇孕期情绪稳定，顺利度过妊娠期。
3. 孕妇主诉疼痛感减轻。

五、护理措施

1. 孕前有月经量增多者，通常体内铁储备不足，应多食含铁食物，例如鱼类、肉类、禽蛋、动物肝，以及软坚散结之品，如海带、蘑菇等；并适当补充铁剂，以预防缺铁性贫血。

2. 肌瘤直径＜6cm而无症状者，定期产前检查，注意肌瘤有无红色变性，绝大多数孕妇均可经阴道分娩，无需特殊处理。

3. 肌瘤直径＞6cm而无症状者，在定期产前检查时，需密切观察肌瘤发展情况，至妊娠＞37周时，根据肌瘤生长部位、胎儿及孕妇情况，决定分娩方式。

4. 在分娩前，若因为肌瘤而出现胎位异常、产力异常、压迫阻塞或胎先露下降困难时，应及时采取剖宫产结束分娩。

5. 分娩后，要注意子宫收缩情况，观察阴道出血量，及时发现子宫收缩乏力，预防产后出血。

六、护理评价

孕妇孕期平稳，母儿安全。

（朱　秀）

第五章　异常分娩妇女的护理

影响分娩的主要因素为产力、产道、胎儿及精神心理因素，其中任何一个或一个以上的因素发生异常或各因素之间不能协调而使分娩受阻，称为异常分娩（abnormal labor），又称难产。正常分娩与异常分娩在一定条件下可以相互转化，若处理不当，正常分娩可以转变为异常分娩；若处理得当，异常分娩也可以转变为正常分娩。所以对于影响分娩的因素必须有所了解，以便能及时处理，使分娩顺利进行。

第一节　产力异常

产力是指将胎儿及其附属物经过产道排出体外的力量，包括子宫收缩力、腹肌和膈肌收缩力及肛提肌收缩力，其中以子宫收缩力为主。在分娩过程中，子宫收缩的节律性、对称性及极性不正常，或强度、频率有改变，称为子宫收缩力异常，简称产力异常。子宫收缩力异常临床上分为子宫收缩乏力（简称宫缩乏力）和子宫收缩过强（简称宫缩过强）两类，每类又分为协调性子宫收缩异常和不协调性子宫收缩异常两种。

子宫收缩乏力

一、病因

子宫收缩乏力（uterine inertia）多由几个因素综合作用引起，常见因素包括：

1. 头盆不称或胎位异常　由于胎儿先露部下降受阻，胎先露不能紧贴子宫下段及宫颈内口，不能引起反射性子宫收缩，导致继发性宫缩乏力。

2. 精神因素　多发生于35岁以上高龄初产妇，恐惧及精神过度紧张，使中枢神经系统功能紊乱，导致宫缩乏力。

3. 子宫局部因素　多胎妊娠、巨大胎儿、羊水过多均可使子宫壁过度膨胀，子宫肌纤维过度伸展；经产妇或曾有急、慢性子宫感染者，可使子宫肌纤维变性；子宫发育不良、子宫畸形（如双角子宫等）、子宫肌瘤等，均可引起子宫收缩乏力。

4. 内分泌失调　临产后，产妇体内雌激素、缩宫素及前列腺素等分泌不足，雌/孕激素比例失调，均可影响子宫肌纤维的收缩能力。

5. 药物影响　临产后不恰当地使用大剂量的镇静剂或镇痛剂，如吗啡、氯丙嗪、硫酸镁、苯巴比妥钠、哌替啶等，可使子宫收缩受到抑制。

6. 其他　临产后产妇过度疲劳、进食与睡眠不足、水及电解质紊乱、膀胱或直肠充盈等，均可导致宫缩乏力。

二、对母儿的影响

1. 对产妇的影响　由于产程延长，产妇精神与体力消耗，加上过度换气，可出现疲乏无力、肠胀气、尿潴留等症状，可影响宫缩，严重者还可引起脱水、酸中毒；第二产程延长，膀胱被压迫于耻骨联合与胎先露之间过久，易形成膀胱阴道瘘或尿道阴道瘘；胎膜早破及多次肛诊或阴道检查易发生感染；宫缩乏力可致胎盘滞留、产后出血等。

2. 对胎儿的影响　不协调性宫缩乏力可导致胎盘-胎儿循环障碍；协调性宫缩乏力容易造成产程延长，手术助产机会增加，胎儿产伤增多。胎膜早破易造成脐带受压或脱垂，容易发生胎儿窘迫甚至胎死宫内。

三、护理评估

（一）健康史

1. 首先要了解产妇的妊娠及分娩史等既往病史。并注意评估与子宫收缩乏力相关的因素，以及产妇对分娩的认知程度。

2. 评估产妇的支持系统情况，如家庭成员的心理反应、照顾能力及支持态度等。

（二）临床表现

临床上子宫收缩乏力分为协调性和不协调性两类。类型不同，临床表现也不同。

1. 协调性宫缩乏力（低张性宫缩乏力）　宫缩有节律性、极性和对称性，但收缩力弱，持续时间短而间歇时间长，宫腔压力低（<15mmHg），宫缩<2次/10分钟。在宫缩的高峰期，子宫体隆起不明显，以手指按压子宫底部肌壁仍可出现凹陷，此种宫缩乏力多属继发性宫缩乏力，临产早期宫缩正常，多见于宫颈扩张活跃期，对胎儿影响不大。

2. 不协调性宫缩乏力（高张性宫缩乏力）　特点是子宫收缩的极性倒置，宫缩的兴奋点来自子宫下段的一处或多处，节律不协调；宫腔压力达20mmHg，宫缩时宫底部不强，而是子宫下段强；这种宫缩因为宫缩间歇期子宫壁不能完全松弛，致使宫口也不能如期扩张，不能使胎先露如期下降，属无效宫缩。产妇自觉持续腹痛、拒按、烦躁不安，出现肠胀气、尿潴留等；胎儿-胎盘循环障碍，出现胎儿宫内窘迫；潜伏期延长。

3. 产程曲线异常　产程进展的标志是宫口扩张和胎先露部下降。子宫收缩乏力时，表现在产程图上的异常主要有8种类型（图5-1）：①潜伏期延长：从临产规律宫缩开始至宫口扩张3cm超过16小时；②活跃期延长：从宫口扩张3cm至宫口开全超过8小时；③活跃期停滞：活跃期宫口扩张停止2小时以上；④第二产程延长：第二产程初产妇超过2小时、经产妇超过1小时，胎儿尚未娩出；⑤第二产程停滞：第二产程达1小时胎头下降无进展；⑥胎头下降延缓：活跃期晚期及第二产程胎头下降最快，若此阶段胎头下降速度初产妇<1.0cm/h，经产妇<2.0cm/h，为胎头下降延缓；⑦胎头下降停滞：活跃期晚期胎头不下降，停在原处达1小时以上；⑧滞产：总产程超过24小时。这8种异常产程，可以单独或合并存在。

（三）辅助检查

1. 实验室检查　血生化检查可有血钾、钠、氯及钙等电解质的改变，甚至二氧化碳结合力降低；尿液检查可出现尿酮体阳性。

2. 胎儿电子监护仪或用手触摸腹部测子宫收缩的节律性、强度和频率。

3. 多普勒胎心听诊仪或用听诊器监测胎心的变化。

（四）处理原则

1. 协调性宫缩乏力　首先找出原因，若发现头盆不称，不能经阴道分娩者应及时行剖

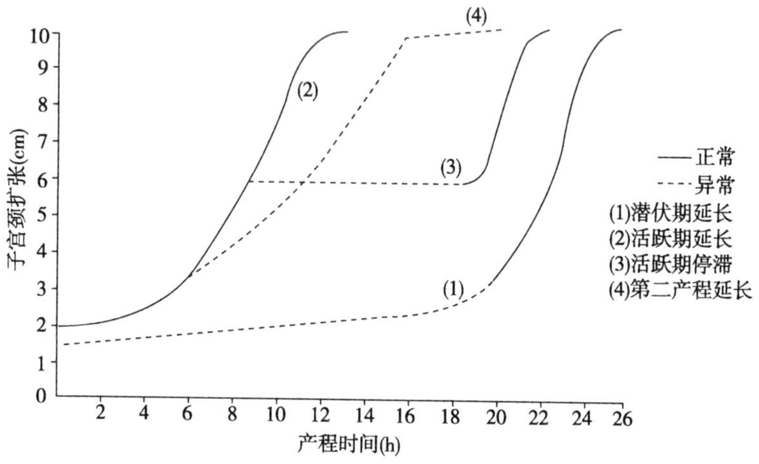

图5－1 异常的宫颈扩张曲线

宫产术；估计能经阴道分娩者，应采取以下措施。

（1）第一产程：

1）一般处理：改善产妇的全身状况，不能进食者给予静脉补液，每日液体摄入量不少于2500ml。伴酸中毒者应根据二氧化碳结合力按医嘱补充5%碳酸氢钠。注意纠正孕妇电解质紊乱，及时补充氯化钾、钙剂等。破膜12小时以上者应给予抗生素预防感染。

2）加强子宫收缩：经上述处理，产程仍无明显进展者，按医嘱可选下列方法加强宫缩：

①针刺合谷、三阴交、太冲、支沟等穴位均有加强宫缩的作用。

②人工破膜：宫口扩张≥3cm，无头盆不称，胎头已衔接，无脐带先露，在宫缩间歇、下次宫缩将开始时进行，破膜后，胎头紧贴子宫下段和宫颈内口，引起反射性子宫收缩，可加速产程进展。

③缩宫素静脉滴注：适用于协调性宫缩乏力、宫口扩张3cm、胎心良好、胎位正常、头盆相称者。根据子宫收缩的强弱调整缩宫素入量，维持宫缩持续40～60秒，间隔2～4分钟为好。

④地西泮静脉推注：适用于宫口扩张缓慢及宫颈水肿者，与缩宫素联合应用效果更佳。

⑤经上述处理，产程仍无进展或出现胎儿窘迫现象时，应立即进行剖宫产术。

（2）第二产程：若出现宫缩乏力时，也要给予缩宫素静脉滴注，加强宫缩促进产程进展。必要时阴道助娩，有头盆不称或胎儿宫内窘迫现象，应行剖宫产术。

（3）第三产程：胎儿前肩娩出时，可静脉推注缩宫素。并同时静脉滴注缩宫素，使宫缩增强，促使胎盘剥离，预防产后出血；并应用抗生素预防感染。

2. 不协调性宫缩乏力　首先调节宫缩，使其恢复节律性及其极性。给予适量的镇静剂哌替啶肌注，也可静脉推注地西泮，使产妇休息，醒后多能恢复。协调性宫缩未恢复前，禁用缩宫素。如不协调性宫缩未能得到纠正，又伴有胎儿窘迫或伴头盆不称，均应行剖宫产术。若宫缩恢复为协调性，但宫缩仍不强时，可按协调性宫缩乏力的方法加强宫缩。

四、可能的护理诊断和医护合作性问题

1. 有体液不足的危险：与产妇体力消耗、过度疲乏影响摄入有关。
2. 焦虑：与产程延长、担心母儿安危有关。

五、预期目标

1. 产妇的水、电解质紊乱得到纠正。
2. 产妇及家属情绪稳定，安全度过分娩期。

六、护理措施

（一）一般护理

1. 产前应对孕妇及家属进行健康教育　介绍分娩过程和子宫收缩的变化，使产妇及家属充分认识分娩是一个自然的生理现象，了解自然分娩与手术助产的优缺点；讲解紧张-疼痛的因果关系及运用放松等减痛技巧的效应。

2. 进入产程后，加强指导，增加舒适感　进行任何操作前均应向产妇解释，鼓励家属给予产妇情感和促进舒适的支持；运用暗示、松弛及分散注意等方法，以减轻宫缩痛；随时向产妇及家属告知产程进展情况；解除产妇的思想顾虑和恐惧心理，增强其对分娩的信心。

3. 设置安静、舒适的待产和分娩环境　目前国内部分医院设立了康乐待产室和 Doula（导乐）陪产。爱人、家属的陪伴及一对一的陪护为产妇提供了心理支持，有助于消除产妇的紧张情绪。

（二）协调性子宫收缩乏力的护理

1. 第一产程的护理

（1）保证休息：要关心和安慰产妇，对产程时间长、产妇过度疲劳或烦躁不安者，遵医嘱给予镇静剂。

（2）补充营养：鼓励产妇多进易消化高热量饮食，对入量不足者，遵医嘱静脉补液，同时鼓励待产妇饮水，保证每天液体摄入量不少于 2500ml。纠正电解质紊乱，补充氯化钾、钙剂时，要注意保持输液管通畅，以免液体渗出血管外，造成组织坏死；遵医嘱严格控制输液速度。

（3）注意膀胱和直肠的排空：初产妇宫口开大不足 4cm、胎膜未破者，给予温肥皂水灌肠。自然排尿困难者，先行诱导法，无效时给予导尿。

（4）缩宫素静脉滴注的护理：遵医嘱严格控制输液速度，必须专人监护，根据子宫收缩的持续、间隔时间及强度，随时调节剂量、浓度和滴速；严密观察血压、脉搏、子宫收缩和胎心情况，每隔 15 分钟记录一次。避免因子宫收缩过强而发生胎儿窘迫或子宫破裂情况。

（5）预防感染：人工破膜后要保持会阴部的清洁卫生，使用消毒会阴垫；避免粗暴地多次宫腔内操作等，以免引起感染。

2. 第二产程的护理　应做好阴道助产和抢救新生儿的准备。

3. 第三产程的护理　遵医嘱及时准确给予药物，预防产后出血及感染。密切观察宫缩、阴道出血情况及生命体征的指标。并注意产后保暖，及时补充高热量饮品，使产妇得到休息与恢复。

（三）不协调性子宫收缩乏力的护理

遵医嘱给予镇静药物，保证产妇得到充分休息。护士要耐心细致地指导产妇疼痛时做深呼吸及放松技巧，减轻疼痛。鼓励产妇表达其担心和不适感，随时解答产妇提出的问题。产妇休息期间，定时听胎心音。若宫缩不能恢复协调性或伴胎儿窘迫、头盆不称等，应及时通知医师并配合处理。

（四）剖宫产术前的准备

经处理产程仍无进展，或出现胎儿窘迫、头盆不称或孕妇体力衰竭等，医嘱行剖宫产术时，护士要迅速做好术前及抢救新生儿的准备。

七、护理评价

住院期间，产妇保持水、电解质平衡；产妇安全顺利分娩。

子宫收缩过强

一、病因

尚不十分清楚，可能与下列因素有关：

1. 经产妇，主要原因是软产道阻力小。
2. 临产后缩宫素的使用　产妇对缩宫素敏感或缩宫素使用不当。
3. 分娩发生梗阻、胎盘早剥血液浸润子宫肌层等。
4. 精神紧张、过度疲劳或粗暴地、多次宫腔内操作。
5. 其他　如遗传因素等。

二、对母儿的影响

1. 对产妇的影响　由于急产可致产妇宫颈、阴道及会阴撕裂伤。宫缩过强使宫腔内压力增高，易发生羊水栓塞。消毒不及时可致产褥感染。如胎先露部下降受阻，可发生子宫破裂。子宫痉挛性狭窄环可使产程停滞、胎盘嵌顿，增加产后出血、感染及手术产的机会。

2. 对胎儿及新生儿的影响　宫缩过强、过频可影响子宫胎盘血液循环，易发生胎儿窘迫、新生儿窒息，严重者可致胎死宫内或死产。胎儿娩出过快，产道内胎头受到的压力突然解除，可导致新生儿颅内出血。如无准备接产，来不及消毒，新生儿易发生感染。若坠地可发生新生儿骨折、外伤等。

三、护理评估

（一）健康史

1. 了解家族或经产妇有无急产史。
2. 临产后使用过缩宫素，或产妇精神紧张、疲劳，有过宫内操作史。

（二）临床表现

1. 协调性子宫收缩过强　特点是子宫收缩的节律性、对称性和极性均正常，仅子宫收缩力过强、过频。宫口扩张速度＞5cm/h（初产妇）或10cm/h（经产妇），若产道无阻力，宫口迅速开全，分娩在短时间内结束，总产程＜3小时，称为急产，经产妇多见。若有产道梗阻或瘢痕子宫，可发生子宫破裂。

2. 不协调性子宫收缩过强

（1）强直性子宫收缩：产妇持续性腹痛，拒按，烦躁不安。触诊胎位不清，听诊胎心不清。甚至出现病理缩复环、血尿等先兆子宫破裂征象。

（2）子宫痉挛性狭窄环：产妇烦躁不安，持续性腹痛，宫颈扩张缓慢，胎先露下降停滞，胎心不规律。阴道检查可触及狭窄环，痉挛性狭窄环与病理性缩复环不同，环的位置不随宫缩而上升（图 5－2）。

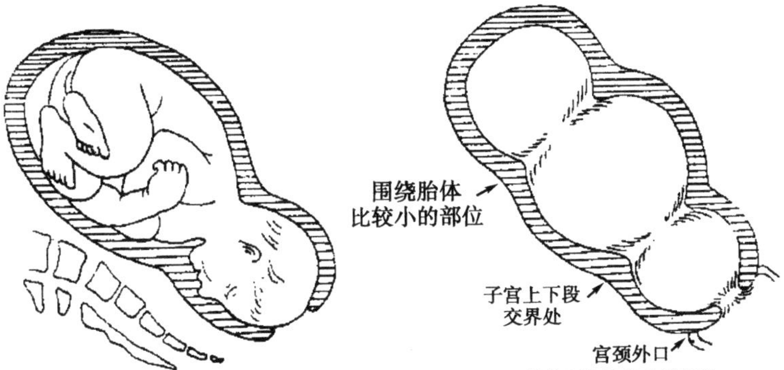

图 5－2　子宫痉挛性狭窄环

（三）处理原则

1. 若确诊为强直性宫缩，要及时给予宫缩抑制剂，如硫酸镁等。若为梗阻性，应立即行剖宫产术。

2. 如出现子宫痉挛性狭窄环，应认真寻找原因，及时纠正。停止阴道内操作，停止应用缩宫素等。可给予镇静剂如哌替啶 100mg，若宫缩缓解、胎心正常，可行阴道助产或等待自然分娩。如经处理宫缩仍不能缓解，或伴胎儿窘迫征象或病理缩复环者，应行剖宫产术；若发生胎死宫内情况，缓解宫缩后经阴道分娩。

3. 急产来不及消毒者，给予新生儿肌注维生素 K_1，预防颅内出血，尽早肌注精制破伤风抗毒素。产后仔细检查宫颈、阴道及外阴，如有撕裂应及时缝合。母儿均应给予抗生素预防感染。

四、可能的护理诊断和医护合作性问题

1. 恐惧：与疼痛及母儿安全受到威胁有关。

2. 潜在并发症：子宫破裂。

五、预期目标

1. 产妇疼痛较前缓解，家属能了解宫缩过强对母儿的影响，产妇及家属能配合治疗和护理。

2. 母儿健康。

六、护理措施

1. 尽量减少急产对母儿的影响　有急产史的孕妇，在预产期前 1～2 周提前住院待产。初产妇有急产先兆时，如宫缩过强、过频及产程进展快等，要迅速做好接产及抢救新生儿窒息的准备。临产后不宜灌肠，需解大小便时，应先了解宫口大小及胎先露下降情况；床旁备好便器，避免去厕所而发生意外。指导产妇缓解疼痛、减轻焦虑与紧张的方法。鼓励产妇深呼吸，勿向下屏气，以减慢分娩过程。

2. 密切观察产程进展　监测宫缩、胎心及产妇的生命体征的变化，发现异常及时通知医生，迅速、准确执行医嘱。静脉推注硫酸镁时，推注时间应不少于 5 分钟，并严格掌握剂量。硫酸镁有降压、抑制呼吸及心跳的作用，产妇中毒时羊水中镁离子浓度亦增高，可致胎儿呼吸抑制、肌张力低下等，应密切观察产妇血压、呼吸、心率及胎心变化。

3. 分娩期及新生儿的护理　分娩时尽可能行会阴侧切术，防止会阴撕裂；胎儿娩出后，应及时检查宫颈、阴道及会阴有无撕裂。遵医嘱给予新生儿肌注维生素 K_1，预防颅内出血。

4. 产后护理　观察子宫收缩、宫体恢复情况及阴道出血的性质和出血量。注意产妇的生命体征变化。新生儿有异常时，应及时处理，但应避开产妇，以免加重产妇的心理负担。要掌握沟通技巧，尽可能解除产妇及家属的哀伤。指导产妇注意产褥期卫生，做好健康宣教及出院指导。

七、护理评价

待产期间，产妇及其家属积极配合处理方案；分娩经过顺利，母儿健康。

第二节　产道异常

产道包括骨产道（骨盆腔）及软产道（子宫下段、宫颈、阴道、外阴），是胎儿经阴道分娩的通道。临床上以骨产道异常多见。

一、分类

（一）骨产道异常

骨盆径线过短或形态异常，致使骨盆腔小于胎先露可通过的限度，阻碍胎先露部下降，影响产程顺利进展，称狭窄骨盆。骨盆狭窄可以是一个径线过短或多个径线过短，也可以是一个平面狭窄或多个平面同时狭窄。当一个径线过短时，要观察同一个平面的其他径线的大小，并结合骨盆腔大小与形态进行综合分析，作出正确判断。

1. 骨盆入口平面狭窄　骨盆入口呈横扁圆形或横的肾形。骶耻外径≤18cm，骨盆入口前后径≤10cm，对角径≤11.5cm。我国妇女常见有单纯扁平骨盆和佝偻病性扁平骨盆两种。

2. 中骨盆及骨盆出口平面狭窄　我国妇女常见漏斗骨盆和横径狭窄骨盆两种。①漏斗骨盆：特点是两侧骨盆壁向内倾斜，状似漏斗。中骨盆及出口平面明显狭窄，坐骨棘间径、坐骨结节间径缩短，其耻骨弓角度<90°。②横径狭窄骨盆：骨盆入口、中骨盆及骨盆出口均缩短，前后径稍长，坐骨切迹宽。

3. 骨盆三个平面狭窄　骨盆外形属女性骨盆，但骨盆入口平面、中骨盆及骨盆出口平面均狭窄，各个平面的径线均小于正常值 2cm 或更多，称均小骨盆。多见于身材矮小、体形匀称的妇女。

（二）软产道异常

软产道由子宫下段、宫颈、阴道及骨盆底软组织构成。软产道异常所致的难产少见，故易被忽略。应于妊娠早期进行妇科检查，以了解软产道有无异常。

1. 外阴异常　会阴坚韧、外阴水肿、外阴瘢痕等。

2. 阴道异常　阴道横隔、纵隔、阴道尖锐湿疣、阴道囊肿及阴道肿瘤等。

3. 宫颈异常　宫颈外口黏合、宫颈水肿、宫颈坚韧、宫颈瘢痕及子宫颈癌、宫颈肌瘤等。

二、对母儿的影响

（一）对产妇的影响

1. 骨盆入口狭窄　影响胎先露部衔接，易发生胎位异常而导致难产。

2. 中骨盆狭窄　影响胎头内旋转，导致持续性枕后位或枕横位造成难产。

3. 胎头下降受阻引起继发性子宫收缩乏力，导致产程延长或停滞；胎头长时间嵌顿于产道内，压迫软组织引起局部缺血、水肿、坏死，可致生殖道瘘；或因宫缩过强未及时处理，可导致子宫破裂，危及产妇性命；还可因胎膜早破、阴道检查及手术助产，增加感染机会。

（二）对胎儿和新生儿的影响

1. 头盆不称易发生胎膜早破、脐带脱垂，导致胎儿窘迫，甚至胎死宫内。

2. 由于产程长，胎头受压或强行通过狭窄产道或手术助产，易发生颅内出血、新生儿产伤及感染等。

三、护理评估

（一）健康史

产妇如有佝偻病、脊髓灰质炎后遗症、脊柱和髋关节结核以及外伤史者，应仔细检查骨盆有无异常。如为经产妇，要重点了解既往分娩史及难产发生的原因。

（二）临床表现

1. 骨产道异常　孕妇身高＜145cm 应警惕均小骨盆，注意观察孕妇的体形、步态，有无跛足。

（1）骨盆入口平面狭窄：影响胎先露部入盆，易导致胎位异常（如臀先露、面先露或肩先露）；应检查头盆是否相称，检查方法：嘱孕妇排空膀胱后仰卧，两腿伸直。检查者将手放在耻骨联合上方，将浮动的胎头向骨盆腔方向推压，如胎头低于耻骨联合平面，表示胎头可以入盆，头盆相称，称为跨耻征阴性；如胎头与耻骨联合在同一平面，为可疑头盆不称，称跨耻征可疑阳性；如胎头高于耻骨联合平面，表示明显头盆不称，称跨耻征阳性。临产后胎膜早破的发生率为正常骨盆的 4～6 倍，并可造成脐带脱垂；常出现继发性宫缩乏力，宫颈扩张缓慢，产程延长或停滞。严重狭窄时，可发生梗阻性难产，或因宫缩过强，出现病理性子宫缩复环，导致子宫破裂。

（2）中骨盆及骨盆出口平面狭窄：临产后胎头下降达中骨盆时，胎头旋转受阻，常出现持续性枕横位或枕后位，造成难产。同时继发宫缩乏力可致第二产程延长甚至停滞。若狭窄严重，宫缩又较强时，可致子宫破裂危及母儿生命。强行阴道助产，可导致严重软产道裂伤及新生儿产伤。

（3）骨盆三个平面狭窄：如初产妇呈尖腹、经产妇呈悬垂腹，提示可能有均小骨盆；若胎儿较大，明显头盆不称者，不能经阴道分娩。

2. 软产道异常

（1）外阴异常：由于组织缺乏弹性、重度外阴水肿，外伤或炎症后遗症瘢痕挛缩，影响胎先露部下降，且可于胎头娩出时造成会阴严重裂伤。

（2）阴道异常：阴道横隔可阻碍胎先露部下降；阴道纵隔常伴有双子宫、双宫颈畸形，一般不影响分娩；阴道尖锐湿疣在妊娠期可迅速生长，产妇分娩时易发生阴道裂伤、血肿及感染。

（3）宫颈异常：阻碍胎头下降，影响宫颈扩张，造成难产。

（三）辅助检查

1. 骨盆内、外测量　方法简单易行。可确定有无均小骨盆、单纯扁平骨盆及漏斗骨盆等；是否存在中骨盆狭窄与骨盆出口平面狭窄，并通过测量出口后矢状径及检查骶尾关节活动度，估计骨盆出口平面的狭窄程度。

2. B型超声检查　观察胎先露与骨盆的关系，通过测量胎头双顶径、腹围、股骨长，预测胎儿体重，判断能否顺利通过骨产道。

（四）处理原则

首先应明确骨盆狭窄的类型和程度，了解胎位、胎儿大小、胎心率、子宫收缩的强弱、破膜与否、宫口扩张及胎先露下降程度，并结合产妇的年龄、产次、既往分娩史进行综合判断，决定分娩方式。

1. 明显的头盆不称或出现胎儿窘迫征象者，应尽早行剖宫产术结束分娩。如估计胎儿不大，胎位正常，头盆相称或轻度头盆不称、宫缩好者，可以试产。

2. 外阴异常者，分娩时可行会阴侧切术。阴道横隔影响胎先露部下降，可在横隔被撑薄时将隔作X形切开。阴道纵隔薄者可自行断裂，若纵隔厚阻碍胎先露部下降时，可在纵隔中间剪断。

四、可能的护理诊断和医护合作性问题

1. 有新生儿窒息的危险：与产程延长、胎儿宫内窘迫有关。
2. 有感染的危险：与胎膜早破、手术助产操作有关。

五、预期目标

1. 分娩后新生儿状况良好，Apgar 评分>7分。
2. 产妇无感染征象。

六、护理措施

（一）一般护理

在分娩过程中，应保证产妇的营养及水分的摄入，必要时补液。注意产妇休息，保持良

好的体力。尽量减少肛查次数，胎膜早破后慎做阴道检查，禁止灌肠。

（二）试产过程的护理

1. 骨盆入口平面狭窄者，密切观察产程进展及胎儿情况。专人护理；监测胎心音；人工破膜宜慎重，破膜后即听胎心音，并注意观察羊水的性质；若胎头未衔接，破膜后应抬高床尾。注意观察胎先露部下降及宫口扩张情况。如试产人工破膜后 2 小时，胎头仍未入盆，或出现胎儿窘迫，则应及时通知医生。试产的过程中监测子宫收缩的情况，把手放在产妇腹部或用胎儿电子监护仪监测宫缩及胎心率的变化，如有异常应立即通知医师停止试产，防止子宫破裂。

2. 中骨盆平面狭窄者，胎头俯屈及内旋转受阻，易发生持续性枕横位或枕后位。若宫口开全，胎头双顶径已达坐骨棘水平或更低，多能转至枕前位自然分娩，个别需手转胎头阴道助产，遵医嘱做好产钳或胎头吸引等阴道助产的准备及配合。

3. 骨盆出口狭窄者，不应进行试产。若出口横径与出口后矢状径之和＞15cm 时，正常大小的胎儿多数可经阴道分娩，有时需行阴道助产，并进行会阴侧切，以免会阴严重撕裂。

（三）及时做好剖宫产手术前准备

若有明显头盆不称、试产失败、出现胎儿窘迫或阴道尖锐湿疣面积大、范围广等均应行剖宫产术。

（四）心理支持

1. 及时与产妇、家属沟通，讲解产道异常对母儿的影响、阴道分娩的可能性及优点。提供最佳的护理服务，建立良好的护患关系，增强产妇的自信心。

2. 主动告知目前产程的进展情况，认真解答产妇及家属提出的问题。

3. 有条件时可让丈夫陪伴，以缓解产妇的恐惧心理。共同合作，安全度过分娩期。

4. 进行剖宫产术前，要向产妇及时进行术前宣教，以期术中能够积极配合。

（五）预防产后出血及感染

分娩后遵医嘱准确、及时注射宫缩剂和使用抗生素。保持会阴部清洁，对有会阴侧切或留置导尿管的产妇，应每日冲（擦）洗会阴 2 次，使用消毒会阴垫。保持导尿管通畅，定期更换一次性引流袋（或橡胶管、接尿瓶），防止感染。

（六）新生儿的护理

分娩前应做好抢救新生儿窒息的准备。若胎头在产道压迫时间长或手术助产的新生儿，护理动作应轻柔，尽可能减少被动活动，遵医嘱使用预防颅内出血的药物；并严密观察有无颅内出血或其他损伤的症状。

七、护理评价

胎儿窘迫被及时发现与处理，新生儿 Apgar 评分＞7 分；出院时，产妇体温正常，无感染征象。

第三节　胎位异常

胎位异常包括胎头位置异常、臀先露及肩先露，是造成难产的常见因素之一。分娩时枕前位（正常胎位）约占 90%，其余为异常胎位约占 10%。其中胎头位置异常居多，占6%～7%。胎头位置异常中以持续性枕后位或持续性枕横位为多。持续性枕横位、持续性枕后位是指在分娩过程中，胎头枕骨持续不能转向前方，直至分娩后期仍位于母体骨盆后方或侧方，致使分娩发生困难者。胎产式异常的臀先露占3%～4%，是最常见的异常胎位。

一、病因

1. 持续性枕后位、枕横位　常见于：中骨盆平面狭窄，影响胎头的旋转；胎儿以枕后位衔接，胎儿脊柱与母体脊柱接近，不利于胎头俯屈；子宫收缩乏力；胎盘位于子宫前壁。

2. 臀先露与肩先露　常见于：胎儿在宫腔内活动范围过大，如羊水过多；胎儿在宫腔内活动范围受限，如子宫畸形、双胎妊娠等；胎头衔接受阻，如狭窄骨盆、前置胎盘等。

二、对母儿的影响

1. 对产妇的影响　胎位异常可导致继发性宫缩乏力，使产程延长，常需手术助产；且容易发生软产道损伤，严重者可造成宫颈撕裂、子宫破裂，增加产后出血及感染的机会；若胎头长时间压迫软产道可形成生殖道瘘。

2. 对胎儿和新生儿的影响　由于产程延长、手术助产机会增多，常引起胎儿窘迫和新生儿窒息，使围生儿死亡率高；面先露者，胎儿娩出后面部受压变形，口唇青紫肿胀影响吸吮；臀先露可发生新生儿臂丛神经损伤及颅内出血。

三、护理评估

（一）健康史

评估孕妇是否有骨盆狭窄、羊水过多、子宫畸形、前置胎盘等引起胎位异常的危险因素。

（二）临床表现

1. 持续性枕横位、持续性枕后位　由于胎先露部不能紧贴子宫下段及宫颈内口，导致协调性宫缩乏力及宫口扩张缓慢。枕后位者，产妇自觉肛门坠胀及排便感，使宫口尚未开全就过早使用腹压，致宫颈前唇水肿、产妇疲劳，影响产程进展。持续性枕后位、枕横位者常致活跃期晚期及第二产程延长。

腹部检查：胎背偏向母体后方或侧方，胎心在脐下一侧偏外最响亮。枕后位时胎心在胎儿肢体侧也能听到。肛门检查：胎头矢状缝位于骨盆斜径上或位于骨盆横径上。阴道检查：胎儿耳廓朝向骨盆后方或骨盆侧方。

2. 臀先露　因胎臀比胎头小，分娩时后出胎头无法变形，往往娩出困难；脐带脱垂较多见，使围生儿死亡率较头位分娩者明显增高。孕妇常感肋下有圆而硬的胎头；临产后由于胎臀不能紧贴子宫下段及宫颈内口，导致宫缩乏力，宫口扩张缓慢，使产程延长。同时臀先露的并发症也较多，如早产、脐带脱垂、胎儿窘迫和新生儿损伤等。

腹部检查：宫底部触到圆而硬、按压有浮球感的胎头，胎心在脐左（右）上方最清。肛门或阴道检查：可能触及胎背或胎足、胎膝。

（三）辅助检查

B型超声检查：可判断胎先露和胎位。根据胎头颜面及枕部位置探清胎头位置，也能准确探清臀先露。

（四）处理原则

孕期须定期产前检查，对于胎位异常者，要根据不同情况给予矫治。临产前胎位异常者要提前一周住院待产观察，根据情况综合分析，决定阴道分娩或手术助产。

四、可能的护理诊断和医护合作性问题

1. 有新生儿受伤的危险：与胎位异常分娩困难有关。
2. 恐惧：与难产及胎儿发育异常有关。

五、预期目标

1. 产妇及家属能正视现实，配合处理方案。
2. 孕产妇健康。

六、护理措施

1. 心理支持　产妇因胎位异常易产生恐惧，产程时间延长和身体疲乏可导致急躁，并担心自身及胎儿的安危，护士须及时与产妇及家属沟通。提供产妇减少紧张、增加舒适感的护理措施，多给予关心和照顾，鼓励产妇增强信心与医护积极配合，安全度过分娩期。

2. 保持产妇的营养及体力　指导产妇合理用力，不要过早屏气用力，防止宫颈水肿及体力消耗。

3. 加强护理，防止胎膜早破　待产过程中应尽量卧床，少做肛查，禁止灌肠。如胎膜早破，要抬高床尾。并注意胎心变化，发现脐带脱垂立即报告医生并协助处理。

4. 配合医师做好阴道助产及抢救新生儿的准备。分娩后注意观察新生儿有无损伤，胎盘胎膜是否完整，产道的损伤情况。医嘱行剖宫产术时及时做好术前及抢救新生儿准备。

5. 遵医嘱及时、准确地应用宫缩剂与抗生素，预防产后出血和感染。

七、护理评价

产妇及家属能积极配合、接受处理方案；分娩经过顺利，母子平安。

第四节　巨大儿

胎儿体重达到或超过4000g者称为巨大胎儿。若产力、产道、胎位均正常，仅胎儿巨大，即可出现头盆不称而发生分娩困难。巨大胎儿的手术产率和死亡率均较正常胎儿明显增高。近年来由于营养过度而导致巨大胎儿的发生有逐渐增加的趋势，国内发生率约7%，男胎多于女胎。

一、病因

巨大胎儿的发生与以下因素有关：

（1）母亲糖尿病；

（2）母亲肥胖；

（3）双亲身材高大，尤其是母亲；

（4）某些经产妇胎儿体重随产次增多而增高；

（5）部分过期妊娠；

（6）孕妇饮食摄入过多，活动过少；

（7）羊水过多。

二、对母儿影响

1. 对母体的影响　可导致严重的软产道裂伤，甚至子宫破裂、尾骨骨折、尿瘘等；增加手术助产概率，易导致感染；子宫过度扩张，宫缩乏力，产程延长，易导致产后出血；盆底组织损伤，易导致子宫脱垂。

2. 对胎儿的影响　增加手术助产机会，如处理不当可引起胎儿臂丛神经损伤、锁骨骨折、颅内出血、肩难产、新生儿窒息，甚至死亡。

三、护理评估

（一）健康史

了解孕妇是否有巨大胎儿分娩史、糖尿病史、过期妊娠史、孕妇孕前及孕期体重。

（二）临床表现

孕妇妊娠期体重增加迅速，常在孕晚期出现呼吸困难、腹部沉重、两肋部胀痛。腹部明显膨隆，胎体大，宫底明显上升，宫高＞35cm。先露部高浮，若为头先露胎头跨耻征阳性。听诊胎心清晰但位置较高。

（三）辅助检查

B超检查可显示胎体大，测胎头双顶径、股骨长、腹围，与正常参数比较有助于诊断巨大胎儿。

（四）处理原则

及时查明原因，如系糖尿病孕妇则需积极治疗，孕36周后根据胎盘功能、胎儿成熟度、血糖控制情况，择期终止妊娠。结合胎儿体重、骨盆测量决定分娩方式。

四、可能的护理诊断和医护合作性问题

1. 有新生儿受伤的危险：与分娩过程中的损伤有关。

2. 有感染的危险：与分娩过程中母体软产道损伤有关。

五、预期目标

1. 新生儿健康。

2. 产妇分娩过程顺利，无并发症。

六、护理措施

1. 妊娠期及时诊断，早期发现。详细询问病史，定期做孕前检查和营养指导，尤其对于以往有巨大儿分娩史或孕期发现胎儿大者，需检查有无糖尿病和糖耐量异常。

2. 分娩期护理

(1) 剖宫产者：如有明显头盆不称者，按医嘱做好剖宫产手术术前准备。

(2) 经阴道分娩者：应严密观察产程，认真进行产时监护；填写产程图，正确使用助产手法，协助医师做好胎头吸引或产钳助产术，警惕肩难产的发生。分娩后仔细检查宫颈和阴道，了解有无软产道损伤，预防产后出血。

七、护理评价

新生儿健康，母子平安。

(侯　睿)

第六章　分娩期并发症妇女的护理

第一节　子宫破裂

子宫破裂（rupture of uterus）是指在妊娠晚期或分娩过程中子宫体部或子宫下段发生破裂，是产科最严重的并发症之一，直接威胁母儿生命。多发生于经产妇，特别是多产妇。子宫破裂的发生率是衡量产科质量的标准之一，加强产前检查与提高产科质量可明显降低子宫破裂的发生率。

一、病因

1. 子宫手术史（瘢痕子宫）　较常见。有子宫手术史者，如子宫肌瘤剔除术、剖宫产术等，妊娠晚期或临产后，子宫壁原有瘢痕因子宫收缩牵拉及宫腔内压力升高而发生断裂。尤其是术后瘢痕愈合不良者更易发生。宫体部瘢痕常在妊娠晚期自发完全性破裂；子宫下段瘢痕破裂多发生于临产后，并且多为不完全性破裂。

2. 胎先露部下降受阻　当有骨盆狭窄、头盆不称、软产道阻塞（如阴道横隔、宫颈瘢痕等）、胎位异常、胎儿异常（如脑积水、联体儿等）时，均可使胎先露部下降受阻，子宫上段为克服产道阻力而强烈收缩，使子宫下段拉长变薄超过最大限度，引起子宫破裂。

3. 缩宫素使用不当　未严格掌握缩宫素的使用指征、用法和用量，或者有些产妇子宫肌对缩宫素过于敏感，均可引起子宫收缩过强，加之胎先露部下降受阻或子宫瘢痕，可发生子宫破裂。

4. 产科手术损伤　多发生于不适当或粗暴的阴道助产手术，例如宫口未开全行产钳术、胎头吸引术、臀牵引术、臀助产术，极可能造成宫颈撕裂，严重时可波及子宫下段，发生子宫下段破裂。内转胎位术操作不慎，强行剥离植入性胎盘，行毁胎术或穿颅术时器械损伤子宫也可造成子宫破裂。

二、分类

根据子宫破裂发生的时间可分为妊娠期破裂和分娩期破裂；根据发生部位不同可分为子宫体部破裂和子宫下段破裂；根据发生原因可分为自发性破裂和损伤性破裂；根据破裂程度不同可分为完全性破裂和不完全性破裂。

三、护理评估

（一）健康史

主要收集与子宫破裂相关的既往史与现病史，如曾有子宫手术史、剖宫产史；此次妊娠胎位异常、头盆不称；滥用缩宫素引产史；阴道助产手术操作史等。

（二）临床表现

子宫破裂大多数发生在分娩过程中，也可发生在妊娠晚期尚未临产时。通常情况下子宫破裂是一个渐进的过程，可分为先兆子宫破裂和子宫破裂两个阶段。症状与破裂的时间、部位、范围、内出血的量、胎儿及胎盘排出的情况，以及子宫肌肉收缩的程度有关。

1. 先兆子宫破裂　先兆子宫破裂的4个主要临床表现为：病理缩复环、子宫压痛、胎心率改变和血尿。临产后，当胎儿下降受阻，强有力的子宫收缩使子宫下段逐渐拉长变薄，而宫体更加增厚变短，两者间形成明显的环状凹陷，称为病理性缩复环（图6-1）。随着产程进展，此凹陷可逐渐上升达脐部或脐部以上。子宫下段压痛明显，膀胱受压充血，出现排尿困难、血尿。由于宫缩过频、过强，胎儿供血受阻，胎心率表现为先加快后减慢或听不清。这种情况若不及时处理，子宫将很快在病理缩复环处或其下方发生破裂。产妇烦躁不安、疼痛难忍，下腹部拒按，表情极其痛苦，呼吸急促，脉搏加快。

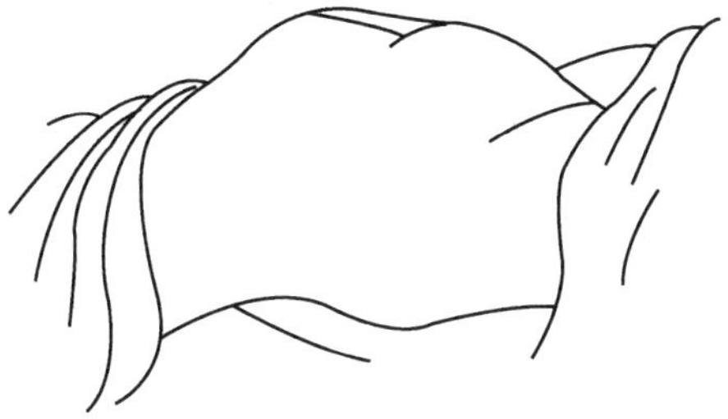

图6-1　先兆子宫破裂—病理缩复环

2. 子宫破裂

（1）完全性子宫破裂：子宫壁全层破裂，宫腔与腹腔相通称为完全性子宫破裂。子宫破裂常发生于瞬间，产妇突然感觉到下腹部撕裂样剧烈疼痛，之后子宫收缩骤然停止，腹部疼痛暂时缓解。随着血液、羊水流入腹腔，腹痛又呈持续性加重，产妇可出现面色苍白、出冷汗、脉搏细数、呼吸急促、血压下降等休克征象。患者全腹有压痛、反跳痛，腹壁下可清楚扪及胎体，子宫缩小位于胎儿侧边，胎心、胎动消失。阴道可能有鲜血流出，量多少不定。原来扩张的宫口较前缩小，胎先露部较前有所上升。若破口位置较低，可自阴道扪及子宫前壁裂口。

（2）不完全性子宫破裂：子宫肌层全部或部分破裂，浆膜层尚未穿破，宫腔与腹腔未相通，胎儿及其附属物仍在宫腔内，称为不完全性子宫破裂。多见于子宫下段剖宫产瘢痕裂开。不完全性破裂时腹痛等症状和体征不明显，仅在不全破裂处有明显压痛。若不完全破裂累及子宫动脉，可导致急性大出血；若破裂发生在子宫侧壁阔韧带两叶间，可形成阔韧带内血肿，此时在宫体一侧可扪及逐渐增大且有压痛的包块，胎心多不规则。

（三）辅助检查

1. 实验室检查　血常规显示血红蛋白值下降，白细胞计数增加；尿常规检查可见有红细胞或肉眼血尿。

2. 其他　腹腔穿刺可证实血腹；行B超检查可协助发现子宫破裂的部位及胎儿与子宫的关系，仅适用于可疑子宫破裂病例。

（四）处理原则

1. 先兆子宫破裂　应立即采取有效措施抑制子宫收缩，尽快做好剖宫产术准备，迅速结束分娩。

2. 子宫破裂　在积极抢救休克的同时，无论胎儿是否存活，均应尽快做好术前准备。手术方式应根据产妇的全身情况、破裂的部位及程度、发生破裂时间以及有无严重感染而决定，可行破口修补术、子宫次全切除术或子宫全切术。手术前后应给予大量抗生素预防感染。子宫破裂伴休克者尽可能就地抢救，若必须转院时，应在大量输血、输液、抗休克条件下，包扎腹部后再行转院。

四、可能的护理诊断和医护合作性问题

1. 急性疼痛：与强直性子宫收缩、病理缩复环或子宫破裂血液刺激腹膜有关。
2. 预感性悲哀：与胎儿死亡有关。
3. 潜在并发症：出血性休克。

五、预期目标

1. 强直性子宫收缩得到抑制，产妇疼痛减轻。
2. 产妇情绪得到调整，悲伤程度减低。
3. 产妇不出现严重并发症。

六、护理措施

（一）预防子宫破裂

1. 建立健全三级保健网，宣传孕妇保健知识，加强产前检查。

2. 对有剖宫产史或子宫手术史等子宫破裂高危因素的患者，应在预产期前 2 周住院待产。

3. 严格掌握子宫收缩剂的使用指征和方法，应用缩宫素引产时需稀释后小剂量静脉缓慢滴注，根据宫缩、产程进展和胎儿情况逐步调整滴速，避免滥用。

4. 严格掌握剖宫产及各种阴道手术指征，按规程操作，术后仔细检查宫颈和宫腔，及时发现手术损伤。

（二）先兆子宫破裂产妇的护理

1. 密切观察产程进展，注意胎儿心率变化，及时发现产程异常和导致难产的诱因。

2. 在待产时，若发现产妇出现宫缩过强及下腹部压痛，或腹部出现病理性缩复环，应立即报告医师并停止使用宫缩剂及一切操作，同时测量产妇的生命体征，遵医嘱给予抑制宫缩、吸氧处理，开放静脉，做好剖宫产的术前准备。

（三）子宫破裂产妇的护理

1. 严格执行医嘱，积极进行抗休克处理，迅速给予输液、输血，短时间内补足血容量，同时补充电解质和碱性药物，纠正酸中毒。

2. 在抢救休克同时，迅速做好术前准备。术前、术后遵医嘱给予大量广谱抗生素以防感染。

3. 注意保暖、给氧，严密观察并记录生命体征和出入量。

（四）提供心理支持和健康指导

向产妇及家属解释子宫破裂的治疗计划以解除恐惧情绪，对胎儿已死亡的产妇，通过谈心、倾听、陪伴等帮助其度过悲伤阶段，允许其表现悲伤情绪，甚至哭泣。劝导她们接受现

实，调整情绪，着眼未来。出院前为产妇及其家属提供产褥期的休养计划，并告知再次妊娠的注意事项。对于切除子宫者，更需对其进行强有力的心理支持，提供切实可行的建议。

七、护理评价

入院后，产妇的血容量及时得到补充，手术经过顺利；出院时产妇情绪较为稳定，饮食、睡眠基本恢复正常。

第二节　脐带异常

脐带是胎儿与母体之间进行物质和气体交换的唯一通道，若脐带发生异常，可使胎儿血供受限或受阻，导致胎儿窘迫甚至胎儿死亡。脐带异常常见的表现有：脐带长度异常、脐带缠绕、脐带打结、脐带扭转、脐带附着异常、脐带先露和脐带脱垂等。

一、病因与分类

1. 脐带长度异常　脐带正常长度在30～70cm之间，短于30cm为脐带过短，长于80cm称脐带过长。

2. 脐带缠绕　脐带缠绕是指脐带围绕胎儿颈部、四肢或躯干。约90%为脐带绕颈。脐带缠绕的发生原因与脐带过长、胎儿过小、羊水过多、胎动过频有关。

3. 脐带打结　分为真结和假结两种，脐带假结是指由于脐血管比脐带长，血管卷曲似结，或脐静脉比脐动脉长形成迂曲似结；脐带真结是指脐带缠绕胎体，随后胎儿又穿过脐带套环而成真结。

4. 脐带扭转　胎儿活动可使脐带顺其纵轴扭转致螺旋状。生理性扭转可达6～11周。若脐带过度扭转呈绳索样，可使胎儿血循环减慢，宫内缺氧，严重者胎死宫内。

5. 脐带附着异常　脐带附着于胎膜上，脐带血管通过羊膜与绒毛膜间进入胎盘称为脐带帆状附着；脐带附着于胎盘边缘者，称为球拍状胎盘。

6. 脐带先露和脐带脱垂　脐带先露（presentation of umblilical cord）是指胎膜未破时脐带位于胎先露部前方或一侧，也叫隐性脐带脱垂；脐带脱垂（prolapse of umbilical cord）是指胎膜破裂后，脐带脱出于宫颈口外，降至阴道内甚至露于外阴部。脐带脱垂易发生在胎先露部不能衔接时，包括胎头入盆困难如骨盆狭窄、头盆不称等；胎位异常如臀先露、肩先露、枕后位等；脐带过长；羊水过多，破膜时脐带随羊水冲出；早产胎儿偏小或多胎妊娠第二胎儿娩出前；球拍状胎盘，低置胎盘。

二、护理评估

（一）健康史

了解孕产妇是否有引起胎头入盆困难的各种因素，例如骨盆狭窄、胎位异常、头盆不称等，注意评估羊水、胎心、胎动情况有无异常。

（二）临床表现

1. 脐带过短在妊娠期并无临床征象，进入产程后，可因胎先露部下降受阻，脐带被牵拉过紧出现胎心率异常，可导致胎盘早剥或产程延长，以第二产程延长多见。

2. 脐带缠绕可出现胎先露部下降受阻，胎儿窘迫，胎心监护出现频繁的变异减速。

3. 脐带打结、脐带附着异常可在妊娠过程中出现胎儿生长受限，重者胎死宫内，多数在分娩后确诊。脐带扭转较少见，重者也可导致胎死宫内。

4. 脐带先露和脐带脱垂者如果脐带受压不严重，临床上无明显异常；若脐带受压可出现胎心率异常，当胎儿血循环受阻时间过长，超过 7～8 分钟，可导致胎死宫内。阴道检查或肛门检查可在胎先露部前方触及有搏动的条索状物。

（三）辅助检查

1. B 型超声检查有助于判定脐带位置。

2. 胎心监护。

（四）处理原则

及时发现脐带异常，积极处理胎儿宫内缺氧，根据情况及时终止妊娠。

三、可能的护理诊断和医护合作性问题

1. 有新生儿受伤的危险：与脐带受压缺氧有关。

2. 潜在并发症：胎儿窘迫。

四、预期目标

1. 新生儿健康。

2. 胎儿缺氧状况得到改善。

五、护理措施

1. 积极预防　定期产前检查，妊娠期及临产后 B 型超声有助于尽早发现脐带异常。对于临产后胎先露部未入盆者，尽量不做或少做肛查和阴道检查。人工破膜应避免在宫缩时进行，对羊水偏多者采用高位破膜，防止脐带随羊水流出时脱出。胎膜已破者尽量减少走动。

2. 配合治疗

（1）分娩过程中加强监护，当胎心监护出现异常，经吸氧、左侧卧位不能缓解时，应及时终止妊娠。胎盘娩出后应仔细检查，注意脐带长度、形状、与胎盘附着的关系。

（2）对于脐带脱垂患者，一旦确诊，应立即抬高臀部，将胎先露部上推；遵医嘱应用抑制宫缩的药物，以缓解脐带受压；严密监测胎心。若胎儿存活，宫口未开全，应配合医师尽快行剖宫产术；若宫口已开全，可行产钳助产；若胎心和脐带搏动均消失，则经阴道分娩。

3. 心理支持　对孕产妇及家属解释病情，并提出合理的处理方法，以解除恐惧，取得理解和配合，并能正确对待妊娠结局。

六、护理评价

母婴健康状态良好，未发生严重并发症。

第三节　胎膜早破

胎膜早破（premature rupture of membrance）是指在临产前胎膜破裂，是常见的分娩

期并发症之一。发生在妊娠满37周后称为足月胎膜早破，占分娩总数的10%；发生在妊娠不满37周者称为足月前胎膜早破，发生率为2.0%～3.5%。胎膜早破的妊娠结局与破膜时孕周有关，孕周越小，围生儿预后越差，常引起早产，增加围生儿死亡率、孕产妇宫内感染率和产褥感染率。

一、病因

胎膜早破往往是多因素相互作用的结果，常见的原因有：

1. 生殖道感染　生殖道内的病原微生物，如细菌、病毒、弓形虫等上行感染，引起胎膜炎，使胎膜局部张力下降而破裂。

2. 羊膜腔压力升高　多胎妊娠、羊水过多等致羊膜腔内压力升高，加上胎膜局部若有弹性降低、胶原减少等缺陷，增加的压力作用于胎膜薄弱处，引起胎膜早破。

3. 营养因素　孕妇缺乏维生素C，锌、铜等微量元素，也可使胎膜张力下降而破裂。

4. 胎膜受力不均　头盆不称、胎位异常可使胎儿先露部不能与骨盆入口衔接，胎膜所受压力不均导致破裂。

5. 宫颈内口松弛　由于产伤、手术机械性扩张宫颈或先天性宫颈局部组织薄弱等，使宫颈内口括约功能被破坏，宫颈内口松弛，前羊水囊易于楔入引起受压不均，另外此处接近阴道，缺乏宫颈黏液保护，容易受到病原微生物感染，引起胎膜早破。

6. 机械性刺激　创伤或妊娠后期性交也可导致胎膜早破。

二、护理评估

（一）健康史

了解诱发胎膜早破的原因，有无外伤史、性交史、阴道炎、宫颈炎等病史，确定胎膜破裂的时间，妊娠周数，是否有宫缩及感染的征象发生。

（二）临床表现

孕妇突感有较多液体自阴道流出，继而少量间断性排出，无腹痛等其他产兆。肛诊检查触不到前羊膜囊，上推胎儿先露部时，流液量增多，液体内可混有胎粪或胎脂。当患者咳嗽、打喷嚏、负重等腹压增加时，羊水即流出。患者在流液后，常很快出现宫缩及宫口扩张。

胎膜早破可致脐带脱出于胎先露部的前方，甚至经宫颈进入阴道或显露于外阴部，形成脐带脱垂。若胎膜早破并发羊膜腔感染，会出现心率增快，子宫有压痛。

（三）辅助检查

1. 阴道窥器检查　见液体自宫颈流出，或阴道后穹较多的积液中见到胎脂样物质是诊断胎膜早破的直接证据。

2. 阴道液酸碱度检查　正常阴道液的pH为4.5～5.5，而羊水的pH为7.0～7.5。若用pH试纸检查阴道流出液pH≥6.5时，视为阳性，胎膜早破的可能性极大。但要注意受血液、尿液、宫颈黏液、精液及细菌污染时可出现假阳性。

3. 阴道液涂片检查　取阴道后穹积液置于干净玻片上，待其干燥后镜检，显微镜下见到羊齿植物叶状结晶为羊水。

4. 羊膜镜检查　可直视胎先露部，看不到前羊膜囊，即可诊断为胎膜早破。

（四）处理原则

以住院待产，预防感染和脐带脱垂，卧床休息为主，并依据孕龄和是否有临产先兆做出相应处理。如孕龄已达37周者，可适时终止妊娠；孕龄不足37周者，力争延长孕龄，同时严格控制感染，监测胎儿宫内安危。

三、可能的护理诊断和医护合作性问题

1. 有感染的危险：与胎膜破裂后，下生殖道内病原体上行感染有关。
2. 潜在并发症：胎儿窘迫。
3. 焦虑：与担心胎儿预后有关。

四、预期目标

1. 孕产妇无感染发生。
2. 胎儿无并发症发生。
3. 孕妇了解有关情况，焦虑减轻，主动配合医护人员。

五、护理措施

1. 严密监测胎儿情况　密切观察胎心率的变化，监测胎儿宫内安危。定时观察羊水性状、颜色、气味等，积极给孕妇吸氧等处理。对于孕龄＜35周的患者，遵医嘱给予地塞米松10mg静脉滴注，以促进胎儿肺成熟。若孕龄＜37周、已临产，或孕龄达37周、在破膜12～18h后尚未临产者，或发生脐带脱垂者，均应遵医嘱采取措施，尽快结束分娩。

2. 预防脐带脱垂　嘱胎膜早破并且胎先露部未衔接的住院待产妇绝对卧床休息，采取左侧卧位，注意抬高臀部，防止脐带脱垂造成的胎儿缺氧或胎儿窘迫。注意监测胎心变化，进行阴道检查确定有无隐性脐带脱垂，如有脐带先露或脐带脱垂，应在数分钟内结束分娩。

3. 积极预防感染　避免不必要的肛诊和阴道检查，每日用1‰苯扎溴铵（新洁尔灭）擦洗会阴两次。保持孕妇外阴清洁，放置吸水性好的消毒会阴垫，勤更换。严密观察产妇的生命体征、宫缩情况、白细胞计数，必要时遵医嘱给予抗生素。一般于胎膜破裂后12h即给抗生素预防感染发生。若发现有明显羊膜腔感染征象，不考虑胎龄大小，在应用抗生素同时立即做好终止妊娠准备。

4. 健康教育　为孕妇和家属讲解胎膜早破的影响，分析孕妇目前的状况，使其积极配合治疗与护理。加强产前检查，妊娠期尽早治疗下生殖道感染，增加孕妇对妊娠期卫生保健的重视程度。妊娠后期禁止性交，避免负重及腹部受碰撞。宫颈内口松弛者，应卧床休息，并于妊娠14～16周行宫颈环扎术，环扎部位应尽量靠近宫颈内口水平。同时指导孕妇注意营养均衡，适量补充维生素C及锌、铜等微量元素。

六、护理评价

住院期间，孕妇积极参与护理过程，对胎膜早破的处理感到满意；母儿生命安全，未发生宫腔感染及严重并发症。

第四节　羊水栓塞

羊水栓塞（amniotic fluid embolism）是指在分娩过程中羊水进入母体血循环后引起肺栓塞、休克和发生弥散性血管内凝血（DIC）、肾衰竭等一系列病理改变的综合征。其发病急，病情凶险，是造成孕产妇死亡的重要原因之一，发生在足月分娩者死亡率可高达70%～80%。也可发生在妊娠早、中期的流产、引产或钳刮术中，但情况较缓和，极少造成产妇死亡。

一、病因

羊水栓塞是由羊水中的有形物质（胎儿毳毛、角化上皮、胎脂、胎粪）经子宫颈黏膜的静脉、胎盘附着处的静脉窦进入母体血液循环引起。常见原因有：

1. 羊膜腔内压力过高　临产后，特别是第二产程子宫收缩时，宫缩过强或强直性子宫收缩，羊水有可能被挤入破损的微血管，进入母体血液循环。

2. 血窦开放　分娩过程中各种原因引起的宫颈裂伤可使羊水通过破损血管进入母体血循环，前置胎盘、胎盘早剥、胎盘边缘血窦破裂时羊水也可通过破损血管或胎盘后血窦进入母体血循环。剖宫产术及钳刮术时，胎盘附着处血窦开放，也可成为羊水进入母体的通道。

3. 胎膜破裂　大部分羊水栓塞发生于胎膜破裂后，羊水可从子宫蜕膜或宫颈管破损的小血管进入母体血循环中。剖宫产或羊膜腔穿刺时，羊水可从手术切口或穿刺处进入母体血循环。

因此，高龄初产、经产妇、子宫收缩过强、急产、胎膜早破、前置胎盘、胎盘早剥、剖宫产等均是羊水栓塞的诱发因素。

二、病理生理变化

羊水进入母体血液循环后，通过阻塞肺小动脉引起过敏反应和凝血机制异常而导致机体发生一系列病理生理变化。

1. 肺动脉栓塞及肺动脉高压　羊水进入母体血循环后，其中有形成分如上皮细胞、胎脂、胎粪及毳毛在肺内形成小栓子，羊水内还含有大量激活凝血系统的物质，能使小血管内形成广泛的血栓，直接造成肺小血管机械性阻塞，引起肺动脉高压，同时反射性引起迷走神经兴奋，使肺小血管痉挛加重。羊水中的抗原成分引起的变态反应同时可使小支气管痉挛，支气管内分泌物增多，使肺通气和换气减少，反射性地引起肺内小血管痉挛，加重肺动脉高压。肺动脉高压直接使右心负荷加重，导致急性右心扩张，并出现充血性右心衰竭。肺动脉高压又使左心房回心血量减少，则左心排出量明显减少，引起周围血循环衰竭，使血压下降产生一系列休克症状，产妇可因重要脏器缺血而突然死亡。

2. 过敏性休克　羊水中的有形成分作为致敏源，作用于母体引起Ⅰ型变态反应，导致过敏性休克，多在羊水栓塞后立即发生。主要表现为血压骤降甚至消失以及心肺功能衰竭。

3. 弥散性血管内凝血　妊娠时母血由于多种凝血因子及纤维蛋白原增加而呈高凝状态，羊水中的大量促凝物质可激活凝血系统，在血管内产生大量的微血栓，消耗大量凝血因子及纤维蛋白原，致使DIC发生。同时羊水中也含有纤溶激活酶，当纤维蛋白原下降时，可激活纤溶系统，由于大量凝血物质的消耗和纤溶系统的激活，产妇血液由高凝状态转变为纤溶亢进，血液不凝固而发生产后出血及失血性休克。

4. 急性肾衰竭　由于休克和DIC的发生，导致肾脏微血管缺血，急性肾小管坏死，出现少尿甚至无尿。

三、护理评估

（一）健康史

评估与发生羊水栓塞有关的各种诱因，如胎膜早破或人工破膜，前置胎盘或胎盘早剥，宫缩过强或强直性宫缩，产程短及高龄初产，中期妊娠引产或钳刮术，羊膜腔穿刺术等。

（二）临床表现

羊水栓塞的特点是起病急骤，来势凶险。多发生在分娩过程中，尤其是胎儿娩出前后的短时间内。在极短时间内就可因心肺功能衰竭、休克而导致患者死亡。典型的临床表现可分为三个阶段：

1. 心肺功能衰竭和休克期　在分娩过程中，尤其是刚刚破膜不久，产妇突然出现烦躁不安、寒战、恶心、呕吐、呛咳、气急等症状，继而出现呼吸困难、发绀，心率加快、抽搐、昏迷、血压下降等循环衰竭和休克状态。肺部听诊可闻及湿啰音，若有肺水肿，患者可咯血性泡沫状痰。有的产妇突然惊叫一声或打一个哈欠之后血压迅速下降甚至消失，并在数分钟内死亡。

2. DIC引起的出血期　患者若能度过心肺功能衰竭和休克期，则进入凝血功能障碍阶段，DIC引起难以控制的全身广泛性出血，表现为大量阴道流血、血液不凝固、切口及针眼大量渗血、全身皮肤黏膜出血，有时还可出现消化道和泌尿道出血，出现呕血、便血、血尿等。

3. 急性肾衰竭期　由于周围循环衰竭，肾脏血流量减少，出现肾脏微血管栓塞，肾脏缺血、缺氧引起肾组织损害，表现为尿少、无尿及尿毒症。一旦肾实质受损，可导致肾功能衰竭。

羊水栓塞临床表现的三个阶段基本上按顺序出现，但有时也可不全出现或出现的症状不典型。

（三）辅助检查

1. 实验室检查　下腔静脉取血离心沉淀，取上层物质涂片经特殊染色后，镜下查出羊水中的有形物质，可作为羊水栓塞确诊的依据。DIC各项目血液检查指标呈阳性。

2. 心功能检查　心电图、彩色多普勒超声检查可提示右侧房室扩大，心排出量减少及心肌劳损等。

3. X线床边摄片　可见肺部双侧弥漫性点状、片状浸润影，沿肺门周围分布，伴轻度肺不张及心脏扩大。

（四）处理原则

改善低氧血症，抗过敏、抗休克，防治DIC及肾衰竭，预防感染。

四、可能的护理诊断和医护合作性问题

1. 气体交换受损：与支气管痉挛有关。

2. 组织灌注量改变：与弥散性血管内凝血及失血有关。

3. 潜在并发症：胎儿窘迫。

五、预期目标

1. 产妇胸闷、气促有所改善。

2. 产妇能维持体液平衡；并维持最基本的生理功能。

3. 保护胎儿或新生儿安全。

六、护理措施

（一）羊水栓塞的预防

1. 加强产前检查，注意诱发因素，如有前置胎盘、胎盘早剥等并发症时，应尽早发现、诊断并及时处理。

2. 严密观察产程进展，正确掌握宫缩剂的使用方法，避免宫缩过强。

3. 严格掌握破膜时间，人工破膜宜在宫缩的间歇期，破口要小并注意控制羊水的流出速度。

4. 剖宫产手术时切开子宫先吸尽羊水；中期引产者，羊膜穿刺次数不应超过 3 次，针头要细，而且最好在 B 超监测下进行；行钳刮术时应先刺破胎膜，使羊水流净后再钳夹胎块。

（二）协助抢救

一旦出现羊水栓塞的临床表现，应立即配合医师给予紧急处理。

1. 改善低氧血症

（1）保持呼吸道通畅：出现呼吸困难、发绀者，立即取半卧位或抬高头肩部卧位，面罩给氧，必要时行气管插管正压给氧。昏迷患者可行气管插管或气管切开。保证氧气的有效供给，是改善肺泡毛细血管缺氧，预防肺水肿的关键，同时也可改善心、脑、肾等重要脏器的缺氧。

（2）解除肺动脉高压：遵医嘱应用解痉药物缓解肺动脉高压及改善肺血流灌注，是预防右心衰竭、呼吸衰竭、末梢循环衰竭的有效措施。

（3）防止心力衰竭：为保护心肌和预防心力衰竭，脉搏快者，在积极扩张冠状动脉的同时使用强心剂。

2. 抗过敏，抗休克　在改善缺氧同时及早使用大量抗过敏药物。纠正休克可以在补充血容量的同时，考虑使用升压药和积极纠正酸中毒。

3. 防治 DIC　尽早应用抗凝剂是控制 DIC 发展的关键。应早期应用肝素抗凝，补充凝血因子；晚期抗纤溶同时也补充凝血因子，防止大出血。

4. 防止肾衰竭、预防感染　少尿或无尿阶段要及时应用利尿剂，预防与治疗肾衰竭。羊水栓塞患者在经过抢救度过急性休克或出血期后，常会发生肾损害。如休克期后血压已经回升，循环血容量已补足后，仍出现少尿，可以考虑使用利尿剂，如呋塞米（速尿）、甘露醇等，若尿量仍不增加，应及早按照肾衰竭处理，积极抢救患者生命。同时应选用肾毒性小的抗生素预防感染。

（三）产科处理

原则上应先改善产妇呼吸循环功能，纠正凝血功能障碍，待病情稳定后立即结束分娩。临产后监测产程进展、宫缩强度与胎儿情况。在第一产程发病者应立即考虑行剖宫产结束分娩以去除病因；在第二产程发病者可根据情况经阴道助产结束分娩，并密切观察出血量、血凝情况，如子宫出血不止，应及时报告医生做好子宫切除术的术前准备。中期妊娠钳刮术中或于羊膜腔穿刺时发生者应立即终止手术，进行抢救。发生羊水栓塞时如正在滴注缩宫素应立即停止。同时严密监测患者的生命体征变化，记录出入量。

（四）心理支持

如患者神志清醒，应给予鼓励，使其增强信心并相信自己的病情会得到控制。对于家属的恐惧情绪表示理解和安慰，适当的时候允许家属陪伴患者，向家属介绍患者病情的严重性，以取得配合。待患者病情稳定后共同制定康复计划，针对其具体情况提供健康教育与出院指导。

七、护理评价

患者胸闷、气促缓解；患者血压及尿量正常；胎儿或新生儿无生命危险，患者出院时无并发症。

第五节　胎儿窘迫

胎儿窘迫（fetal distress）是指胎儿在子宫内因缺氧和酸中毒危及其健康和生命的综合症状。分为急性和慢性两种，急性常发生在分娩期，慢性发生在妊娠晚期，但可延续至分娩期并且加重。

一、病因

母体血液含氧量不足、母儿间血氧运输或交换障碍、胎儿自身异常均可导致胎儿窘迫。

1. 母体因素　胎儿所需的氧来自母体，通过胎盘绒毛间隙进行交换，任何因素引起母体氧含量不足，均可导致胎儿窘迫。常见因素有：妊娠合并各种严重的心、肺疾病，或伴心肺功能不全者，前置胎盘或胎盘早剥引起急性失血或重度贫血，各种原因引起的休克与急性感染，子宫胎盘血管硬化、狭窄、梗死，使绒毛间隙血液灌注不足，如妊娠期高血压疾病、妊娠合并慢性肾炎、糖尿病、过期妊娠等，缩宫素使用不当引起过强宫缩，孕妇应用过量麻醉药和镇静剂，胎膜早破，产程延长，长时间仰卧位低血压等。

2. 胎儿因素　胎儿患有严重的心血管疾病、呼吸系统疾病，胎儿畸形，母儿血型不合，胎儿宫内感染、颅内出血、颅脑损伤等。

3. 脐带、胎盘因素　脐带和胎盘是母体与胎儿间氧和营养物质的输送通道，其功能障碍必然影响胎儿氧的供应，导致胎儿窘迫。常见的脐带因素有脐带绕颈、脐带打结、脐带扭转、脐带脱垂、脐带血肿、脐带过长或脐带过短、脐带附着于胎膜等。常见的胎盘因素有胎盘形状异常、植入异常、发育障碍、循环障碍等。

二、分类

1. 急性胎儿窘迫　多发生在分娩期。常因脐带脱垂、前置胎盘、胎盘早剥、产程延长或宫缩过强及不协调引起。

2. 慢性胎儿窘迫　常发生在妊娠晚期。多因妊娠期高血压疾病、慢性肾炎、糖尿病、严重贫血、过期妊娠等引起。

三、病理生理变化

胎儿窘迫的基本病理生理变化是缺血、缺氧引起的一系列变化。

缺氧早期或一过性缺氧，机体主要通过减少胎盘和自身耗氧量代偿，胎儿则通过减少对肾脏与下肢血供来保证心脑血流量，不产生严重的代偿障碍和器官损伤，缺氧严重则可引起严重并发症。缺氧早期由于二氧化碳蓄积和呼吸性酸中毒，通过自主神经反射，兴奋交感神经，肾上腺儿茶酚胺及皮质醇分泌增多，血压上升，心率加快；胎儿的大脑、心脏、肾上腺、胎盘血流增加，而肾、肺、消化系统血流减少，表现为羊水过少、胎儿生长受限等。如果缺氧持续加重，则转为兴奋迷走神经，血管扩张，有效循环血量减少，主要脏器的功能受损，表现为胎心率减慢。若缺氧继续发展下去，可引起严重的脏器功能损害，如缺血缺氧性脑病、脑瘫，甚至胎死宫内。此过程基本上是低血氧症，至缺氧，再至代谢性酸中毒，主要表现为胎动减少、羊水过少、胎心监护基线变异差，出现晚期减速，甚至呼吸抑制。由于缺氧时肠蠕动加快，肛门括约肌松弛导致胎粪排出，污染羊水，呼吸运动加深，羊水吸入，出生后可引起新生儿吸入性肺炎。

四、护理评估

（一）健康史

包括孕妇的年龄、婚育史、有无严重内科疾病史如高血压、心脏病、慢性肾炎、糖尿病等；此次妊娠经过，有无妊娠合并症及并发症，如妊娠期高血压疾病、前置胎盘、胎盘早剥、胎膜早破、羊水过多或过少；分娩过程中有无产程延长、尤其是第二产程延长，有无缩宫素使用不当，有无胎儿畸形，以及胎盘功能情况。

（二）临床表现

胎儿窘迫的主要临床表现为胎心率异常、胎动异常、羊水胎粪污染、胎动减少或消失。

1. 急性胎儿窘迫常见表现

（1）胎心率异常：缺氧早期胎心率增快，＞160 次/分钟；缺氧严重时胎心率减慢，＜120 次/分钟。胎儿电子监护 CST 可出现晚期减速、变异减速。

（2）胎动异常：缺氧初期胎动频繁，继而减少直至消失。

（3）羊水胎粪污染：羊水呈绿色、混浊、稠厚、量少。依据程度不同可将羊水污染分为 3 度，Ⅰ度浅绿色，Ⅱ度黄绿色、混浊，Ⅲ度棕黄色、稠厚。

（4）酸中毒：胎儿头皮血 pH 下降。

2. 慢性胎儿窘迫常见表现

（1）胎动减少或消失：胎动＜10 次/12 小时为胎动减少，是胎儿缺氧的重要表现之一。

（2）胎儿电子监护异常：NST 表现为无反应型，OCT 可见频繁变异减速或晚期减速。

(3) 宫高、腹围小于正常：胎儿宫内生长受限，各器官体积减小，胎儿体重低。

(4) 胎盘功能低下。

(5) 羊水胎粪污染。

(三) 辅助检查

1. 胎盘功能检查　24 小时尿雌三醇<10mg 或连续测定下降>30%。

2. 胎心监测　胎动时胎心率加速不明显，出现晚期减速、变异减速等。

3. 胎儿头皮血血气分析　pH<7.2，PO_2<10mmHg，PCO_2>60mmHg。

(四) 处理原则

急性胎儿窘迫应采取果断措施，改善胎儿缺氧状态；慢性胎儿窘迫应针对病因，根据孕周、胎儿成熟度以及胎儿窘迫程度拟定处理方案。

五、可能的护理诊断和医护合作性问题

1. 焦虑：与胎儿健康受到威胁有关。

2. 预感性悲哀：与胎儿可能死亡有关。

六、预期目标

1. 孕妇能运用有效的应对机制缓解焦虑情绪。

2. 孕妇能接受胎儿死亡现实。

七、护理措施

(一) 一般管理

嘱孕妇卧床休息，取左侧卧位。定时吸氧，每日 2～3 次，每次 30 分钟。严密监测胎心变化。

(二) 配合治疗

1. 急性胎儿窘迫患者的护理　①积极去除病因，对于缩宫素致宫缩过强者立即停用，必要时使用抑制宫缩药物，对于有严重摄入不足的孕妇，应遵医嘱给予静脉输液以纠正水、电解质紊乱和酸中毒。②宫口未开全伴以下情况之一者应立即做剖宫产准备：胎心率持续<120 次/分钟或>180 次/分钟，伴羊水污染Ⅱ度；羊水污染Ⅲ度伴羊水过少，频繁出现晚期减速或重度变异减速，胎儿头皮血 pH<7.2。③宫口已开全，骨盆径线正常，胎头双顶径已过坐骨棘平面以下，应尽快阴道助产，娩出胎儿。

2. 慢性胎儿窘迫患者的护理　①积极治疗妊娠合并症和并发症。②若孕周小、估计胎儿娩出后存活可能小，可采取保守治疗，以延长孕周，同时促胎肺成熟，争取胎儿成熟后终止妊娠。③若妊娠近足月，胎动减少，出现频繁晚期减速或重度变异减速，应做好剖宫产手术准备。

3. 做好新生儿窒息抢救和复苏准备　具体内容请参阅《儿科护理学》。

(三) 心理支持

向孕产妇及其家属提供真实信息，对他们的疑虑给予适当解释，帮助他们面对现实。对于胎儿不幸死亡的孕产妇，可为其安排一个远离其他婴儿和产妇的病房，安排家人陪伴，鼓励她们倾诉悲伤，接纳其哭泣和抑郁的情绪，帮助她们使用适合自己的压力应对方法和技

巧，度过悲哀期。

八、护理评价

产妇和家属经历了理智和情感的反应过程，能够接受现实。

第六节　产后出血

产后出血是指胎儿娩出后24小时内失血量超过500ml，是分娩期的严重并发症，是产妇死亡的重要原因之一，目前居我国产妇死亡原因的首位。其发生率约为分娩总数的2%～3%，80%以上发生在产后2小时之内。由于测量和收集血量的主观因素较大，实际的发病率更高。产后出血的预后与失血量、失血速度及产妇体质有关。短时间内大量失血可迅速发生失血性休克，严重者危及产妇生命，休克时间过长可引起脑垂体缺血坏死，继发严重的腺垂体功能减退——席汉综合征。

一、病因

引起产后出血的原因主要有子宫收缩乏力、胎盘因素、软产道裂伤和凝血功能障碍等。其中子宫收缩乏力是最常见原因，占产后出血总数的70%～80%。产后出血的发生可由单一因素所致，也可能各种因素并存。

（一）子宫收缩乏力

胎儿娩出后，子宫肌收缩和缩复对肌束间的血管能起到有效的压迫作用。影响子宫肌收缩和缩复的因素，均可引起子宫收缩乏力性产后出血。常见因素有：

1. 全身因素　产妇精神极度紧张，对分娩过分恐惧，尤其对阴道分娩缺乏信心；产程时间过长或难产，造成产妇体力过度消耗；产程过快；临产后过多使用镇静剂、麻醉剂或子宫收缩抑制剂；产妇合并有急、慢性的全身性疾病，体质虚弱等。

2. 局部因素　多胎妊娠、巨大胎儿、羊水过多等致子宫肌纤维过度伸展失去弹性；产次过多、过频造成子宫肌纤维受损；妊娠期高血压疾病或严重贫血致子宫肌水肿；子宫肌纤维本身发育不良或子宫肌壁损伤，如子宫肌瘤、子宫畸形、剖宫产手术史、子宫穿孔病史；胎盘早剥致子宫胎盘卒中，以及前置胎盘、宫腔感染等均可引起产后出血。

（二）胎盘因素

根据胎盘剥离情况，导致产后出血的胎盘因素有：

1. 胎盘滞留　胎儿娩出后，胎盘应在15分钟内排出体外，若30分钟仍不排出，则影响胎盘剥离面血窦的关闭，导致产后出血。常见的情况有：①由于宫缩乏力、膀胱膨胀等因素，胎盘剥离后滞留在宫腔内，影响子宫收缩；②胎盘剥离不全：在第三产程胎盘完全剥离前过早牵拉脐带或按压子宫，已剥离部分血窦开放出血不止；③胎盘嵌顿：胎儿娩出后子宫发生局限性环形缩窄及增厚，将已剥离的胎盘嵌顿于宫腔内，多表现为隐形出血。

2. 胎盘粘连　胎盘全部或部分粘连于宫壁不能自行剥离。常见原因为多次人工流产手术、子宫内膜炎、蜕膜发育不良等。若完全粘连，一般不出血；若部分粘连，则部分胎盘剥离面血窦开放导致出血。

3. 胎盘植入　指胎盘绒毛植入子宫肌层。部分植入血窦开放，出血很难止住。

4. 胎盘、胎膜残留　多为部分胎盘小叶或副胎盘残留在宫腔内，有时部分胎膜残留也会影响子宫收缩引起产后出血。

（三）软产道裂伤

常因急产、子宫收缩过强、产程进展过快等，软产道未经充分的扩张；或胎儿过大、保护会阴不当、助产手术操作不当、未做会阴侧切或因会阴侧切口过小、软产道组织弹性差等，在胎儿娩出时可致软产道撕裂。软产道裂伤常见会阴、阴道、宫颈裂伤，严重者裂伤可达子宫下段、甚至盆壁，形成腹膜后血肿、阔韧带内血肿而致大量出血。

（四）凝血功能障碍

包括两种情况，其一为妊娠合并凝血功能障碍性疾病，如血小板减少症、白血病、再生障碍性贫血、重症肝炎等；其二为妊娠并发症导致凝血功能障碍，如妊娠期高血压疾病、重型胎盘早剥、羊水栓塞、死胎滞留过久等。这两种情况均可影响凝血功能，发生弥散性血管内凝血。凝血功能障碍所致的产后出血常为难以控制的大量出血，特征为血液不凝。

二、护理评估

（一）健康史

护士除收集一般病史外，尤其要注意收集与诱发产后出血有关的病史，如孕前患有出血性疾病、重症肝炎、子宫肌壁损伤史，多次人工流产史及产后出血史，前置胎盘、胎盘早剥、多胎妊娠、羊水过多、妊娠期高血压疾病，分娩期产妇精神过度紧张，过多使用麻醉剂、镇静剂，产程过长、软产道裂伤或急产等。

（二）临床表现

产后出血的主要临床表现为阴道流血量过多。若失血量过多或时间过长，产妇可出现休克症状，如出汗、口渴、心慌、头晕、面色苍白、血压下降、脉搏细数，尤其是子宫出血潴留于宫腔及阴道内时，产妇表情淡漠、呼吸急促，懒言或烦燥不安，很快转入昏迷状态。

不同原因的产后出血表现为不同特点。胎儿娩出后立即出现阴道流血，色鲜红，最可能的原因是软产道裂伤。胎儿娩出后几分钟开始流血，色较暗，应首先考虑胎盘因素。胎盘娩出后出现流血，其主要原因为子宫收缩乏力或胎膜、胎盘残留。软产道损伤造成阴道壁血肿的产妇会有尿频或肛门坠胀感，且有排尿疼痛。若阴道流血呈持续性，且血液不凝固，多考虑凝血功能障碍引起的产后出血。如果子宫动脉阴道支断裂可形成阴道血肿，产后阴道流血量虽不多，但产妇有严重的失血症状和体征。

（三）辅助检查

1. 评估产后出血量　注意观察阴道出血是否凝固，同时估计出血量。临床上常用有刻度的器皿收集阴道出血，可简便地了解出血量。也可采用称重法，把使用后的纱布、卫生巾等称总重，减去分娩前的重量，用其差值除以1.05（血液比重）即为实际出血量。目测失血量往往只有实际出血量的一半。还可应用面积法，将血液浸湿的面积按10cm×10cm为10ml计算。

2. 实验室检查　检查产妇的血常规，出、凝血时间，凝血酶原时间及纤维蛋白原测定等结果。

（四）处理原则

针对原因迅速止血、补充血容量、纠正休克及防治感染是产后出血的处理原则。对子宫收缩乏力性产后出血，加强宫缩是最有效的方法；对软产道损伤性产后出血，及时准确地修补、缝合裂伤可有效止血；对胎盘因素或凝血功能障碍所致的出血应迅速采取相应措施，控制出血。

三、可能的护理诊断及医护合作性问题

1. 潜在并发症：出血性休克。
2. 活动无耐力：与失血后贫血有关。
3. 有感染的危险：与失血后抵抗力降低有关。

四、预期目标

1. 产妇的血容量经住院处理 24 小时内得到恢复，血压、脉搏、尿量正常。
2. 产妇贫血初步纠正。
3. 住院期间产妇不出现感染征象，体温、白细胞计数正常，恶露、伤口无异常。

五、护理措施

（一）预防产后出血

1. 重视产前保健　对有凝血功能障碍的患者，应治疗后再受孕，必要时于早孕时终止妊娠。对高危妊娠者如妊娠期高血压疾病、肝炎、贫血、血液病、多胎妊娠、羊水过多的孕妇应加强产前检查，提前入院。宣传计划生育，减少人工流产次数。

2. 提高助产质量　严密观察及正确处理产程。①第一产程中合理应用子宫收缩药物和镇静剂，注意产妇饮食，防止产程延长和产妇过度疲劳。②第二产程中根据胎儿大小掌握会阴切开时机，认真保护会阴，阴道检查及阴道手术应操作规范；指导产妇正确屏气及使用腹压，胎头、胎肩娩出要慢，并于胎肩娩出后立即肌注或静脉滴注缩宫素。③第三产程是预防产后出血的关键，不要过早牵拉脐带，胎儿娩出后，正确处理胎盘娩出和测量出血量。若流血量不多，可等待 15 分钟，若流血量多，立即查明原因，及时处理。胎盘娩出后仔细检查胎盘、胎膜以及软产道。

3. 加强产后观察　产后 2 小时是产后出血发生的高峰，这个时间内产妇仍需留在产房接受监护，密切观察产妇的子宫收缩、阴道出血及会阴伤口情况，监测生命体征，并督促产妇及时排空膀胱，早期哺乳，可刺激子宫收缩，减少阴道出血量。

（二）针对原因止血、扩容和抗感染

针对不同的原因采取相应的止血措施，同时注意预防感染的发生。

1. 产后子宫收缩乏力所致大出血　可以通过按摩子宫、使用宫缩剂、宫腔内填塞纱布条等方法达到止血目的。

（1）按摩子宫：主要是刺激子宫收缩。第一种方法：用一手置于产妇腹部，触摸子宫底部，拇指在子宫前壁，其余 4 指在子宫后壁，均匀而有节律地按摩子宫。第二种方法：一手在产妇耻骨联合上缘按压下腹中部，另一手握住宫体，在子宫底部进行有节律地按摩，同时间断地用力挤压子宫，使积存在子宫腔内的血块及时排出。第三种方法：一手在子宫体部按摩子宫体后壁，另一手戴无菌手套后握拳置于阴道前穹，顶住子宫前壁，两手相对紧压子宫并做按摩。

（2）使用子宫收缩剂：按医嘱肌内注射缩宫素 10U 或麦角新碱 0.2～0.4mg，或静脉滴

注宫缩剂，也可宫体直接注射麦角新碱0.2mg（心脏病、高血压患者禁用麦角新碱），以促进宫缩减少出血。

（3）填塞宫腔：协助医师在腹部固定子宫，选用无菌纱布条填塞宫腔，局部压迫止血。宫腔填塞纱布条后应密切观察生命体征及宫底高度和大小，警惕因填塞不紧，宫腔内继续出血而阴道不出血的止血假象。同时注意由于宫腔填塞纱布条可增加感染机会，只有在子宫全部松弛无力，缺乏血源，病情危急时考虑使用。24小时后应取出纱布条，取出前先静脉滴注缩宫素10U，并给予抗生素预防感染。

2.软产道撕裂伤造成的大出血　止血的有效措施是及时准确地缝合修复。宫颈裂伤＜1cm且无活动性出血者，不需缝合；若有活动性出血或裂伤＞1cm，则应缝合。修补时应注意解剖层次的对合，第一针要超过裂伤顶端0.5cm，缝合时不能留有死腔，避免缝线穿过直肠。若为阴道血肿所致应切开血肿，清除血块，再缝合止血。

3.胎盘因素导致的大出血　要及时将胎盘取出，并做好必要的手术准备。首先核对胎盘、胎膜完整性，胎盘已剥离尚未娩出者，可协助产妇排空膀胱，然后牵拉脐带，按压宫底协助胎盘娩出；胎盘部分剥离者，可以徒手伸入宫腔，协助胎盘剥离完全后，取出胎盘；胎盘、胎膜部分残留者，徒手不能取出时，可用大刮匙刮取残留组织；胎盘植入者，应及时做好子宫切除的准备；若子宫狭窄环所致胎盘嵌顿，要配合麻醉待环松解后用手取出胎盘。

4.凝血功能障碍所致出血　应针对不同病因、合并疾病种类进行治疗和护理，遵医嘱积极输新鲜全血、血小板、纤维蛋白原、凝血因子等，达到迅速止血的目的。

5.失血性休克的处理　及早开放静脉，在止血同时补充血容量。注意为患者提供安静的环境，保持平卧、吸氧、保暖；严密观察并详细记录患者的意识状态、生命体征及出入量；观察子宫收缩情况，记录恶露的量、色、气味；按医嘱给予抗生素防治感染。经积极处理后仍无效，出血可能危及产妇生命时，应协助医师做好子宫切除术术前准备，以挽救产妇生命。

（三）心理支持及健康教育

大量失血后，产妇抵抗力低下，体质虚弱，生活自理有困难，医护人员应主动关心产妇，增加其安全感，教会产妇一些放松的方法，鼓励产妇说出内心的感受，指导产妇逐步增加活动量，以促进身体的康复过程。另外，做好出院指导也是心理支持的一个很好途径。指导产妇注意加强营养和活动，继续观察子宫复旧及恶露情况，明确产后复查的时间、目的和意义，使产妇能按时接受检查。

六、护理评价

产妇分娩后没有出现失血性休克，血压、血红蛋白正常，全身状况得以改善；出院时，产妇没有感染，体温正常，白细胞数正常，恶露正常，伤口愈合好。

（侯　睿）

第七章　异常产褥妇女的护理

第一节　产褥感染

产褥感染（puerperal infection）是指在分娩和产褥期病原体侵入生殖道引起的局部或全身性炎症反应。发病率约为6%。产褥病率（puerperal morbidity）是指分娩24小时后的10日内，每日用口表测体温4次，有2次体温≥38℃。产褥感染与产褥病率之间，既有区别又有联系。产褥病率的主要原因为生殖道感染，但也可能是其他系统、器官感染，如常见的上呼吸道感染、泌尿系感染、乳腺炎等。

一、病因

1. 诱因　造成产妇生殖道自净作用和全身抵抗力下降的因素均为产妇感染的诱因。孕期贫血；产后产妇的身体虚弱，抵抗力下降；胎膜早破、产程延长、过多的阴道操作、产道损伤。这些因素增加了病原体侵入生殖道的机会。

2. 病原体　造成产褥感染的病原体以大肠杆菌和厌氧菌为主，β-溶血性链球菌致病性最强，金黄色葡萄球菌可引起严重的伤口感染。

3. 感染来源　造成产褥感染的病原体来源有两个：

（1）内源性感染：正常孕妇生殖道和身体其他部位寄生有病原体，当身体抵抗力下降时可致病。

（2）外源性感染：病原体可通过被污染的手术器械、敷料、衣服，甚至医务人员的手传播。

研究表明内源性感染更为重要。

二、护理评估

（一）健康史

了解患者的既往健康状况、有无泌尿系统及生殖道感染史；全身营养状况，是否有严重的贫血、营养不良；卫生习惯。重点了解妊娠、分娩的经过，是否合并糖尿病，分娩过程中有无产程延长、胎膜早破、手术助产、产道损伤。评估会阴伤口状况、恶露性状、产妇体温变化。

（二）临床表现

感染症状一般出现在产后3～7天，血栓静脉炎症状出现在产后7～14天。症状因感染的病原体、部位、严重程度不同而不同。轻度感染者体温逐渐上升，达38℃，持续数日；感染严重者体温可超过39℃，伴有虚弱、心率加快、头痛等全身中毒症状。

1. 急性外阴炎、宫颈炎　通常由于自然分娩时外阴损伤或手术助产引起。会阴裂伤或侧切伤口可见红肿，有压痛，使产妇不能取坐位，伤口裂开，有脓性分泌物，感染蔓延可出现发热。宫颈裂伤感染可出现黏膜充血、溃疡，分泌物增多，向深部蔓延，可达宫旁组织，引起盆腔结缔组织炎。

2. 子宫内膜炎、子宫肌炎　病原体经过胎盘剥离面侵入子宫内膜形成子宫内膜炎，侵入子宫肌层形成子宫肌炎。子宫内膜坏死，恶露增多，有臭味，可出现轻度的腹痛，炎症侵入子宫肌层，子宫复旧不佳，寒战，体温升高达38℃以上，心率加快，下腹痛加重，有压痛。

3. 血栓静脉炎　比较少见，血栓来自胎盘剥离处，随血液循环播散，表现为寒战、高热。下肢静脉血栓的产妇可出现下肢持续性疼痛，局部静脉压痛或触及硬索状物，血液回流受阻，皮肤发白、疼痛，下肢水肿。

4. 脓毒血症及败血症　脱落的感染血栓或大量病原体进入血液循环，引起脓毒血症、败血症，患者可出现持续高热、寒战等全身中毒症状，严重时可出现感染性休克，危及生命。

（三）辅助检查

1. 血常规　白细胞总数增高，中性粒细胞升高明显，血沉加快。

2. 药物敏感试验　会阴伤口分泌物、宫腔分泌物培养、血液细菌培养加药物敏感试验，寻找病原体，为选择抗生素提供依据。

3. B型超声　检查子宫及盆腔组织，可发现炎症包块、脓肿的位置及性质。

三、处理原则

1. 抗生素治疗　发生感染时，根据细菌培养和药物敏感试验结果选用抗生素治疗，重度感染时，常用广谱高效抗生素。

2. 支持疗法　高热患者应行物理降温；病情严重者注意纠正水、电解质失衡；贫血患者可少量多次输血，增加机体抵抗力。

3. 局部治疗　外阴伤口感染的患者，可热敷或切开引流；宫腔感染者应清除宫腔内容物，取半坐卧位以利引流。

4. 血栓静脉炎的治疗　应用抗生素治疗的同时，加用肝素进行溶栓治疗，并口服双香豆素、阿司匹林等。

四、可能的护理诊断和医护合作性问题

1. 体温过高：与产褥感染有关。
2. 体液不足：与发热消耗、摄入减少有关。
3. 疼痛：与伤口有关。
4. 母乳喂养中断：与产褥感染治疗有关。

五、预期目标

1. 炎症得到控制，体温及各项生命体征恢复正常。
2. 液体的摄入能够满足机体需要，未出现电解质失衡。
3. 产妇主诉疼痛缓解。
4. 产妇能复述疾病和自我护理相关知识。
5. 新生儿得到有效喂养，生长发育正常。

六、护理措施

（一）一般护理

1. 做好生活护理，满足患者基本需要，提供舒适的休养环境，保证患者能够充分休息；协助取半坐卧位，促进恶露排出。

2. 增加营养，提供高热量、高蛋白、高维生素的食物，补充发热的消耗，增强机体抵抗力，同时要保证液体的摄入，必要时可通过静脉输液补充液体。

3. 妊娠、分娩过程中注意预防感染，减少阴道操作。产妇的便盆等用物应一人一物，用后消毒，防止交叉感染。医护人员在操作过程中要严格执行无菌操作原则，被污染的物品要按规定处理，避免医源性感染。

（二）病情观察

1. 监测患者的体温、脉搏及其他生命体征；观察患者全身状况，有无寒战、腹痛等；监测血清电解质，准确记录出入量。

2. 评估会阴伤口；观察恶露的量、颜色、性状、气味；每日定时检查子宫复旧情况。

3. 观察患者有无下肢持续性疼痛、局部静脉压痛或触及硬索状物，下肢是否水肿。

（三）配合治疗

1. 遵医嘱协助患者进行化验检查并给予抗生素治疗。

2. 协助医生进行脓肿引流、伤口清创或清除宫腔残留物。

（四）健康指导

1. 指导产妇注意个人卫生，做好会阴部护理。每日用 1∶5000 高锰酸钾溶液或络合碘溶液冲洗外阴 2 次；产后 7 天可温水坐浴，每日 2 次；教会产妇正确、及时地更换会阴垫。

2. 向产妇讲解产褥感染及其治疗的相关知识，缓解产妇的焦虑情绪。指导产妇、家属将如何乳汁挤出、储存喂养新生儿。

七、护理评价

产妇的感染症状得到及时纠正，体温恢复正常，疼痛缓解，心理状态趋于稳定，能够进行产后自我护理，新生儿生长发育正常。

第二节　晚期产后出血

晚期产后出血（late puerperal hemorrhage）是指分娩 24 小时后，在产褥期内发生的子宫大量出血。多发生在产后 1～2 周，也有发生在产后 6 周者。阴道少量或中量出血，持续或间断，严重者可大量出血，患者晕厥甚至休克。

一、病因

1. 胎盘、胎膜残留　残留的胎盘组织发生变性、坏死、机化，形成胎盘息肉，当坏死组织脱落时，暴露基底部血管，引起大量出血。

2. 蜕膜残留　正常蜕膜多在产后一周内脱落，并随恶露排出。若蜕膜因剥离不全而长时间残留，也可影响子宫复旧，继发子宫内膜炎症，引起晚期产后出血。

3. 子宫胎盘附着面感染或复旧不全　子宫胎盘附着面的血管在分娩后形成血栓，继而血栓机化，出现玻璃样变，血管上皮增厚，管腔上皮增厚，管腔变窄、堵塞。胎盘附着部边缘有内膜向内生长，底蜕膜深层的残留腺体和内膜亦重新生长，使子宫内膜得以修复，此过程需 6～8 周。如胎盘附着面感染、复旧不全，可引起血栓脱落，血窦重新开放，导致子宫出血。

4. 剖宫产术后子宫伤口裂开　多见于子宫下段剖宫产横切口两侧端。主要原因是止血不良、切口选择过低或过高、缝合技术不当。

5. 其他原因　产后子宫滋养细胞肿瘤、子宫黏膜下肌瘤等也可引起晚期产后出血。

二、护理评估

（一）既往病史

除一般病史外，应特别注意收集与产后出血有关的资料，如是否有多胎史、出血性疾病史、产后出血史等。

（二）本次妊娠经过

了解胎儿大小、有无前置胎盘、胎盘早剥、分娩方式、是否产程延长、有无宫缩乏力、产褥期子宫复旧状况等。

（三）临床表现

1. 胎盘、胎膜残留出血　产后血性恶露多，持续时间长，子宫复旧差，有子宫底压痛、低热等感染征象。出血多发生在产后数日至 10 余日。

2. 剖宫产后出血　发生于产后 20 余日，表现为急性大量出血，也可反复出血，可因失血过多引起休克。

3. 胎盘附着面复旧不全出血　常于产后 10 余日发生阴道出血。

（四）辅助检查

1. 血、尿常规　血红蛋白值降低提示患者贫血，白细胞升高提示有感染。

2. 宫腔分泌物培养、涂片检查　了解有无感染。

3. B 型超声　了解宫腔内有无残留的胎盘、胎膜，子宫伤口愈合情况。

4. 清宫术　宫腔刮出物送病理检查。

（五）处理原则

1. 明确原因，如通过血 HCG、B 型超声检查，发现有无胎盘、胎膜、蜕膜残留。

2. 应用缩宫素促进子宫收缩，应用抗生素控制感染，应用止血药减少出血。

3. 行刮宫术达到止血目的，刮出物应送病理检查。

4. 必要时行子宫全切术。

三、可能的护理诊断和医护合作性问题

1. 潜在的并发症：出血性休克。

2. 有感染的危险：与出血造成抵抗力降低、胎盘、胎膜残留有关。

3. 组织灌流量改变：与晚期产后出血有关。

四、预期目标

1. 出血停止，血容量恢复，生命体征正常。

2. 住院期间体温正常，未出现感染。

3. 维持体液平衡，维持基本生理功能。

4. 能复述产褥期自我照顾及照顾新生儿的知识。

五、护理措施

1. 观察子宫复旧情况，阴道出血的量、颜色、性状和气味，伤口愈合情况；监测患者的体温、脉搏等生命体征并注意其一般情况。

2. 大量出血、反复出血可导致贫血，应注意监测产妇的血红蛋白值及一般情况，遵医嘱应用止血药物，为其提供高热量、高蛋白、高维生素的饮食，以纠正贫血，增强抵抗力。

3. 怀疑胎盘、胎膜残留者应配血，准备行刮宫术，术中主要观察患者的一般情况及出血量，刮出物送病理检查。剖宫产术后者行刮宫术应慎重。

4. 指导产妇保持外阴清洁，正确、及时地更换会阴垫，每日外阴冲洗 2 次。

5. 做好生活护理，满足产妇的基本需要。

六、护理评价

产妇出血状况得到及时控制，未出现感染、休克，婴儿得到照顾。

第三节　产后抑郁症

产后抑郁症（ postpartum depression）是指产妇在分娩后出现抑郁症状，是产褥期精神综合征中最常见的一种类型。是由于产妇不能适应新角色所致，常于产后 2 周出现。国内有关产后抑郁症的发生率报道极少，国外有报道发生率为 5％～25％。

一、病因

造成产后抑郁的可能因素很多，包括生理、心理、社会因素。其中社会心理因素被认为是主要因素。

1. 生理因素　有些研究者认为产后雌、孕激素水平的突然下降及不平衡是产后抑郁症的可能原因。和产后抑郁症相关的激素还有绒毛膜促性腺激素、胎盘生乳素、肾上腺类固醇等。

2. 遗传因素　有精神病家族史，特别是有抑郁症家族史的产妇易患产后抑郁症。

3. 心理因素　有学者指出患有产后抑郁症的产妇具有敏感、情绪不稳定的个性特征，时常表现出焦虑以及强迫的特殊品质，或者出现过度自我控制和顺从，容易产生产后心理障碍。另外，对母亲角色有认同缺陷的产妇，时常有强烈的依赖需求，这种依赖需求会使产妇无法认同母亲角色，一直对自己的母亲角色产生冲突和适应不良，无法应对初为人母的角色期望所带来的压力，容易形成产后抑郁症。另外有些学者认为妊娠期间情绪压力大、高度焦虑、人际关系不协调、婴儿健康状况差等因素易诱发产后精神异常。

4. 社会因素　大多数产妇是第一次生育，缺乏育儿经验，可能出现角色适应不良，产生焦虑、罪恶感和敌意，并逐渐丧失自我照顾能力和照顾婴儿的能力，最终使她们产生无助和绝望感，导致抑郁。另外，目前以核心家庭居多，家中可以帮忙照顾新生儿的亲属极少，雇用月嫂的费用又很高，产妇面临经济与照顾孩子的双重压力。

造成产后妇女压力源的4个主要因素有母亲角色不胜任、支持系统缺乏、面临抉择、身体形象改变等。

（1）母亲角色不胜任：产妇特别是初产妇在照料新生儿的过程中，常常遇到各种各样的问题，例如，“孩子哭闹不停是饿了还是病了”、“孩子打嗝、吐奶怎么办”、“孩子穿多少衣服合适”等，由于缺乏经验，这些问题日复一日地困扰着产妇，使她们感到紧张、焦虑，丧失信心，无法履行母亲的职责。

（2）支持系统缺乏：产妇得不到来自父母、公婆或专业人员在育儿方面的指导和帮助；丈夫也没有适应父亲的角色，没有参与家务或照顾婴儿的工作；孩子的出生使家庭的支出增加，产妇休假或离职，收入减少，经济负担加重；丈夫不能理解产妇情绪的变化，不能提供育儿以及心理、精神方面的支持。

（3）面临抉择：孩子的出生使原来的家庭生活内容、节奏甚至结构都发生了变化，产妇面临着许多选择，例如“谁可以帮助自己带小孩”、“是否雇用保姆”、“哪一种品牌的奶粉更好”、“应该给孩子起什么名字”等。

（4）身体形象改变：产妇因妊娠和分娩，身体结构、身体功能、身体感觉和社会功能等方面发生改变，常常会担心“体形恢复不到理想状态”、“担心性生活后再次妊娠”等。

二、护理评估

（一）病史

既往有无心理问题、精神疾病；有无精神病家族史；以往及本次妊娠、分娩是否正常，新生儿是否健康；近期有无重大生活事件发生；婚姻关系是否稳定；有无良好的社会支持。

（二）临床表现

通常在产后2周出现症状，表现为注意力无法集中、对事物缺乏兴趣、健忘、心情不平静、时常哭泣或流泪、依赖、焦虑、恐惧、疲倦、失眠、伤心、易怒暴躁、无法忍受挫折、负向思维、对自身和新生儿健康过度担忧，常常失去生活自理和照料新生儿的能力。一些产妇甚至出现伤害婴儿或自我伤害的行为。

除上述表现外，还应评估产妇的食欲、睡眠、生活表现、人际关系、情感表达方式、社会支持系统等。

三、处理原则

对产后抑郁症的治疗应从基础照顾开始。应消除各种精神刺激因素，对于轻度抑郁者提供心理卫生保健指导，帮助其解决一些实际问题，减少育儿及心理压力，这与应用抗抑郁药物同样有效。中、重度抑郁患者需服抗抑郁药物。产后抑郁症预后良好，约70%的患者在1年内治愈，极少数患者患病时间持续1年以上。再次妊娠者，20%复发。子代的认知能力会受到一定的影响。

四、可能的护理诊断和医护合作性问题

1. 个人应对无效：与缺乏育儿经验、缺乏社会支持有关。

2. 有父母不称职的危险：与缺乏母亲角色认同、缺乏社会支持有关。

3. 无能为力：与缺乏育儿经验、缺乏家庭支持有关。

五、预期目标

1. 患者顺利完成角色转变，照料、抚育新生儿，承担母亲角色。

2. 患者能从容应对家庭、社会关于母亲角色的期望所带来的压力，协调好与丈夫及亲属、朋友的人际关系，获得必要的支持。

六、护理措施

产后抑郁症产妇需要进行心理和药物两方面的治疗和护理。

1. 心理治疗与护理　通过心理咨询等方式，帮助产妇消除造成疾病的可能因素，尽量帮助产妇协调家庭之间的种种人际关系；提供育儿指导，调整生活节律，增强产妇的信心。对于情绪抑郁的处理，应侧重于心理疏导。护士应仔细、认真观察病情，富有同情心地倾听。帮助患者分析症状，判断结果，使其对疾病有充分、深刻的认识。同时适当地使用镇静剂，能使心理治疗收到较好的效果。

2. 药物治疗与护理　应用抗抑郁药物，如5-羟色胺再吸收抑制剂、三环类抗抑郁药，并进行相应的用药护理。三环类抗抑郁药物是广谱抗抑郁药，不会大量进入母乳。产后是女性的特殊时期，该阶段的抗抑郁治疗要考虑到母体能得到最好的照顾，婴儿又不受到损伤。

3. 维护母婴安全　避免各种刺激因素，密切观察产妇的情绪变化，防止产妇自伤或伤害婴儿。

4. 健康指导　产前利用孕妇学校讲解妊娠、分娩的相关知识，减轻焦虑、恐惧心理。分娩过程中，主动关心产妇。做好产后随访工作，提供育儿指导。针对家属进行健康教育，使其正确认识产后抑郁症，向产妇提供支持。

七、护理评价

产妇顺利完成角色转变，新生儿得到恰当照顾，母婴身心健康；产妇能从容应对家庭、社会关于母亲角色的期望所带来的压力，协调好与丈夫及亲属、朋友的人际关系，家人主动关心产妇，提供必要的帮助；产妇精神症状消失，睡眠改善，疲劳感减轻。

（赵　红）

第八章　外阴疾病患者的护理

第一节　外阴瘙痒患者的护理

外阴瘙痒是妇科患者常见的症状，多由外阴各种不同病变所引起，但也可发生于外阴完全正常者。本病以中年妇女多见。

一、病因

（一）局部因素

1. 特殊感染　外阴、阴道假丝酵母菌病和滴虫性阴道炎是引起外阴瘙痒最常见的原因。阴虱、疥疮也可导致发痒。蛲虫病引起的幼女肛门周围及外阴瘙痒一般在夜间发作。

2. 外阴鳞状上皮细胞增生　以奇痒为主要症状，伴有外阴皮肤发白。

3. 药物过敏或化学品刺激　肥皂、避孕套、苯扎溴铵（新洁尔灭）等可直接刺激或因过敏而引起皮炎，出现外阴瘙痒。经期卫生巾、化纤内裤可诱发瘙痒。

4. 不良卫生习惯　不注意外阴局部清洁，皮脂、汗腺、经血、阴道分泌物、尿、粪长期刺激外阴可引起瘙痒。

5. 其他皮肤病　擦伤、寻常疣、疱疹、湿疹、肿瘤等均可引起外阴瘙痒。

（二）全身性因素

1. 糖尿病　由于尿糖对外阴局部刺激及合并外阴感染而引起。特别是伴发假丝酵母菌病时，外阴瘙痒特别严重。

2. 黄疸、维生素A缺乏、维生素B族缺乏、贫血、白血病等慢性病患者出现外阴瘙痒时，常为全身瘙痒的一部分。

3. 不明原因外阴部瘙痒　可能与精神和心理方面因素有关。偶有妊娠期或经前期外阴充血瘙痒者。

二、护理评估

（一）健康史

了解患者有无不良卫生习惯，是否应用特殊药物或化学品刺激出现外阴瘙痒。询问患者既往疾病史如阴道炎、疱疹、糖尿病及贫血、白血病等慢性疾病。

（二）临床表现

外阴瘙痒多位于阴蒂、小阴唇，也可波及大阴唇、会阴甚至肛周，瘙痒部位出现皮损区，长期搔抓可引起皮肤增厚、血痂或继发毛囊炎。阴虱引起的瘙痒多局限在阴毛部位及其附近，阴毛丛可见散在的长1～2mm灰色阴虱。无原因性外阴瘙痒，多波及整个外阴部，但也可局限在某部位或单侧外阴，局部皮肤和黏膜外观正常或出现抓痕和血痂。当瘙痒严重时，患者多坐卧不安，以致影响生活和工作。

（三）辅助检查

根据发病原因进行必要的化验检查，如取阴道分泌物查滴虫、假丝酵母菌等检查。

（四）处理原则

1. 一般治疗　注意经期卫生，保持外阴清洁干燥，切忌搔抓。不要用热水洗烫，忌用肥皂。有感染时用1∶5000高锰酸钾液坐浴。内裤要宽松透气。忌酒及辛辣或过敏食物。

2. 病因治疗　消除引起瘙痒的局部或全身性因素，如滴虫、假丝酵母菌感染或糖尿病等。

3. 对症治疗

（1）外用药：急性炎症时可用3%硼酸液湿敷，洗后局部涂擦40%氧化锌油膏；慢性瘙痒可用皮质激素软膏或2%苯海拉明软膏涂擦。

（2）内服药：症状严重时，口服马来酸氯苯那敏（扑尔敏）4mg或苯海拉明25mg或异丙嗪25mg，以兼收镇静和脱敏功效。

三、可能护理诊断及医护合作性问题

1. 组织完整性受损：与炎性分泌物刺激引起局部瘙痒有关。
2. 睡眠型态紊乱：与局部瘙痒不适、住院环境有关。
3. 疼痛：与局部炎性刺激有关。

四、预期目标

1. 患者了解本病的处理原则，积极配合治疗，消除焦虑。
2. 患者瘙痒症状有所减轻，舒适感增加。
3. 患者外阴部皮肤无感染发生。

五、护理措施

1. 心理支持　帮助患者寻找引起外阴瘙痒的原因，理解患者因瘙痒导致的烦恼，鼓励患者接受系统治疗，树立战胜疾病的信心和勇气。

2. 一般护理　消除引起外阴瘙痒的局部或全身性因素，如滴虫、假丝酵母菌感染或糖尿病等。若找到阴虱，应剃净阴毛，内裤要煮洗，亦可用1%马拉硫磷粉剂或25%～50%百部酊涂擦。

3. 缓解症状，促进舒适　指导患者定时更换消毒会阴垫，便后冲洗及会阴擦洗时遵循由前向后、从尿道到阴道，最后肛门的原则，以保持会阴部清洁。局部奇痒难忍时，酌情给予止痒药膏，并嘱咐患者避免搔抓。

4. 健康教育　注意经期卫生，保持外阴清洁干燥，切忌搔抓。不要用热水洗烫，忌用肥皂。有感染时可用高锰酸钾液坐浴，但严禁局部擦洗。衣着特别是内裤要宽松透气，忌酒及辛辣或过敏食物。

六、护理评价

外阴瘙痒症状减轻至可以忍受，外阴皮肤完整，颜色正常，无外阴感染发生；患者对疾病的治愈充满信心，具有战胜疾病的勇气。

第二节　外阴白色病变患者的护理

外阴白色病变系指女性外阴皮肤和黏膜组织发生变性及色素改变的一组慢性疾病，因病变区域皮肤和黏膜多呈白色，故称其为外阴白色病变。以往将此类病变统称为“慢性外阴营养不良”，1987 年国际外阴疾病研究协会与国际妇科病理学家协会共同制定新的外阴皮肤疾病分类法并建议废止慢性外阴营养不良的术语，以外阴上皮内非瘤样病变取代。目前对外阴皮肤疾病的分类，采用新制订的分类法（见表 8－1）。

表 8－1　外阴皮肤疾病分类

皮肤和黏膜上皮内非瘤样病变
鳞状上皮细胞增生
硬化性苔癣
其他皮肤病
上皮内瘤变
鳞状上皮内瘤变（VIN）
轻度不典型增生（VIN Ⅰ）
中度不典型增生（VIN Ⅱ）
重度不典型增生或原位癌（VIN Ⅲ）
非鳞状上皮内瘤变
派杰氏病（Paget'disease）
非浸润性黑色素瘤
浸润癌

上述新分类法中，将上皮内瘤变和非瘤样病变截然分开，有利于临床治疗，本节重点讨论外阴上皮内非瘤样病变。

一、病因

确切病因不明。根据外阴局部的解剖生理特征，如外阴长期处于潮湿状态和阴道排出物的刺激等因素可能与发病有关。硬化性苔癣的发病因素有：①遗传因素：文献中有母女、姐妹等直系亲属家族性发病的报道，但尚未发现特异基因；②自身免疫因素：患者可合并斑秃、白癜风、甲状腺功能亢进或减退等自身免疫性疾病，说明此病与自身免疫有关；③性激素：本病好发于成年女性，患者血中二氢睾酮水平明显低于正常同龄妇女，且睾酮局部治疗往往有效，提示睾酮不足可能为发病因素之一。

二、病理

外阴鳞状上皮增生主要病理变化为表皮层角化过度和角化不全，棘细胞层不规则增厚，上皮脚向下延伸，末端钝圆或较尖，但上皮细胞层次排列整齐，细胞大小和核形态、染色均正常。外阴硬化性苔癣典型病理特征为表层萎缩、表层角化过度和毛囊角质栓塞，棘层变薄，黑色细胞减少，上皮脚变钝或消失。

三、护理评估

（一）健康史

鳞状上皮细胞增生多见于50岁以前的中年妇女，亦可发生于老年期。硬化性苔癣发生于包括幼女在内的任何年龄女性，但以40岁左右发病率最高。

（二）临床表现

1. 症状　外阴硬化性苔癣主要症状为病损区皮肤发痒，但程度较鳞状上皮细胞增生的患者为轻。晚期皮肤菲薄皱缩，阴道口痉挛狭窄，仅容指尖以致性交困难。

2. 体征　硬化性苔癣的病损部位位于大阴唇、小阴唇、阴蒂包皮、阴唇后联合及肛周，多呈对称性。早期皮肤发红、肿胀，出现有光泽的多角形平顶小丘疹，融合成片后呈紫癜状。进一步发展时皮肤和黏膜变白、变薄、失去弹性，干燥易皲裂，阴蒂萎缩，小阴唇缩小至消失。

（三）辅助检查

确诊靠组织病理学检查。活检应在有皲裂、溃疡、隆起、硬结或粗糙处进行，并应选择不同病变部位多点取材。为做到取材恰当，可先用1％甲苯胺蓝涂抹病变皮肤，待自干后用1％醋酸液擦洗脱色，凡不脱色区表明该处有裸核存在，因而在该处取活检，发现不典型增生或早期癌变的可能性较大。

（四）处理原则

1. 一般治疗　注意保持外阴部皮肤清洁干燥，禁用肥皂或其他刺激性药物擦洗，避免用手或器械搔抓患处。不食辛辣和过敏食物。衣着宽大，忌穿不透气的化纤内裤，以避免湿热郁积而加重病变。

2. 凡精神较紧张、瘙痒症状明显以致失眠者，可加用镇静、安眠和抗过敏药物以增强疗效。

3. 药物治疗　目的在于控制局部瘙痒。外阴鳞状上皮细胞增生采用糖皮质激素局部治疗。临床上常用药物有0.025％醋酸氟轻松软膏（肤轻松）或1％～2％氢化可的松软膏、霜剂等，每日涂擦局部3～4次以缓解瘙痒症状。当局部瘙痒控制后宜停用高效类固醇药物。一般在局部涂药前可先用温水坐浴。目前认为丙酸睾丸酮局部涂擦是治疗硬化性苔癣的标准方法，但疗效因人而异。临床上采用200mg丙酸睾丸酮加入10g凡士林油膏或软膏配制成2％制剂涂擦患部，擦后稍予按摩。幼女硬化性苔癣至青春期时有可能自愈，治疗不宜采取丙酸睾丸酮局部治疗以免出现男性化，可用1％氢化可的松软膏涂擦局部以缓解症状。

4. 物理治疗

（1）激光治疗，采用二氧化碳激光或氦氖激光治疗。

（2）冷冻治疗。

（3）聚焦超声治疗。

5. 手术治疗　凡症状明显、经药物治疗无效，特别是局部出现溃疡、结节病变者，或有重度不典型增生者，一般可行局部病灶切除或单纯外阴切除手术。

四、可能护理诊断及医护合作性问题

1. 舒适的改变：与病变刺激神经反射、局部瘙痒有关。

2. 有皮肤完整性受损的危险：与搔抓引起外阴部表皮破损、溃疡有关。

3. 焦虑：与疾病治疗效果不佳，易复发，并需要随访，有癌变可能有关。

五、预期目标

1. 患者瘙痒症状有所减轻，舒适感增加。
2. 患者积极配合治疗，消除焦虑。
3. 患者外阴部皮肤未出现搔抓引起的溃烂。

六、护理措施

1. 一般护理　日常生活及治疗期间应做到：

（1）注意保持外阴部皮肤清洁干燥。

（2）禁用肥皂或其他刺激性药物擦洗外阴，避免用手或器械搔抓患处。

（3）不食辛辣和过敏食物，少饮酒。

（4）衣着宽大，忌穿不透气的化纤内裤，以避免湿热郁积而加重病变。

2. 心理支持　理解患者的心理感受，给予患者心理支持和安慰。同时争取得到患者丈夫的理解。开展健康教育，讲解有关疾病的基本概念、治疗方法和随访的重要性，努力焕发患者的潜力，提高生活质量。

3. 指导用药　要耐心教会患者自己用药的方法及注意事项。

4. 指导患者定期进行妇科检查，及早发现异常，并积极治疗。

5. 知识宣教　向患者及家属讲解疾病的诱发因素、预防措施，并与患者及家属共同讨论适用于个人、家庭的防治措施。

七、护理评价

瘙痒症状减轻，甚至消失。患者定期来医院随访，焦虑感消失。

第三节　外阴癌患者的护理

外阴癌（carcinoma of vulva）是女性外阴恶性肿瘤中最常见的一种（约占90%），占女性生殖系统恶性肿瘤的4%，好发于60岁以上妇女，最常见的是外阴鳞状细胞癌，其他有恶性黑色素瘤、基底细胞癌、前庭大腺癌等。

一、病因

外阴癌的病因尚不完全清楚。与发病相关的因素有：性传播疾病，如尖锐湿疣、单纯疱疹病毒Ⅱ型感染、淋病、梅毒等；人乳头瘤病毒（HPV）感染，巨细胞病毒感染；外阴慢性皮肤疾病，如外阴上皮内非瘤样病变。

二、病理

原发性外阴癌95%为鳞状细胞癌。只有少数发生在前庭大腺或汗腺的腺癌。约2/3的外阴癌发生在大阴唇，其余1/3发生在小阴唇、阴蒂、会阴、阴道等部位。

外阴癌的癌前病变称为外阴上皮内瘤样病变（VIN），包括外阴上皮不典型增生及原位癌。外阴上皮内瘤样病变分为3级，即轻度外阴上皮不典型增生（VIN Ⅰ级）、中度外阴上皮不典型增生（VIN Ⅱ级）、重度外阴上皮不典型增生（VIN Ⅲ级）及原位癌。

外阴癌的转移方式以直接浸润、淋巴转移为常见，极少血运转移。直接浸润是癌灶逐渐增大，沿皮肤、黏膜向内侵及阴道和尿道，至晚期时可累及肛门、直肠和膀胱等。外阴癌几乎都存在淋巴转移，癌灶往往向同侧淋巴结转移。最初转移至腹股沟浅淋巴结，再至腹股沟深淋巴结，并经此进入盆腔淋巴结，如髂总、髂内、髂外、闭孔淋巴结等，最后转移至腹主动脉旁淋巴结，继续向上至左锁骨上淋巴结。血运转移一般晚期患者会出现，可转移至肺。

三、临床分期

外阴癌的临床分期目前有两种，一种是国际妇产科联合会（FIGO）分期法，另一种是国际抗癌协会（UICC）分期法，两种方法各有其优点，目前国内多采用FIGO分期法（见表8-2）。

表8-2 外阴癌的临床分期（FIGO，2000年）

FIGO	肿瘤范围
0期	原位癌
Ⅰ期	肿瘤局限外阴或外阴和会阴，肿瘤最大直径≤2cm
ⅠA期	肿瘤直径≤2cm伴间质浸润≤1cm
ⅠB期	肿瘤直径≤2cm伴间质浸润＞1cm
Ⅱ期	癌灶局限于外阴或外阴和会阴，肿瘤最大径线＞2cm
Ⅲ期	肿瘤浸润尿道下段，或阴道，或肛门
ⅣA期	肿瘤浸润膀胱黏膜，或直肠黏膜，或尿道上段黏膜；或固定于盆骨
ⅣB期	任何远处转移，包括盆腔淋巴结转移

四、护理评估

（一）健康史

外阴癌一般发生在60岁以上老年人，该年龄组人群常伴有高血压、糖尿病、冠心病等，应仔细评估患者各系统的健康状况，了解患者有无不明原因的外阴瘙痒史、外阴赘生物史等。

（二）临床表现

1. 症状　主要为不易治愈的外阴瘙痒和各种不同形态的肿物，如菜花状、结节状、溃疡状。肿物易合并感染，较晚期可出现疼痛、渗液和出血。肿瘤侵犯直肠或尿道时，产生尿频、尿急、尿痛、血尿、便秘、便血等症状。

2. 体征　癌灶可生长在外阴任何部位，最常见部位是大阴唇，其次是小阴唇、阴蒂、会阴、尿道口或肛门等。早期起病时局部可见丘疹、结节或溃疡；晚期呈不规则肿块，组织脆易脱落，溃烂、感染。若癌灶已经转移至腹股沟淋巴结，可扪及一侧或双侧腹股沟淋巴结增大、质硬且固定。

（三）辅助检查

1. 细胞学检查　对可疑病灶行涂片细胞学检查，常可见到癌细胞，由于外阴癌常常合并感染，其阳性率仅50%左右。

2. 病理活检　对一切外阴赘生物，包括菜花灶、溃疡灶、结节灶、白色病灶等均做活体组织的检查，活检时，可采用阴道放大镜或1%甲苯胺蓝溶液进行外阴染色，再用1%醋酸洗去染料，在蓝染部位取活检，以提高活检的阳性率。

3. 影像学检查　可行盆髂、腹主动脉旁淋巴结的B超、CT、磁共振和淋巴造影检查。

（四）处理原则

外阴癌主要以手术治疗为主，辅以放射治疗与化学药物治疗。

1. 手术治疗　是外阴癌目前的主要治疗手段，手术范围应取决于临床分期、病变的部位、肿瘤细胞的分化程度、浸润的深度、患者的身体状况等。一般采用外阴根治术及双侧腹股沟深浅淋巴结清扫术。

2. 放射治疗　外阴癌放射治疗适用于不能手术的患者、晚期患者或复发可能性大的患者。

3. 化学药物治疗　抗癌药可作为较晚期癌或复发癌的综合治疗手段。

五、可能的护理诊断及医护合作性问题

1. 身体形象紊乱：与外阴切除有关。
2. 疼痛：与晚期癌肿侵犯神经、血管和淋巴系统有关。
3. 有感染的危险：与患者年龄、抵抗力低下、手术创面大且接近肛门有关。

六、预期目标

1. 手术后患者有正确的自我认识。
2. 患者感到疼痛程度逐渐减轻。
3. 患者住院期间未发生感染。

七、护理措施

（一）心理支持

1. 向患者讲解外阴癌相关知识，鼓励患者表达出自己的不适症状和恐惧的原因，针对具体问题给予耐心的解释，并给予患者语言和非语言的安慰，使患者对疾病的治疗、预后充满信心。

2. 对于手术患者做好术前指导，取得患者的合作，消除患者对手术及术后预后的忧虑和恐惧。

3. 协助患者进行各种检查和治疗。

（二）手术治疗护理

1. 术前准备

（1）除按一般外阴、阴道手术患者准备以外，外阴癌患者术前应进行详细的、全面的身体状况评估，积极纠正各种内科合并症。

（2）指导患者练习床上翻身、深呼吸及咳嗽方法；给患者讲解预防术后便秘的方法。

（3）将患者术后应用的棉垫、绷带、各种引流用物进行消毒备用。

2. 术后护理

（1）除按一般外阴、阴道手术患者护理以外，术后取平卧外展曲膝体位，并在腘窝处垫一软垫，保持引流管通畅。

（2）观察患者引流液的量和性状及伤口渗血，皮肤有无红、肿、热、痛等感染征象，以及皮肤温度、颜色等移植皮瓣的愈合情况。

（3）每日进行会阴护理，保持会阴局部干燥、清洁。术后第二天起，会阴部、腹股沟部可用红外线照射，每日 2 次，每次 20 分钟，但注意防止烫伤。

（4）指导患者合理进食，鼓励患者上半身及上肢活动，预防压疮。

（5）术后第 5 天，给予缓泻剂口服，使粪便软化。术后第 5 天外阴伤口拆线，术后第 7 天腹股沟切口拆线。

（三）放射治疗护理

由于放射治疗的主要并发症有严重外阴放射性皮炎、外阴放射性坏死、尿瘘和尿道阻塞等，故应提供外照射皮肤护理。

1. 在患者放疗期间及以后的一段时间内随时观察照射皮肤颜色、结构及完整性。

2. 重视患者主诉，如外阴部干燥、瘙痒及疼痛等。

3. 根据皮肤损伤的程度提供相应护理。

（1）轻度（Ⅰ度、红斑期）：照射区通常出现界限分明的红斑，然后进展为干性脱屑。此期皮肤损伤较轻，不需特殊处理。对局部瘙痒者，加强皮肤部位的护理外，可给予无刺激性的软膏，以减轻皮肤干燥和瘙痒。

（2）中度（Ⅱ度、水泡期）：少数患者由Ⅰ度损伤进展为湿性皮炎，出现水泡溃烂和组织表层丧失。此期应停止放疗，待其痊愈。注意保持皮肤局部清洁、干燥，避免感染，勿刺破水泡，可涂抹甲紫，或以无菌凡士林纱布换药。

（3）重度（Ⅲ度、溃疡期）：局部皮肤损伤严重，可发生溃疡，应终止放疗，待其痊愈。除保持局部清洁外，可用生肌散或抗生素软膏交替换药，换药次数根据分泌物而定。

（四）化学药物治疗护理

对于化疗者进行相应的化疗患者的护理。

（五）出院指导

1. 行外阴癌根治术的患者在术后 3 个月需返院复诊，以全面评估术后恢复情况，并给予具体指导。

2. 放疗后 2 年内癌瘤复发者占 80%，5 年内约占 90%，故随访时间应为放疗后第 1、第 3、第 6 个月各一次，以后每 6 个月 1～2 次，最好随访到 5 年。

3. 随访内容包括放疗的效果、副反应及有无复发的征象。

八、护理评价

患者能接受现实，在诊疗过程中积极主动配合。治疗期间患者无感染发生，伤口无红肿及渗血，体温正常，白细胞计数及分类维持在正常范围内。

（单伟颖　李秀英）

第九章 妊娠滋养细胞疾病患者的护理

妊娠滋养细胞疾病是一组来源于胎盘绒毛滋养细胞的疾病。滋养细胞是胎儿的附属物，对于母体来说是一种同种异体移植物。正常妊娠时构成绒毛上皮的滋养细胞可直接从母体吸收养分，或自己合成蛋白质和葡萄糖，以供胚胎生长。滋养细胞有侵蚀周围组织、穿破血管进入血液循环的能力，但它的侵蚀范围仅限于蜕膜层内。少数滋养细胞穿破血管进入血液循环并可进入母体的子宫肌层，但它并不造成破坏。当胎盘形成并发育到一定阶段，滋养细胞逐步退化。分娩后，随着胎盘的剥离和排出，大部分滋养细胞被排出母体，少数在产褥期随蜕膜脱落而消失。

某种情况下，滋养细胞异常增生，其侵蚀能力增强，侵入子宫肌层或经血液循环转移至机体的其他部位并造成不同程度的破坏，形成滋养细胞疾病。按滋养细胞增生程度、有无绒毛结构、侵蚀能力及其生物学特性不同，分为葡萄胎、侵蚀性葡萄胎、绒毛膜癌（简称绒癌），其中侵蚀性葡萄胎、绒毛膜癌又统称为妊娠滋养细胞肿瘤。

滋养细胞疾病绝大部分继发于妊娠，本章也主要讨论妊娠滋养细胞疾病。

第一节 葡萄胎患者的护理

葡萄胎是指妊娠后胎盘绒毛滋养细胞异常增生、间质水肿，各个绒毛转变为大小不一的水泡，水泡间有细蒂相连成串，形如葡萄得名，也称水泡状胎块，是一种滋养细胞的良性病变。葡萄胎可分为完全性葡萄胎和部分性葡萄胎两类，大多数为完全性葡萄胎。

一、病因

葡萄胎发生的确切原因尚不完全清楚，它可发生在生育期妇女的任何年龄，但是年龄＞40 岁或＜20 岁葡萄胎发病率高；多产妇多见；曾患葡萄胎的女性再次患病的可能性是第一次患病概率的 40 倍。另外，营养因素、感染因素、孕卵异常、细胞遗传异常等可能与发病有关。流行病学调查表明，亚洲和拉丁美洲的发病率较高，而北美和欧洲国家发病率较低；在我国根据 23 个省（市、自治区）的调查，平均每 1000 次妊娠发生 0.78 次，其中浙江省最高为 1.39 次，山西省最低为 0.29 次。

二、病理

（一）完全性葡萄胎

肉眼观病变局限于子宫腔内，不侵入肌层，也不发生远处转移。葡萄样水泡大小不一，水泡壁薄，透亮，内含黏性液体，水泡间空隙充满血液及凝血块。水泡状物占满整个宫腔，无胎儿及其附属物或胎儿痕迹。显微镜下为滋养细胞呈不同程度的增生，绒毛间质水肿呈水泡样，间质内血管稀少或消失。

（二）部分性葡萄胎

仅部分绒毛变为水泡，尚存部分正常绒毛，常合并胚胎或胎儿，但胎儿多已死亡。镜下可见部分绒毛水肿，滋养细胞增生程度较轻，绒毛血管不一定消失。此外，还可见胚胎和绒毛的组织结构。

三、护理评估

（一）健康史

询问患者的月经史、生育史，此次妊娠反应、有无剧吐、阴道流血等。如有阴道流血，应询问阴道流血的量、质、时间，并询问是否有水泡状物质排出。询问患者及其家族的既往疾病史，包括滋养细胞疾病史。

（二）临床表现

1. 停经后阴道流血　为最常见症状，多数患者在停经 2～4 个月出现不规则反复阴道流血，时断时续，开始量少，呈咖啡色黏液或暗红色血，以后逐渐增多，至葡萄胎自行排出前，常可发生大量出血。可因反复大量出血造成贫血及继发感染，有时在血中可发现水泡状物。

2. 子宫异常增大、变软　由于滋养细胞增生及水泡状变化，或因宫腔内积血，大多数患者的子宫大于相应月份的正常妊娠子宫，质地变软。少数患者因水泡状物及血块的排出、绒毛水泡退行性变或稽留流产的缘故，其子宫大小可能与正常妊娠月份相符或较小。

3. 妊娠呕吐及妊娠期高血压疾病征象　患葡萄胎时出现呕吐较正常妊娠为早，且持续时间长、症状严重。可在妊娠 20 周前出现出现水肿、高血压、蛋白尿等症状。

4. 卵巢黄素化囊肿　一般不产生症状，常有双侧卵巢囊性增大，囊壁薄，表面光滑。黄素囊肿随 HCG 水平的下降而自行消退。

5. 腹痛　因葡萄胎增长迅速及子宫过度扩张所致。表现为阵发性下腹痛，一般发生在阴道流血前，是葡萄胎流产的表现。葡萄胎增长迅速、子宫急速膨大时可引起下腹胀痛。若是黄素囊肿急性扭转时则为急性腹痛。

6. 甲状腺功能亢进征象　表现为心动过速、皮肤潮湿和震颤，但突眼少见。

7. 部分性葡萄胎　可有完全性葡萄胎的大多数症状，但程度较轻。有时也和完全性葡萄胎较难鉴别，所以，部分性葡萄胎通常需刮宫后经组织学检查方能确诊。

（三）辅助检查

1. 多普勒胎心测定　听不到胎心音。

2. 绒毛膜促性腺激素（HCG）测定　患者的血、尿 HCG 处于高值范围，且持续不降或超出正常妊娠水平。

3. 超声检查　B 超可见增大的子宫区充满长形雪花状光片，未见正常的胎体影像。

（四）处理原则

1. 清除子宫腔内容物　葡萄胎一旦确诊应迅速清除子宫腔内容物。一般采用吸刮术，用大号吸管吸出子宫腔内容物，待子宫缩小后再慎重刮宫，并将刮出物送病理检查，取材应选较小的靠近宫壁的葡萄状组织送检。术中防止子宫穿孔和大出血。葡萄胎清宫不易一次吸刮干净，一般于 1 周后行第二次刮宫。

2. 子宫切除术　年龄较大无生育要求者可行子宫切除术，应保留两侧正常卵巢。

3. 黄素化囊肿　黄素化囊肿随 HCG 水平的下降可自行消退，一般不需处理。如黄素化囊肿扭转且卵巢血运发生障碍应手术切除一侧卵巢。

4. 预防性化疗　具有高危因素和随访有困难的葡萄胎患者可考虑给予预防性化疗。

四、可能的护理诊断及医护合作性问题

1. 焦虑：与担心清宫手术和预后有关。

2. 知识缺乏：缺乏有关葡萄胎随访知识。

3. 功能障碍性悲哀：与分娩的期望得不到满足有关。

五、预期目标

1. 患者能掌握减轻焦虑的技能，积极配合刮宫手术。

2. 患者能叙述随访的重要性和具体方法。

3. 患者能接受葡萄胎及流产的结局。

六、护理措施

1. 心理支持　主动给患者讲解葡萄胎的疾病知识和清宫手术的过程，纠正错误认识，解除顾虑和恐惧，增强信心，积极主动配合治疗。鼓励患者表达不能得到良好妊娠结局的悲伤，通过护理活动与患者建立良好的护患关系。

2. 严密观察病情　观察腹痛及阴道流血情况，流血过多时，密切观察血压、脉搏、呼吸等生命体征。每次观察阴道排出物，一旦发现有水泡状组织要送病理检查，并保留消毒纸垫，以评估出血量及出血物的性质。

3. 做好治疗配合　刮宫前建立静脉通路，配血备用，并准备好缩宫素和抢救药品及物品，以防止大出血造成的休克。术后将刮出物送病理检查，并注意挑选较小的及靠近宫壁的葡萄状组织送检以提高阳性检出率。对合并妊娠高血压疾病者做好相应的治疗配合及护理。

4. 健康教育

（1）指导患者正确饮食，告知患者进高蛋白、高维生素、易消化饮食，适当活动，睡眠充足。

（2）养成良好的生活习惯。保持外阴清洁，每次刮宫手术后禁止性生活及盆浴 1 个月以防感染。

（3）定期随访：①一般为第 1 次葡萄胎刮宫术后，3 个月内每周随访 1 次血、尿 HCG。②3 个月内如一直阴性改为每半月检查 1 次，共 3 个月，③如连续阴性，改为每月检查 1 次，持续半年，④第 2 年起每半年 1 次，共随访 2 年。⑤随访内容除有血、尿 HCG 的同时，应注意有无阴道异常流血、咳嗽、咯血及其他转移灶症状，定时作妇科检查、盆腔 B 超及 X 线胸片检查。

（4）葡萄胎患者随访期间必须坚持严格避孕 1 年，首选避孕套，不宜选用宫内节育器，否则，会混淆子宫出血原因；含有雌激素的避孕药可能促进滋养细胞生长，以不用为妥。

七、护理评价

患者情绪稳定，配合医护人员顺利完成清宫术；患者能陈述随访重要性，参与随访全过程。

第二节　侵蚀性葡萄胎和绒毛膜癌患者的护理

侵蚀性葡萄胎是指葡萄胎组织侵入子宫肌层引起组织坏死，或转移至子宫以外。具有恶性肿瘤行为，侵蚀性葡萄胎来自葡萄胎，大多数侵蚀性葡萄胎发生在葡萄胎清除后6个月内，预后较好。

绒毛膜癌是妊娠滋养细胞疾病中恶性程度最高的一种。其中60%继发于葡萄胎，30%继发于流产，10%继发于足月产或异位妊娠，如今随着诊断技术的进展及化学治疗的发展，绒癌患者的预后已得到极大改善。

一、病理

侵蚀性葡萄胎大体可见子宫肌壁内有大小不等、深浅不一的水泡状组织，侵蚀病灶接近子宫浆膜层时，子宫表面可见紫蓝色结节。显微镜下可见子宫肌层及转移病灶有显著增生的滋养细胞并呈团块状，细胞大小、形态均不一致，滋养细胞可破坏正常组织侵入血管。增生的滋养细胞有明显的出血及坏死，但仍可见变性的或完好的绒毛结构。

绒毛膜癌多发生在子宫，也有子宫内原发病灶已消失而只有转移灶表现。肿瘤常位于子宫肌层内，可突入宫腔或穿破宫壁而至阔韧带或腹腔。剖视可见癌组织呈暗红色，常伴出血、坏死及感染。镜下表现为滋养细胞极度不规则增生，分化不良并侵入肌层及血管，伴大量出血坏死，不能找到绒毛结构。

二、护理评估

（一）健康史

采集个人及家属的既往史，包括滋养细胞疾病史、药物使用史及药物过敏史；采集葡萄胎第一次刮宫的资料，包括时间、水泡大小、量等；刮宫次数及刮宫后阴道流血的量、质、时间；子宫复旧情况；收集血、尿HCG随访的资料；肺X线检查结果。询问原发病灶及转移灶症状的主诉；是否做过化疗及化疗的时间、药物、剂量、疗效及用药后机体的反应情况。

（二）临床表现

由于侵蚀性葡萄胎和绒癌患者在临床表现、诊断和处理原则等方面基本相同，故合并叙述。

1. 原发灶表现

（1）阴道流血：葡萄胎清除后、流产或足月产后出现不规则阴道流血，量多少不定或月经恢复正常数月后又出现阴道流血。长期流血者可继发贫血。

（2）卵巢黄素化囊肿：在葡萄胎排空、流产或足月产后，两侧或一侧卵巢黄素化囊肿可持续存在。

（3）腹痛：一般无腹痛，但当癌组织侵蚀子宫壁穿透浆膜时引起急性腹痛及腹腔内出血症状。黄素化囊肿发生扭转或破裂时也可出现急性腹痛。

（4）子宫复旧不全或不均匀增大：在葡萄胎排空后4～6周子宫未恢复正常大小，质软，也可因受肌层内病灶部位和大小的影响，表现出子宫不均匀增大。

（5）假孕症状：表现为乳房增大，乳头、乳晕着色，外阴、阴道、宫颈着色，生殖道质地变软。

2. 转移灶症状　症状和体征视转移部位而异。主要经血行播散，最常见的转移部位是肺（80%），其次是阴道（30%）、盆腔（20%）、肝（10%）和脑（10%）等。各转移部位共同特点是局部出血。

（1）肺转移：常见症状为咳嗽、血痰或反复咯血、胸痛及呼吸困难。常急性发作，少数情况下出现肺动脉高压和急性肺功能衰竭。当转移灶较小时可无任何症状。

（2）阴道、宫旁转移：局部表现为紫蓝色结节，破溃后可大出血。

（3）肝转移：表现为上腹部或肝区疼痛，若病灶穿破肝包膜可出现腹腔内出血。

（4）脑转移：预后凶险，为主要死亡原因。按病情进展可分为三期，①瘤栓期：表现为一过性脑缺血症状，如暂时性失语、失明、突然跌倒等。②脑瘤期：表现为头痛、喷射性呕吐、抽搐、偏瘫及昏迷。③脑疝期：表现为颅内压升高，脑疝形成，压迫生命中枢而死亡。

（三）辅助检查

1. 血和尿的绒毛膜促性腺激素（HCG）测定　患者往往于葡萄胎排空后9周以上，或流产、足月产、异位妊娠4周以上，血、尿HCG测定持续高水平或一度下降后又上升，排除妊娠物残留或再次妊娠，结合临床表现，可诊断为滋养细胞肿瘤。

2. 胸部X线摄片　肺部转移典型X线表现为棉球状或团块状阴影。

3. B型超声检查　子宫正常大或不同程度增大，肌层内可见高回声团，边界清但无包膜。

4. 其他　出现神经系统症状时，可作脑部CT，显示转移灶。

5. 组织学诊断　见到绒毛结构或绒毛退变痕迹，即可诊断为侵蚀性葡萄胎。若仅见大量的滋养细胞浸润和坏死出血，未见绒毛结构者，诊断为绒癌。若原发灶和转移灶诊断不一致，只要在任一组织切片中见到绒毛结构即可诊断为侵蚀性葡萄胎。

（四）处理原则

以化疗为主，手术和放疗为辅。年轻未生育者尽可能不切除子宫，以保留生育功能。如不得已切除子宫者可保留正常的卵巢。需手术治疗者主张先化疗，待病情基本控制后再手术，对肝、脑转移的重症患者除以上治疗外加用放射治疗。

三、可能的护理诊断及医护合作性问题

1. 活动无耐力：与腹痛、存在转移灶症状及化疗副作用有关。
2. 恐惧：与接受化学治疗有关。
3. 潜在并发症：肺转移、阴道转移、脑转移。

四、预期目标

1. 患者能参与治疗护理活动。

2. 患者恐惧感减轻。

3. 患者避免了并发症的发生。

五、护理措施

（一）心理支持

提供疾病及护理信息，帮助患者和家属树立信心。提供有关化学药物治疗及其护理的信息，以减少恐惧及无助感。主动听取患者、家属的意见，以了解对有关治疗进展和预后的真实想法。对住院者做好环境、病友及医护人员的介绍，减轻患者的陌生感。让患者诉说心理痛苦及失落感，接受现实。

（二）严密观察病情

严密观察腹痛及阴道流血情况，记录出血量，流血多时除密切观察患者的血压、脉搏、呼吸外，及时做好手术准备。认真观察转移灶症状，发现异常，立即通知医生并配合处理。

（三）做好治疗配合

化疗者按化疗护理。手术治疗者按妇科手术前、后护理常规实施护理。

（四）有转移灶者按相应的症状护理

1. 阴道转移患者的护理

（1）预防出血：①卧床休息，限制患者走动，做好生活护理。②避免增加腹压因素，如便秘、剧烈的咳嗽和呕吐，防止转移瘤因腹压增加而破溃出血。③禁止做不必要的检查和窥阴器检查。严禁行阴道冲洗。④准备好各种抢救器械和物品，配血备用，做好大出血的抢救准备工作。⑤加强巡视，严密观察病情变化。

（2）如发生溃破大出血时，应立即通知医生并配合抢救。用长纱条填塞阴道压迫止血。填塞的纱条必须于24～48小时内取出，如出血未止则再用无菌纱条重新填塞。同时给予输血、输液。按医嘱用抗生素。取出纱条未见继续出血者仍应严密观察阴道出血情况及生命体征。同时观察有无感染及休克。

2. 肺转移患者的护理

（1）卧床休息，减轻患者消耗，有呼吸困难者给予半卧位并吸氧。

（2）治疗配合：按医嘱给予镇静剂及化疗药物。镇静剂能保证患者安静休息，减轻症状。因肺部接受药物比较直接，局部药物浓度最大，故用药效果比较好。

（3）大量咯血时有窒息、休克甚至死亡的危险，如发现应立即通知医生，同时给予头低侧卧位并保持呼吸道的通畅，轻击背部，排出积血。

3. 脑转移的护理

（1）严密观察病情：观察生命体征，观察饮入量及排出量，观察有无电解质紊乱的症状，做好观察记录。

（2）治疗配合：按医嘱给予静脉补液，给予止血剂、脱水剂、吸氧、化疗等。

（3）预防并发症：预防跌倒、咬伤、吸入性肺炎、角膜炎、褥疮等发生。

（4）检查配合：做好HCG测定、腰穿、CT等项目的检查配合。

（5）昏迷、偏瘫者按相应的护理常规实施护理。

（五）健康教育

1. 给予高蛋白、高维生素、易消化的饮食，鼓励患者进食，以增强机体的抵抗力。注意休息，不过分劳累，阴道转移者应卧床休息、以免引起破溃大出血。

2. 保持外阴清洁，以防感染。节制性生活，做好避孕。

3. 出院后严密随访。第 1 年内每月随访 1 次，1 年后每 3 个月 1 次，持续 3 年，再每年 1 次至 5 年，此后每两年 1 次。随访内容同葡萄胎。

六、护理评价

患者能理解并信任所采取的治疗方案和护理措施；患者在诊治护理过程中表现出积极的行为；患者没有因护理不当引起并发症。

（单伟颖　李秀英）

第十章　妇科肿瘤患者的护理

第一节　子宫肌瘤患者的护理

子宫肌瘤是女性生殖器中最常见的良性肿瘤，由子宫平滑肌及结缔组织组成。多见于30～50岁妇女，20岁以下少见，育龄妇女发病率为20%～25%。子宫肌瘤的临床症状与肌瘤的部位、大小、生长速度、有无继发性改变有关，多数患者因无明显症状而未就诊，故临床报道的发病率比实际发病率低。

一、病因

确切的发病因素尚不清楚，因肌瘤好发于生育年龄，青春期前少见，绝经后萎缩或消失，提示其发生和生长可能与雌激素长期刺激有关。雌激素能使子宫肌细胞增生肥大，肌层变厚，子宫增大。孕激素也可以刺激子宫肌瘤细胞核分裂，促进肌瘤生长。细胞遗传学研究显示，25%～50%的子宫肌瘤存在细胞遗传学异常。此外，由于卵巢功能、激素代谢均受高级神经中枢的调节控制，故有人认为神经中枢活动对肌瘤的发病也可能起作用。

二、病理

（一）巨检

肌瘤为实质性球形结节，表面光滑，单个或多个，大小不一。肌瘤周围有被压缩的肌纤维束和结缔组织构成的假包膜覆盖，手术中易剥除。一般肌瘤切面呈白色，质硬，切面呈漩涡状结构。肌瘤的颜色与硬度与纤维组织的多少有关。

（二）镜检

可见肌瘤由梭形平滑肌细胞和不等量纤维组织构成。肌细胞大小均匀，核染色较深。肌瘤的血运来自肿瘤的假包膜，当肿瘤生长快时血运不足，发生中心性缺血，造成一系列变性。肌瘤失去原有典型结构称肌瘤变性。肿瘤生长越快、越大，缺血越严重，可引起急性或慢性退行性变，常见变性有玻璃样变、囊性变、红色变、肉瘤变及钙化。

三、分类

（一）按肌瘤生长部位分类

分为宫体肌瘤（90%）和宫颈肌瘤（10%）。

（二）按肌瘤与子宫肌壁的关系分类（见图10-1）

1. 肌壁间肌瘤　最常见，占60%～70%。肌瘤位于子宫肌壁间，周围均为肌层包绕。

2. 浆膜下肌瘤　约占20%。肌瘤向子宫浆膜面生长，并突出于子宫表面，由浆膜层覆盖，若瘤体继续向浆膜面生长，基底部形成细蒂与子宫相连时为带蒂的浆膜下肌瘤，营养由蒂部血管供应。若蒂扭转断裂，肌瘤脱落形成游离性肌瘤。若向阔韧带两叶腹膜间伸展，则形成阔韧带肌瘤。

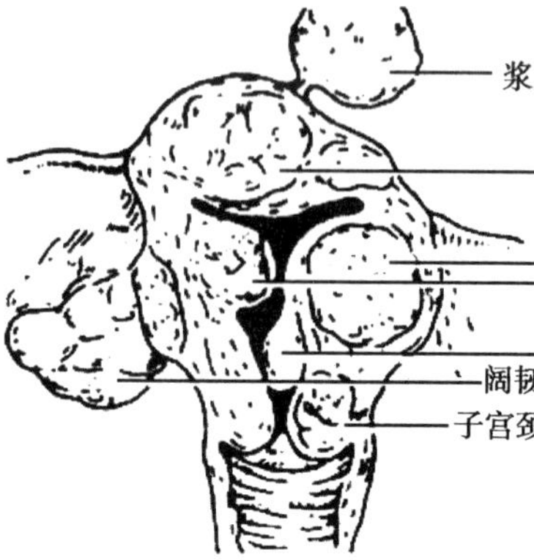

图 10-1　子宫肌瘤分类

3. 黏膜下肌瘤　占 10%～15%。肌瘤向宫腔方向突出，表面由子宫黏膜层覆盖，带蒂的黏膜下肌瘤，可经宫颈口脱出至阴道。

子宫肌瘤常为多发性，若不同类型的子宫肌瘤同时发生或肌瘤数超过 2 个，称多发性子宫肌瘤。

四、护理评估

（一）健康史

询问患者月经史、婚育史，是否有（因子宫肌瘤所致）不孕或自然流产史；评估患者是否存在长期使用雌激素的诱发因素；发病后月经变化情况及伴随症状；同时注意排除因妊娠、内分泌失调及癌症所致的子宫出血现象。

（二）临床表现

子宫肌瘤的临床症状取决于肌瘤的部位、大小、生长速度、有无继发性改变等因素，其中，与肌瘤生长部位关系更为密切。

1. 症状

（1）月经改变：是子宫肌瘤最常见的症状。大的肌壁间肌瘤致使月经周期缩短，经期延长，经量增多，不规则阴道流血等。黏膜下肌瘤常表现为月经量过多，随肌瘤逐渐增大，经期延长。肌瘤一旦发生坏死、溃疡、感染时，则有持续性或不规则阴道流血或脓血性排液等。

（2）下腹包块：患者于下腹正中可扪及肿物，尤其是膀胱充盈将子宫推向上方时更容易扪及。巨大的黏膜下肌瘤可脱出于阴道外，患者可因外阴脱出肿物就医。

（3）白带增多：肌壁间肌瘤使宫腔内膜面积增大、腺体分泌增多、盆腔充血，致白带增多；脱出于阴道内的黏膜下肌瘤表面极易感染、坏死，产生大量脓血性排液，或有腐肉样组织排出，伴臭味。

（4）腹痛、腰酸、下腹坠胀：当肌瘤压迫盆腔器官、神经、血管时，可使盆腔淤血，出现腰酸、下腹坠胀，月经期加重。当浆膜下肌瘤发生蒂扭转时，可引起急性腹痛；肌瘤红色变时腹痛剧烈，并伴发热、恶心。

(5) 压迫症状：肌瘤增大时可压迫邻近器官，出现相应器官受压的各种症状。

(6) 不孕或流产：子宫肌瘤可压迫输卵管使之扭曲或致宫腔变形，影响精子运行、妨碍受精卵着床，造成不孕或流产。

(7) 贫血：长期月经量过多可引起不同程度的贫血，出现乏力、心悸等症状。

2. 体征　体积较大的肌瘤可于下腹部扪及。盆腔检查时，肌壁间肌瘤表现为子宫增大，活动、质硬、外形不规则，表面有单个或多个结节突起；浆膜下肌瘤可游离于子宫外活动度大；黏膜下肌瘤子宫均匀增大，带蒂的黏膜下肌瘤突于宫颈口或阴道内，呈红色，表面光滑；伴有感染时表面则有渗出液覆盖，或形成溃疡。

(三) 辅助检查

1. B超　可较准确地评估肌瘤大小、位置及数目。

2. 宫腔镜　可协助诊断黏膜下肌瘤。

3. MRI　可清楚显示子宫浆膜层、肌层及子宫内膜的结构，是非常准确的辅助诊断方法。

4. 子宫碘油造影　有黏膜下子宫肌瘤时可自X线片上发现充盈缺陷。

(四) 处理原则

根据患者年龄、症状、肌瘤大小、数目、生长部位及对生育功能的要求等情况进行全面分析后选择处理方案。

1. 保守治疗

(1) 随访观察：肌瘤小，症状不明显，或已近绝经期的妇女，可每3～6个月定期复查。

(2) 药物治疗：子宫小于2个月妊娠大小，症状不明显或较轻者，尤其近绝经期或全身情况不能手术者，在排除子宫内膜癌的情况下，可采用药物对症治疗。常用雄激素对抗雌激素，促使子宫内膜萎缩；直接作用于平滑肌，使其收缩而减少出血。如甲睾酮（甲基睾丸素）；也可用抗雌激素制剂三苯氧胺；还可选用促性腺激素释放激素激动剂，通过抑制垂体、卵巢功能，降低体内雌激素水平，达到治疗目的。

2. 手术治疗

(1) 肌瘤切除术：适用于年轻又希望生育的患者，术前排除子宫及宫颈的癌前病变后可考虑经腹或经腹腔镜切除肌瘤，保留子宫。突出于子宫颈口或阴道内的黏膜下肌瘤可经阴道或宫腔镜切除。

(2) 子宫切除术：适用于不要求保留生育功能，且临床症状明显经保守治疗无效者。

五、可能的护理诊断和医护合作性问题

1. 知识缺乏：缺乏子宫肌瘤相关知识。
2. 个人应对无效：与选择子宫肌瘤治疗方案的无助感有关。
3. 营养失调：与长期出血导致贫血有关。

六、预期目标

1. 患者将能陈述子宫肌瘤的性质、出现症状的原因。
2. 患者能列举可利用的资源及支持系统。
3. 患者贫血得到纠正。

七、护理措施

1. 心理支持　帮助患者对疾病有正确认识，使患者确信子宫肌瘤属于良性肿瘤，恶变率极低，消除其不必要的顾虑，增强康复信心。

2. 给患者提供信息，增强信心　详细评估患者所具备的子宫肌瘤相关知识及错误概念，通过连续性护理活动与患者建立良好的护患关系，讲解有关疾病知识，纠正错误认识。帮助患者分析住院期间及出院后可被利用的资源及支持系统，减轻无助感。

3. 鼓励参与决策过程　根据患者实际情况提供疾病的治疗信息，与护理对象讨论可利用的资源和支持系统。允许患者参与决定自己的护理和治疗方案，并帮助其接受目前的健康状况；充分利用既往解决困难的有效方法，由本人评价自己的行为，认识自己的能力。

4. 严密观察病情

(1) 评估出血量。按医嘱给予止血药和子宫收缩剂；必要时输血、补液、抗感染或准备刮宫术止血。

(2) 维持正常血压并纠正贫血状态，做好饮食指导。

(3) 黏膜下肌瘤脱出阴道内者，应注意观察阴道流血的量、性质、颜色，应保持局部清洁，防止感染。

(4) 浆膜下肌瘤应注意观察有无腹痛，警惕肌瘤蒂扭转。

5. 对于经阴道黏膜下肌瘤摘除术的患者，术后除按阴道手术护理外，应注意观察有无阴道出血。对子宫全切或肌瘤切除的患者，按妇科腹部手术前后护理。

6. 提供随访及出院指导

(1) 随访观察者应 3～6 个月定期复查，及时修正治疗方案。

(2) 向接受药物治疗者讲明药物名称、用药目的、剂量、方法、可能出现的副反应及应对措施；选用雄激素治疗者，每月总剂量应控制在 300mg 以内。

(3) 手术患者告知术后 1 个月返院检查，若出院后出现不适或异常症状，需及时随诊。

八、护理评价

患者在诊疗全过程表现出积极行为；患者出院时面色红润，血液检测在正常范围。

第二节　子宫颈癌患者的护理

子宫颈癌是最常见的妇科恶性肿瘤，严重威胁妇女的生命。近 40 年由于宫颈细胞学筛查的普遍应用，使宫颈癌和癌前病变得以早期发现和治疗，因此子宫颈癌的发病率和死亡率已有明显下降。

一、病因

子宫颈癌的发病因素目前尚未完全清楚。人乳头瘤病毒感染是宫颈癌发病的主要危险因素，单纯疱疹Ⅱ型病毒、人巨细胞病毒感染也与子宫颈癌的发病有关。此外还有早婚、性生活过早、性生活紊乱、多产、宫颈炎、地理环境等。凡与有阴茎癌、前列腺癌或前妻曾患宫颈癌的高危男性有性接触的妇女，其宫颈癌的发病率增加。

二、病理

子宫颈癌的病变多发生在宫颈外口的原始鳞-柱交接部与生理性鳞-柱交接部间所形成的移行带区。在移行带区形成过程中，成熟的化生鳞状上皮对致癌物的刺激相对不敏感，但未成熟的化生鳞状上皮代谢活跃，在一些物质（精子、精液组蛋白、人乳头瘤病毒等）的刺激下，可发生细胞分化不良、排列紊乱，细胞核异常、有丝分裂增加，形成宫颈上皮内瘤样病变（cervical intraepithelial neoplasia，CIN)，其中包括宫颈不典型增生（cervical dysplasia）及宫颈原位癌（cervical carcinoma in situ）。这两种病变是宫颈浸润癌的癌前病变。

（一）大体检查

宫颈上皮内瘤样病变、镜下早期浸润癌及极早期宫颈浸润癌，肉眼观察外观可正常，或类似一般宫颈糜烂。随着病程的发展，表现为以下 4 种类型（见图 10－2)。

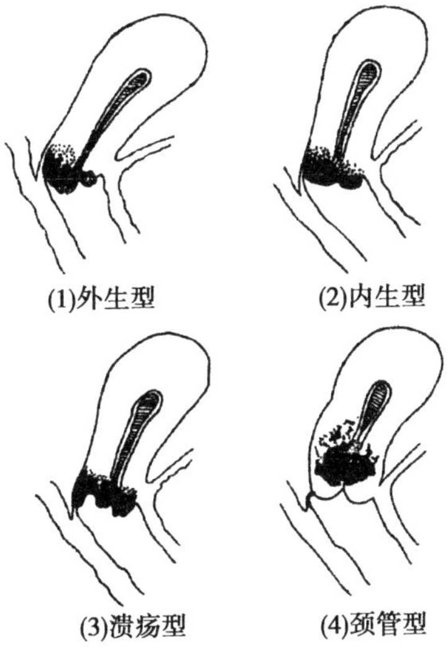

图 10－2　宫颈癌类型

1. 外生型　又称菜花型，此型最常见。癌组织向外生长，最初呈息肉样或乳头状隆起，继而发展为向阴道内突出的菜花样赘生物，质脆易出血。

2. 内生型　又称浸润型。癌组织向宫颈深部组织浸润，宫颈肥大、质硬，表面光滑或仅有表浅溃疡，整个宫颈段膨大如桶状。

3. 溃疡型　不论外生型或内生型病变进一步发展，癌组织坏死脱落，可形成凹陷性溃疡。严重者宫颈为空洞所代替，形如火山口。

4. 颈管型　癌灶发生在子宫颈外口内，隐蔽于宫颈管，侵入宫颈及子宫下段供血层，并转移到盆壁的淋巴结。不同于内生型，该型是由特殊的浸润性生长扩散到宫颈管。

（二）显微镜检

按组织发生学划分，子宫颈癌主要有鳞癌、腺癌两大类，前者占 80%～85%，后者约占 15%，鳞癌与腺癌在外观上无明显差异，两者均可发生在宫颈阴道部或颈管内。按癌组织发展的程度，子宫颈癌可分为以下 3 个阶段：

1. 宫颈不典型增生　镜下见底层细胞增生，即从正常仅1～2层底层细胞增至多层，甚至可占据上皮的大部分，且有细胞排列紊乱及细胞核增大、浓染、染色质分布不均等核异质改变。不典型增生分轻、中、重3度，重度时与原位癌不易区别。

2. 宫颈原位癌　又称上皮内癌。上皮全层极性消失，细胞显著异型，核大、深染、染色体分布不均，有核分裂相。但癌变局限于上皮层内，尚未穿透基底膜，病变可累及腺体，但无间质浸润。

3. 宫颈浸润癌　癌细胞进一步增殖，破坏上皮细胞基底膜，并侵入间质。

三、转移途径

以直接蔓延和淋巴转移为主，血行转移极少见。

1. 直接蔓延　是最常见的转移途径。癌组织直接侵犯邻近组织，向下波及阴道、向上累及宫腔、向两侧可扩散至子宫颈旁及阴道旁组织，甚至延伸至骨盆壁；向前、后蔓延，可侵犯膀胱或直肠，甚至造成生殖道瘘。

2. 淋巴转移　淋巴转移的发生率与临床期别直接相关。最初受累的淋巴结有宫旁、宫颈旁或输尿管旁、闭孔、髂内髂外组。

3. 血行转移　多发生在晚期。可转移到肺、肾或脊柱等。

四、临床分期

采用国际妇产科联盟（FIGO）的临床分期标准（见表10－1、图10－3）。

表10－1　宫颈癌的临床分期

0期	原位癌（浸润前癌）
Ⅰ期	癌灶局限于宫颈（包括累及宫体）
ⅠA期	肉眼未见病灶，仅在显微镜下可见浸润癌
ⅠA1	间质浸润深度≤3mm，宽度≤7mm
ⅠA2	间质浸润深度＞3mm，至≤5mm，宽度≤7mm
ⅠB期	临床可见癌灶局限于宫颈，或显微镜下可见病灶＞ⅠA2
ⅠB1	临床可见癌灶最大直径≤4cm
ⅠB2	临床可见癌灶最大直径＞4cm
Ⅱ期	病灶已超出宫颈，但未达盆壁。癌累及阴道，但未达阴道下1/3
ⅡA期	无宫旁浸润
ⅡB期	有宫旁浸润
Ⅲ期	肿瘤扩散盆壁和（或）累及阴道下1/3，导致肾盂积水或无功能肾
ⅢA期	癌累及阴道下1/3，但未达盆壁
ⅢB期	癌已达盆壁，或有肾盂积水或无功能肾
Ⅳ期	癌播散超出真骨盆，或癌浸润膀胱黏膜及直肠黏膜，或远处转移
ⅣA期	癌播散超出真骨盆，或癌浸润膀胱黏膜或直肠黏膜
ⅣB期	有远处转移

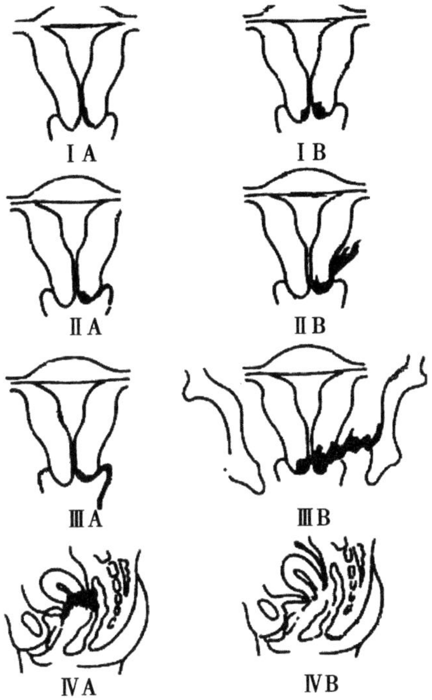

图 10－3　宫颈癌临床分期

五、护理评估

（一）健康史

询问病史应注意婚育史、性生活史，特别是与高危男子有性接触的病史。注意未治疗的慢性宫颈炎、遗传等诱发因素。聆听有关主诉，如年轻患者可诉说月经期和经量异常；老年患者常主诉绝经后不规则阴道流血。详细记录既往妇科检查发现、子宫颈刮片细胞学检查结果及处理经过。

（二）临床表现

1. 症状　早期患者常无症状，也无明显体征，与慢性宫颈炎患者无明显区别。

（1）阴道流血：早期表现为性交后或双合诊检查后有少量出血，称为接触性出血。以后可有月经间期或绝经后少量断续不规则出血，早期出血量少，晚期病灶大则出血量较多，一旦侵蚀较大血管可能引起致命性大出血。年轻患者也可表现为经期延长，周期缩短，经量增多等；老年患者常诉绝经后不规则阴道流血。子宫颈癌合并妊娠者常因阴道流血而就医。

（2）阴道排液：多发生在阴道流血之后，白色或血性，稀薄如水样或米泔样，有腥臭味。晚期因癌组织坏死继发感染时，则出现大量脓性或米汤样恶臭白带。

（3）疼痛：为晚期症状，当病变累及盆壁、闭孔神经、腰骶神经、坐骨神经时，患者可出现严重持续性腰骶部或坐骨神经痛。癌症晚期患者，表现为全身衰竭等恶病质状态。

2. 体征　早期无明显体征，随着宫颈浸润癌的生长发展，根据不同类型，宫颈局部表现不同。外生型癌可见宫颈表面有呈息肉状或乳头状突起的赘生物向外生长，继而向阴道突起，形成菜花状赘生物；合并感染时，表面有灰白色渗出物，触之易出血。内生型则表现为宫颈肥大、质硬、宫颈管膨大如桶状，宫颈表面光滑或有表浅溃疡。晚期患者因癌组织坏死脱落，宫颈表面形成凹陷性溃疡，或被空洞替代，并有坏死组织，有恶臭。癌灶浸润阴道壁时，局部见有赘生物，有时浸润达盆壁，形成冰冻骨盆。

（三）辅助检查

1. 子宫颈刮片细胞学检查　是普查常用的方法，也是目前发现宫颈癌前期病变和早期宫颈癌的主要方法。

2. 碘试验　将碘液涂抹宫颈及阴道穹部，观察着色情况。在不着色处取活检以提高宫颈癌检出率。

3. 宫颈和宫颈管活体组织检查　是确诊宫颈癌前期病变和宫颈癌的最可靠方法。选择宫颈鳞-柱状细胞交接部3、6、9、12点处取4点活体组织送病理检查，或在碘试验、阴道镜可疑区进行。

4. 阴道镜检查　可协助诊断早期宫颈癌。

5. 宫颈锥切术　当宫颈刮片细胞学多次检查为阳性，而宫颈活检为阴性，或活检为原位癌，但不能完全排除浸润癌时，均应该做宫颈锥切术，并将切除组织进行连续病理切片检查，以明确诊断和范围。

（四）处理原则

根据临床分期、患者年龄、生育要求、全身情况、医疗技术水平及设备条件等综合考虑制订适当的个体化治疗方案。采用以手术和放疗为主、化疗为辅的综合治疗方案。

1. 手术治疗　适用于ⅠA期和ⅡA期患者。一般采用子宫根治术加盆腔淋巴结清扫。切除范围包括子宫、输卵管、阴道上段、主韧带、阴道旁组织及盆腔内各组淋巴结。卵巢转移少，可根据情况保留卵巢。

2. 放射治疗　适用于各期患者。放射治疗分为腔内及体外照射两种。早期以腔内照射为主，体外照射为辅。晚期则以体外照射为主，腔内照射为辅。腔内照射用于控制局部癌灶，体外照射用于治疗盆腔淋巴结及宫旁组织等处的病灶。

3. 手术加放射治疗　用于癌灶较大、先进行放疗使病灶局限后再行手术治疗或手术后疑有淋巴或宫旁组织转移者，放疗作为手术的补充治疗。

4. 化学药物治疗　适用于晚期或复发转移的宫颈癌患者。近年也有采用化疗作为手术或放疗的辅助治疗。常用的化疗药物中以顺铂疗效较好，通常主张采用联合化疗方案。

六、可能的护理诊断和医护合作性问题

1. 恐惧：与宫颈癌诊断有关。
2. 疼痛：与晚期病变浸润或广泛性子宫切除术后创伤有关。
3. 排尿障碍：与宫颈癌根治术后影响膀胱正常张力有关。
4. 自我形象紊乱：与阴道流出恶臭液体及较长时间留置尿管有关。

七、预期目标

1. 患者焦虑、恐惧程度减轻。
2. 患者排尿功能恢复良好。

3. 患者树立正确的自我形象。

八、护理措施

1. 心理支持　经常与患者沟通，通过交流了解不同患者所处不同时期的心理特点，与患者一起寻找引起不良心理反应的原因。告诉患者宫颈癌发生、发展的过程及预后，并强调早发现、早治疗的好处。向患者讲解较长时间留置导尿管的重要性，待膀胱功能恢复后尽早拔除尿管，消除带尿管导致的不良心理反应。同时，教会患者缓解心理应激的措施，学会应用积极的应对方法，如向朋友、家属倾诉内心的感受，寻求别人的支持和帮助等。

2. 鼓励患者摄入足够的营养　评估患者对摄入足够营养的认知水平、目前的营养状况及摄入营养物的习惯。协助患者及家属计划合理食谱，以满足患者需要，维持体重不继续下降。

3. 指导患者维持个人卫生　为患者提供安全、隐蔽的环境，协助患者勤擦身、更衣，保持床单位清洁，注意室内空气流通，促进舒适。指导患者勤换会阴垫，冲洗会阴 2 次/天，便后及时冲洗外阴并更换会阴垫。

4. 以最佳身心状态接受手术治疗　按腹部、会阴部手术护理。认真执行术前护理活动，并让患者了解各项操作的目的、时间、可能的感受等，以取得其合作。菜花型癌患者有活动性出血可能，需用消毒纱条填塞止血，认真交班，按时取出或更换。手术前夜做好清洁灌肠，保证肠道呈清洁、空虚状态。

5. 协助患者术后康复

（1）按腹部手术患者护理常规进行护理，重点观察并记录患者的生命体征及出入量。

（2）注意保持导尿管、腹腔各种引流管及阴道引流通畅，认真观察引流液性状及量。

（3）通常按医嘱于术后 48～72 小时取出引流管，术后 7～14 天拔除尿管。

（4）指导患者膀胱功能恢复训练：①盆底肌肉的锻炼：在手术前，教会患者进行肛门、阴道肌肉的缩紧与舒张练习，术后第 2 天开始作盆底肌肉的练习。②膀胱肌肉的锻炼：拔除尿管前 3 天开始夹管，每 2 小时开放 1 次，以训练膀胱功能，促使恢复正常排尿功能。③患者于拔尿管后 1～2 小时排尿 1 次。如不能自解应及时处理，必要时重新留置尿管。拔管后 4～6 小时测残余尿量 1 次，如超过 100ml 则需继续留置尿管。

（5）指导卧床患者进行床上肢体活动，以预防长期卧床并发症的发生。注意渐进性增加活动量，包括参与生活自理。

（6）术后需接受放疗、化疗者按有关内容进行护理。

6. 做好出院指导

（1）出院后 1 个月进行首次随访，以后每 2～3 个月复查 1 次至 1 年。

（2）出院后第 2 年，每 3～6 个月复查 1 次。

（3）出院后第 3～5 年，每半年复查 1 次。

（4）第 6 年开始，每年复查 1 次。如出现症状应及时随访。

（5）有淋巴转移，则需继续接受放疗和（或）化疗者，应强调按时返院治疗的意义，以提高 5 年存活率。

7. 提供预防保健知识　宣传与宫颈癌发病有关的高危因素及定期普查、早期发现、早期治疗的重要性。30 岁以上妇女到妇科门诊就诊时，应常规接受宫颈刮片检查，一般妇女应每1～2年普查1次，积极治疗宫颈炎，及时诊治CIN。围绝经及绝经后的妇女有异常阴道流血或接触性出血者应及时就诊。

九、护理评价

患者以积极的态度配合诊治全过程；患者能介绍出院后康复计划内容；患者已经恢复正常排尿功能。

第三节　子宫内膜癌患者的护理

子宫内膜癌是发生于子宫体的内膜层，以腺癌为主，又称子宫体癌，是女性生殖器三大恶性肿瘤（子宫颈癌、子宫内膜癌和卵巢癌）之一。多见于老年妇女，好发年龄为50～69岁，绝经后妇女占70%～75%。腺癌是一种生长缓慢，发生转移也较晚的恶性肿瘤。医学知识普及及诊断技术进步使子宫内膜癌能够早期发现和诊断，多数患者确诊时属于早期，故预后较好。如一旦蔓延至子宫颈、子宫肌层或子宫外，其预后极差。随着妇女寿命的延长，在欧美一些国家，子宫内膜癌的发生率已跃居女性生殖器官恶性肿瘤的第一位，近年我国该病的发病率有上升趋势。

一、病因

子宫内膜癌的确切病因仍不清楚。目前认为子宫内膜癌可能有两种发病类型。一种是雌激素依赖型，其发生可能是在缺乏孕激素对抗而长期接受雌激素刺激的情况下，可发生子宫内膜增生症，甚至癌变。临床上常见于无排卵性功血、多囊卵巢综合征、分泌激素的卵巢肿瘤、长期服用雌激素的绝经后妇女，以及长期服用他莫昔芬的妇女。这种类型占子宫内膜癌的大多数，肿瘤分化较好，预后好，患者较年轻，常伴有肥胖、高血压、糖尿病、不孕及绝经延迟。约20%子宫内膜癌患者有家族史。另一种是非雌激素依赖型，发病与雌激素无明显关系。多见于老年体瘦妇女，肿瘤恶性度高，分化差，预后不良。

二、病理

（一）巨检

病变多发生在子宫底部的内膜，以双侧子宫角附近为多见，其次为子宫后壁。就病变的形态和范围而言有以下两种：

1. 弥散型　子宫内膜大部或全部被癌组织侵犯，病灶呈不规则菜花样物突出于宫腔。癌组织呈灰白色或淡黄色，表面有出血、坏死，有时形成溃疡。病变虽广泛累及内膜，但较少浸润肌层。晚期可侵犯肌壁全层并扩展至宫颈管，一旦癌灶阻塞宫颈管，可导致宫腔积脓。

2. 局灶型　癌灶局限于宫腔的某部分，多见于子宫底或子宫角部，呈息肉或小菜花状。极早期病变很小，诊断性刮宫可能将癌灶刮净。局灶型癌灶易侵犯肌层，晚期可扩散至整个宫腔。

（二）镜检及病理类型

1. 内膜样腺癌　占80%～90%，镜下见内膜腺体异常增生，上皮复层，并形成筛孔状结构。癌细胞异型明显，核大、不规则、深染、核分裂活跃。分化差的腺癌则腺体少，腺结构消失，成为实性癌块。按腺癌分化程度分为3级：Ⅰ级为高度分化腺癌，Ⅱ级为中度分化腺癌，Ⅲ级为低度分化或未分化腺癌。分级越高，恶性程度越高。

2. 腺癌伴鳞状上皮分化　腺癌组织中含有鳞状上皮成分，良性者称腺角化癌，恶性者为鳞腺癌；介于两者之间称腺癌伴鳞状上皮不典型增生。

3. 透明细胞癌　约占4%，恶性程度较高，易早期转移。

4. 浆液性腺癌　约占10%，恶性程度很高。

三、转移途径

子宫内膜癌的早期病变局限于子宫内膜，肿瘤生长缓慢，病变局限于子宫腔内的时间较长，也有极少数发展较快。主要扩散途径有3种。

1. 直接蔓延　癌灶初期沿子宫内膜蔓延生长，向上可沿子宫角延至输卵管，向下可累及宫颈管及阴道。若癌瘤向肌壁浸润，可穿透子宫肌壁，累及子宫浆肌层，广泛种植于盆腔腹膜、直肠子宫陷凹及大网膜。

2. 淋巴转移　是子宫内膜癌的主要转移途径。当癌肿累及宫颈、深肌层或癌组织分化不良时，易早期发生淋巴转移。转移途径与癌肿生长部位有关，按癌灶部位可分别转移至腹股沟浅、深淋巴结，髂淋巴结及腹主淋巴结，有的可达卵巢，也可通过淋巴逆流至阴道及尿道周围淋巴结。

3. 血行转移　偶有经血行转移到肺、肝、骨等处。

四、临床分期

子宫内膜癌的分期现广泛采用国际妇产科联盟（FIGO）2000年制定的手术-病理分期（见表10-2）。

表10-2　子宫内膜癌临床分期（FIGO，2000）

分期	肿瘤范围
0期	原位癌
Ⅰ期	癌局限于子宫体
Ⅰa	癌局限于子宫内膜
Ⅰb	癌侵犯肌层≤1/2
Ⅰc	癌侵犯肌层>1/2
Ⅱ期	癌累及宫颈，无子宫外病变
Ⅱa	仅宫颈黏膜腺体受累
Ⅱb	宫颈间质受累
Ⅲ期	癌播散于子宫外的盆腔内，但未累及膀胱、直肠

续表

分期	肿瘤范围
Ⅲa	癌累及浆膜和（或）附件和（或）腹腔细胞学检查阳性
Ⅲb	阴道转移
Ⅲc	盆腔淋巴结和（或）腹主动脉淋巴结转移
Ⅳ期	癌累及膀胱或直肠（黏膜明显受累），或有盆腔外转移
Ⅳa	癌累及膀胱或直肠黏膜
Ⅳb	远处转移，包括腹腔内转移和（或）腹股沟淋巴结转移

五、护理评估

（一）健康史

询问病史时高度重视患者的高危因素，如老年、肥胖、绝经延迟、少育、不育，以及停经后接受雌激素补充治疗等病史；警惕育龄妇女曾用激素治疗效果不佳的月经失调史；询问家族中肿瘤病史；对确诊为子宫内膜癌者，记录发病经过、有关检查、治疗及出现症状后机体反应等情况。

（二）临床表现

1. 症状

（1）阴道流血：不规则阴道流血为最常见的症状，量一般不多。绝经后患者表现为持续性或间歇性流血；尚未绝经者主诉经量增多，经期延长，或经间期出血。

（2）阴道排液：少数患者诉阴道排液增多，早期多为浆液性或血性排液，晚期合并感染则有脓性或脓血性排液，有恶臭。

（3）疼痛：晚期癌瘤浸润周围组织，或压迫神经时可引起下腹及腰背部疼痛，并向下肢及足部放射。当癌灶侵犯宫颈、堵塞宫颈管致宫腔积脓时，可出现下腹胀痛及痉挛性疼痛。

（4）全身症状：晚期患者常伴全身症状，如贫血、消瘦、恶病质、发热及全身衰竭等。

2. 体征　早期患者无明显异常，随病情发展，妇科检查发现子宫增大，质稍软；晚期偶见癌组织自宫颈口脱出，质脆，触之易出血。合并宫腔积脓者，子宫明显增大，极软。癌灶向周围浸润，子宫固定，在宫旁或盆腔内可扪及不规则结节样物。

（三）辅助检查

1. 分段诊断性刮宫　是目前早期诊断子宫内膜癌最常用的刮取子宫内膜组织的方法。通常要求先环刮宫颈管，后探宫腔，再行宫腔搔刮内膜，标本分瓶做好标记，送病理检查。病理检查结果是确诊子宫内膜癌的依据。

2. B超检查　典型的子宫内膜癌声像图表现为子宫增大或大于绝经年龄，宫腔内见实质不均的回声区，形态不规则，宫腔线消失。

3. 宫腔镜检查　可直接观察子宫内膜病灶的生长情况，并在直视下取可疑病灶组织送病理检查。

4. 细胞学检查　采用特制的宫腔吸管及宫腔刷放入宫腔，吸取分泌物做细胞学检查，供筛选检查用。

5. 其他　癌血清标记物检查、CT、磁共振（MRI）、淋巴造影检查等。

（四）处理原则

根据病情及患者具体情况选择手术、放射治疗或药物治疗，可单用或综合应用。

1. 手术治疗　为首选方案，尤其是早期病例。

2. 手术加放射治疗　适用于已有转移或可疑淋巴结转移者，可于术前或术后加用放射治疗，提高疗效。术前放射的目的在于给肿瘤以致死量，减少肿瘤范围或体积，使手术顺利进行。针对腹水癌细胞阳性、细胞分化差者进行放射治疗可以提高治疗效果。

3. 放射治疗　目前子宫内膜癌单纯放疗总的5年生存率已达50%～70%。已被认为是放疗敏感性肿瘤。

4. 药物治疗

（1）孕激素：适用于晚期或癌症复发者，不能手术切除或年轻、早期、要求保留生育功能者。选用大剂量孕激素，也可获得一定效果。

（2）抗雌激素制剂：他莫昔芬是一类非甾体类抗雌激素药物，可与孕激素配合使用，或同时使用可望增加疗效。

（3）化学药物：晚期不能手术或治疗后复发者可考虑使用化疗，可单独使用，也可几种药物联合应用。化疗途径有静脉给药、腹腔给药和动脉介入化疗。

六、可能的护理诊断及医护合作性问题

1. 知识缺乏：缺乏术前、术后锻炼及活动方面的知识。

2. 焦虑：与住院、需接受的诊治手段有关。

3. 有皮肤完整性受损的危险：与卧床、外照射对皮肤损伤有关。

七、预期目标

1. 住院期间，患者将能主动参与诊断性检查过程。

2. 手术前，患者将能示范手术后锻炼、呼吸控制等活动技巧。

3. 患者治疗期间保持皮肤完好。

八、护理措施

1. 普及防癌知识　大力宣传定期进行防癌检查的重要性，中年妇女每年接受一次妇科检查，注意子宫内膜癌的高危因素和人群。严格掌握雌激素的用药指征，加强用药期间的监护、随访措施。督促围绝经期、月经紊乱及绝经后出现不规则阴道流血者进行必要检查，以排除子宫内膜癌的可能，并接受正规治疗。

2. 提供疾病知识，缓解焦虑

（1）评估患者对疾病及有关诊治过程的认知程度，鼓励患者及其家属讨论有关疾病及治疗的疑虑，并予以耐心解答。针对个案需求及学习能力，采用有效形式向患者介绍住院环境、诊断性检查、治疗过程，以及可能出现的不适，以求得主动配合。

（2）为患者提供安静、舒适的睡眠环境，减少夜间不必要的治疗程序。努力使患者确信子宫内膜癌的病程发展缓慢，是女性生殖器官恶性肿瘤中预后较好的一种，缓解其焦虑程度，增强治疗信心。

3. 协助患者配合治疗

（1）需要手术治疗者，严格执行腹部及阴道手术护理常规。

（2）术后6～7天阴道残端羊肠线吸收、感染可致残端出血，需严密观察并记录出血情况，此期间患者应减少活动。

（3）孕激素治疗通常用药剂量大，至少8～12周才能评价疗效，患者需要具备配合治疗的耐心。用药的副作用为水钠潴留、药物性肝炎等，但停药后即好转，他莫昔芬用药后的副反应有潮热、急躁等类似围绝经期综合征的表现等。

（4）晚期病例及考虑化疗者，按有关章节内容护理。

（5）接受盆腔内放疗者，事先灌肠并留置导尿管，以保持直肠、膀胱空虚状态，避免放射性损伤。腔内置入放射源期间，保证患者绝对卧床，但应学会床上肢体运动方法，以免出现长期卧床的并发症。取出放射源后，鼓励患者渐进性下床活动及生活自理项目，具体措施按放疗护理内容。

4. 出院指导　完成治疗后应定期随访，及时发现异常情况，确定处理方案；同时鉴定恢复性生活的时间及体力活动的程度。随访时间：术后2年内，每3～6个月1次；术后3～5年每6～12个月1次；5年后每年1次。随访中注意有无复发病灶，并根据患者康复情况调整随访间期。提供局部水溶性润滑剂可增进性生活舒适度。

5. 放疗、化疗护理　按放疗、化疗护理常规。

九、护理评价

患者皮肤完整无破损；患者如期恢复体能，并承担生活自理。

第四节　卵巢肿瘤患者的护理

卵巢肿瘤是女性生殖器常见肿瘤之一，可发生于任何年龄。卵巢虽小，但组织复杂，卵巢肿瘤可以有各种不同的性质和形态：单一型或混合型、一侧或双侧、囊性或实质性、良性或恶性。由于缺乏早期诊断手段，卵巢恶性肿瘤死亡率居妇科恶性肿瘤首位，已成为严重威胁妇女生命和健康的主要肿瘤。

一、病因

卵巢肿瘤的发病可能与下列高危因素有关：

1. 遗传因素　约10%卵巢恶性肿瘤患者具有遗传异常。

2. 内分泌因素　过多的促性腺激素（FSH与LH）刺激以及雌激素的作用可促使卵巢包涵囊肿的上皮细胞增生与转化。

3. 环境因素　工业发达国家卵巢癌发病率高，与饮食中胆固醇含量高可能有关。

二、分类

卵巢体积最小，卵巢肿瘤组织形态的复杂性居全身各器官之首。分类方法很多，目前普遍采用世界卫生组织（WHO，1973）制定的卵巢肿瘤组织学分类（见表10-3）。

表 10-3 卵巢肿瘤组织学分类（WHO，1973，部分内容）

（一）上皮性肿瘤
浆液性肿瘤
黏液性肿瘤
子宫内膜样肿瘤
透明细胞中肾样瘤
纤维上皮（勃勒纳）肿瘤
混合性上皮肿瘤
未分化癌
（二）性索间质肿瘤
颗粒细胞—间质细胞肿瘤
支持细胞—间质细胞肿瘤
两性母细胞瘤
（三）生殖细胞肿瘤
无性细胞瘤
内胚窦瘤
胚胎癌
绒毛膜癌
多胎瘤
畸胎瘤
混合性生殖细胞肿瘤
（四）转移性肿瘤

三、常见的卵巢肿瘤及病理特点

（一）卵巢上皮性肿瘤（epithellal ovarian tumor）

是卵巢肿瘤中最常见的一种，约占所有原发性卵巢肿瘤的2/3，有良性、恶性和交界性之分。

1. 浆液性囊腺瘤　较为常见，约占卵巢良性肿瘤的25%，多为单侧，圆球形，大小不等，表面光滑，囊内充满淡黄清澈液体。单房或多房。镜下见囊壁为纤维结缔组织，内衬单层立方形或柱状上皮，间质见砂粒体。

2. 浆液性囊腺癌　是最常见的卵巢恶性肿瘤，占卵巢恶性肿瘤40%～60%。多为双侧，体积较大，半实质性，囊壁有乳头生长，囊液混浊，有时呈血性。镜下见囊壁上皮明显增生，复层排列。肿瘤生长速度快，预后差。

3. 黏液性囊腺瘤　约占卵巢良性肿瘤的20%，是人体中生长最大的肿瘤，多发生于生育年龄，少数儿童也可发生。多为单侧多房性，肿瘤表面光滑，灰白色，黏液呈胶冻状。囊壁破裂，黏液性上皮种植在腹膜上继续生长，并分泌黏液，形成腹膜黏液瘤。镜下见囊壁为纤维结缔组织，内衬单层高柱状上皮，产生黏液。

4. 黏液性囊腺癌　占卵巢恶性肿瘤的10%～20%，多为单侧，瘤体较大，囊壁可见乳头或实质区，黏液混浊或为血性。镜下见腺体密集，间质较少，腺上皮超过3层，细胞明显异型，并有间质浸润。5年存活率为40%～50%。

（二）卵巢生殖细胞肿瘤（ovarian germ cell tumor）

好发于青少年及儿童，占60%～90%。生殖细胞肿瘤中仅成熟畸胎瘤为良性，其他类型均属恶性。

1. 畸胎瘤　由多胚层组织构成，偶见含一个胚层成分。

（1）成熟畸胎瘤：又称皮样囊肿，是最常见的卵巢良性肿瘤。多为单侧、单房，中等大小，表面光滑，壁厚，囊内充满油脂和毛发，有时可见牙齿或骨质。恶变率为2%～4%，多发生于绝经后妇女。

（2）未成熟畸胎瘤：属于恶性肿瘤。常为单侧实性瘤，多发生于青少年，体积较大，其转移及复发率均高。

2. 无性细胞瘤　发生于青春期及生育期妇女，多为单侧，右侧多于左侧，中等大小，包膜光滑。镜下见圆形或多角形大细胞，核大，胞浆丰富，瘤细胞呈片状或条索状排列，间质中常有淋巴细胞浸润。

3. 内胚窦瘤　多见于儿童及青少年，多为单侧，体积较大，易发生破裂。镜下见疏松网状和内胚窦样结构。

（三）卵巢性索间质肿瘤（ovarian gonadal sex cord stromal tumor）

1. 颗粒细胞瘤　是最常见的功能性肿瘤，属于低度恶性肿瘤。肿瘤能分泌雌激素，故有女性化作用。一般预后良好，5年存活率达80%左右。

2. 纤维瘤　为较常见的卵巢良性肿瘤，多见于中老年妇女。肿瘤多为单侧性，中等大小。1%～5%患者可伴有腹水和（或）胸水，称梅格斯综合征（Meigs syndrome），手术切除肿瘤后，胸腹水自行消失。

3. 卵泡膜细胞瘤　属良性肿瘤，恶性少见，多为单侧，大小不一，质硬，表面光滑。镜下见瘤细胞呈短梭形，胞浆富含脂质，细胞交错排列呈漩涡状。

4. 支持细胞-间质细胞瘤　多为良性，单侧、较小、实性，表面光滑。镜下见由不同分化程度的支持细胞及间质细胞组成。

（四）卵巢转移性肿瘤

体内任何部位的原发性癌均可能转移到卵巢，常见的库肯勃瘤是一种特殊的转移性腺癌，其原发部位是胃肠道，肿瘤为双侧，中等大小，多保持卵巢原状或呈肾形。镜下见典型的印戒细胞，能产生黏液，周围是结缔组织或黏液瘤性间质。

四、卵巢恶性肿瘤的转移途径

主要通过直接蔓延及腹腔种植方式转移。癌细胞可直接侵犯包膜，累及邻近器官，并广泛种植于腹膜及大网膜表面。由于卵巢有丰富的淋巴引流，瘤栓脱落后可随其邻近淋巴管扩散到髂区及腹主动脉旁淋巴结，因此淋巴道也是重要的转移途径。横膈为转移的好发部位。血行转移者少见，晚期可转移到肝及肺。

五、卵巢恶性肿瘤的临床分期

采用FIGO制定的统一标准，2000年修订的临床分期（见表10-4）。

表 10-4　原发性卵巢恶性肿瘤的临床分期

Ⅰ期	肿瘤限于卵巢
Ⅱ期	一侧或双侧卵巢肿瘤，伴盆腔内扩散
Ⅲ期	一侧或双侧卵巢肿瘤，伴显微镜下证实的盆腔外的腹腔转移和（或）区域淋巴结转移。肝表面转移为Ⅲ期
Ⅳ期	远处转移，除外腹腔转移（胸水有癌细胞，肝实质转移）

六、护理评估

（一）健康史

早期病史无特殊，患者通常于妇科普查时发现盆腔肿块而就医。注意询问有无家族史，并收集与发病有关的高危因素。根据患者年龄、病程长短及局部体征初步判断是否为卵巢肿瘤，有无并发症，并对良、恶性作出评估。

（二）临床表现

1. 症状　卵巢良性肿瘤发展缓慢。初期肿瘤较小，患者常无症状，腹部无法扪及，较少影响月经。当肿瘤增长至中等大小时，患者常感腹胀，或扪及肿块。较大的肿瘤可以占满盆腔并出现压迫症状，如尿频、便秘、气急、心悸等。

卵巢恶性肿瘤患者早期多无自觉症状，出现症状时往往病情已属晚期。由于肿瘤生长迅速，短期内可有腹胀，腹部出现肿块及腹水。症状轻重取决于肿瘤大小、位置、侵犯邻近器官程度、有无并发症及组织学类型。若肿瘤向周围组织浸润或压迫神经则可引起腹痛、腰痛或下腹疼痛；压迫盆腔静脉，可出现浮肿。晚期患者呈明显消瘦、贫血等恶病质现象。

2. 体征　早期肿瘤小，不易被发现。当肿瘤长到中等大小时或出现明显症状时，盆腔检查发现子宫旁一侧或双侧囊性或实性包块；表面光滑或高低不平；活动或固定不动。

（三）常见并发症

1. 蒂扭转　为妇科常见的急腹症。蒂扭转好发于瘤蒂长、活动度大、中等大小、重心偏于一侧的肿瘤，如皮样囊肿等。患者突然改变体位或向同一方向连续转动、妊娠期或产褥期由于子宫位置的改变均易促发蒂扭转（图 10-4）。急性蒂扭转的典型症状为突然发生一侧下腹剧痛，常伴有恶心、呕吐甚至休克。盆腔检查可触及张力较大的肿块，压痛以瘤蒂处最剧，并有肌紧张。有时扭转可自然复位，腹痛也随之缓解。

2. 破裂　卵巢肿瘤破裂有外伤性和自发性两种。外伤性破裂可由于挤压、性交、穿刺、盆腔检查等所致；自发性破裂则因肿瘤过速生长所致，多数为恶性肿瘤浸润性生长穿破囊壁引起。症状轻重取决于囊肿的性质及流入腹腔的囊液量。轻者仅感轻度腹痛，重者剧烈腹痛、恶心、呕吐以致腹膜炎及休克。

3. 感染　较少见，多因肿瘤扭转或破裂后与肠管粘连引起，也可来源于邻近器官感染，如阑尾脓肿扩散。临床表现为高热、腹痛、肿块、腹部压痛、肌紧张及白细胞计数升高等腹膜炎征象。

（四）辅助检查

1. B 超检查　能检测肿瘤的部位、大小、形态及性质，同时对肿块来源作出定位；并能鉴别卵巢肿瘤、腹水或结核性包裹性积液。但直径＜1～2cm 的实性肿瘤不易测出。

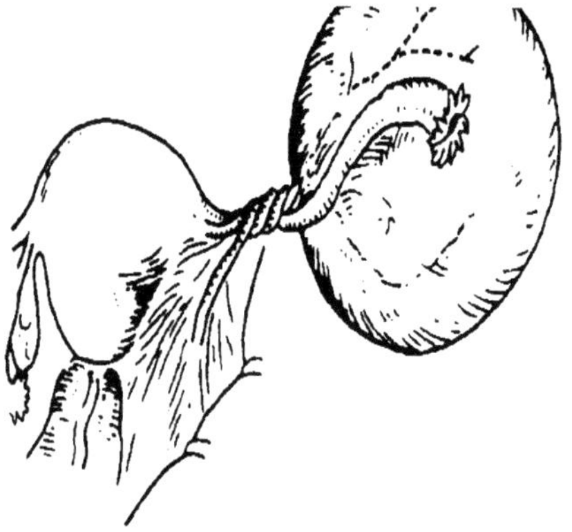

图 10-4 卵巢肿瘤蒂扭转

2. 腹腔镜检查 可直视肿物的大体情况，必要时在可疑部位进行多点活检。巨大肿块或有粘连者禁用腹腔镜检查。

3. 细胞学检查 通过腹水或腹腔冲洗液找癌细胞，有助于进一步确定Ⅰ期患者的临床分期及选择治疗方案，并可用以随访观察疗效。

4. 放射学诊断 CT 检查。

5. 其他 如血 AFP、CA125 测定等。卵巢上皮性肿瘤定期测量血 CA125，对于病情监测十分重要。

（五）处理原则

1. 卵巢肿瘤一经确诊，首选手术治疗。术中须区别卵巢肿瘤的良、恶性，必要时做冰冻切片组织学检查，以确定手术范围。

2. 恶性肿瘤患者还需辅以化疗、放疗的综合治疗方案。

3. 卵巢肿瘤并发症属急腹症，一旦确诊应立即手术。

4. 应注意卵巢肿瘤与卵巢瘤样病变的区别，卵巢瘤样病变以滤泡囊肿和黄体化囊肿最常见，多为单侧，壁薄，怀疑卵巢瘤样病变者，囊肿直径＜5cm，可进行随访观察。

七、可能的护理诊断和医护合作性问题

1. 焦虑：与发现盆腔包块有关。
2. 营养失调：低于机体需要量：与癌症、化疗药物的治疗反应等有关。
3. 预感性悲哀：与切除子宫、卵巢有关。

八、护理目标

1. 患者能描述自己的焦虑，并列举缓解焦虑程度的方法。
2. 患者能说出影响营养摄取的原因，并列举应对措施。
3. 患者用语言表达对丧失子宫及附件的看法，并积极接受治疗过程。

九、护理措施

（一）心理支持

为患者提供表达情感的机会和环境，详细了解患者的疑虑和需求。评估患者焦虑的程度

及应对压力的技巧；耐心向患者讲解病情，解答患者的提问。鼓励患者尽可能参与护理活动，协助患者应对压力。

（二）协助患者接受各种检查和治疗

1. 向患者及家属介绍将经历的手术经过、可能施行的各种检查，取得主动配合。

2. 按腹部手术护理内容认真做好术前准备和术后护理，术前准备还应包括应付必要时扩大手术范围的需要。

3. 巨大肿瘤患者，需准备沙袋术中备用，加压腹部，以防腹压骤然下降出现休克。

4. 需放腹水者，备好腹腔穿刺用物，协助医师完成操作过程。在放腹水过程中，严密观察、记录患者的生命体征变化、腹水性质及出现的不良反应；一次放腹水 3000ml 左右，不宜过多，以免腹压骤降，发生虚脱。放腹水速度宜缓慢，后用腹带包扎腹部。发现不良反应及时报告医师。

5. 腹腔化疗患者，当药注入腹腔后，应及时更换体位，使药物尽量接触腹腔每个部位。化疗同时行静脉水化，应使尿量达到 100～150ml/h，严密观察药物对机体的毒性反应。需化疗、放疗者，为其提供相应的护理活动。

（三）做好随访工作

1. 卵巢非赘生性肿瘤直径＜5 cm 者，应定期（3～6 个月）接受复查，并详细记录。

2. 手术后患者根据病理报告结果，良性者术后 1 个月常规复查；恶性肿瘤常辅以化疗，但尚无统一化疗方案，疗程多少因个案情况而异，晚期病例需用药 10～12 个疗程。护士应督促、协助患者克服实际困难，努力完成治疗计划以提高疗效。

3. 卵巢癌易于复发，需长期进行随访和监测。随访时间：术后 1 年内，每月 1 次；术后第 2 年，每 3 个月 1 次；术后第 3 年，每 6 个月 1 次；3 年以上者，每年 1 次。

（四）加强预防保健意识

1. 大力宣传卵巢癌的高危因素，加强高蛋白、富含维生素 A 的饮食，避免高胆固醇饮食，高危妇女宜预防性口服避孕药。

2. 30 岁以上妇女，每 1～2 年进行一次妇科检查，高危人群不论年龄大小最好每半年接受一次检查。

3. 卵巢实性肿瘤或肿瘤直径＞5cm 者，应及时手术切除。盆腔肿块诊断不清或治疗无效者，宜及早行腹腔镜检或剖腹探查。凡乳腺癌、子宫内膜癌、胃肠癌等患者，术后随访中应定期接受妇科检查。

十、护理评价

患者能用积极方式面对现实；能摄入足够热量，维持化疗前体重；在住院期间能积极配合各种诊治过程。

（单伟颖　李秀英）

第十一章　妇科内分泌疾病患者的护理

第一节　痛经患者的护理

痛经（dysmenorrhea）为妇科最常见的症状之一，是指行经前后或月经期出现下腹疼痛、坠胀，伴腰酸或其他不适，程度严重影响生活和工作质量者。痛经可分为原发性痛经和继发性痛经两大类。原发性痛经是指无盆腔器质性病变的痛经，继发性痛经通常是盆腔器质性疾病的后果。本节只介绍原发性痛经。

一、病因

原发性痛经的病因不清楚，可能与下列因素有关：

1. 前列腺素合成与释放异常　前列腺素可影响子宫收缩，使子宫平滑肌收缩过强，甚至痉挛，而出现痛经。

2. 子宫收缩异常　月经期子宫平滑肌不协调收缩，使子宫张力变化、供血不足，导致厌氧代谢物积蓄，刺激疼痛神经元引起疼痛。

3. 其他　精神、神经因素等也可能是引起痛经的原因。

二、护理评估

（一）健康史

患者一般于初潮后一段时间月经转入规律后，出现经期下腹部疼痛。

（二）临床表现

1. 月经期下腹部疼痛　月经来潮前几小时即发生下腹部疼痛，经期逐渐或迅速加剧，持续时间通常为2～3天；疼痛常呈痉挛性，放射至腰骶部或大腿内侧。

2. 恶心、呕吐　部分患者有恶心、呕吐等症状。

3. 头痛　有些患者有头痛、乏力等症状，严重者可出现晕厥。

4. 妇科检查　一般无异常发现。

（三）治疗原则

镇痛、镇静、解痉治疗，抑制排卵等，必要时可行手术切除骶前神经治疗。

三、可能的护理诊断和医护合作性问题

1. 疼痛：与月经期精神紧张、子宫异常收缩等因素有关。

2. 知识缺乏：缺乏月经期相关生理和自我护理知识。

四、护理措施

1. 心理支持　讲解月经期轻度不适是正常的生理反应，不必要过于紧张。

2. 饮食指导　经期应避免冷刺激，避免进食辛辣食物，采用低脂素食和鱼油，可以减

轻某些妇女的痛经。

3. 药物治疗时的指导　应在医生的指导下应用药物治疗。如有严重痛经需要应用止痛剂时，应在剧烈痛经发生前使用。如应用短效避孕药治疗，应注意按时服用，避免漏服。

五、护理评价

患者能够耐受痛经，或应用有效的方法进行治疗。

第二节　功能失调性子宫出血患者的护理

功能失调性子宫出血病（dysfunctional uterine bleeding，DUB）简称功血，是由于下丘脑-垂体-卵巢轴功能失调、而非器质性病变所导致的异常子宫出血。通常表现为月经周期不规律，经量多少不等，经期长短不定。

一、临床分类及临床表现

临床上根据发病机制，分为无排卵性功血和排卵性功血两种类型。无排卵性功血多见于青春期和绝经过渡期妇女，排卵性功血多见于育龄期妇女。

（一）无排卵性功血

1. 病因　正常月经的发生是下丘脑-垂体-卵巢轴生理调节控制下的周期性子宫内膜剥脱性出血。正常月经的周期、持续时间、月经量呈现规律性和自限性。当机体受到如：精神过度紧张、情绪变化、气候环境变化、营养不良、贫血、代谢紊乱、甲状腺功能异常等内、外部各种因素的影响时，均可影响中枢神经系统，进而引起下丘脑-垂体-卵巢功能调节异常，导致月经失调。

无排卵性功血最常见于青春期和绝经过渡期，育龄期少见。青春期功血患者下丘脑-垂体-卵巢轴调节功能尚未完全成熟，未能建立稳定的周期性调节和反馈反应，卵泡刺激素（FSH）和黄体生成素（LH）虽引起卵泡的发育而分泌雌激素，但尚未形成正常月经周期中 FSH 和 LH 的峰状分泌，因此卵巢中有卵泡发育，但不能形成成熟卵泡，因此无排卵，也无黄体形成。绝经过渡期卵巢功能逐渐衰退，卵泡逐渐耗竭，剩余卵泡对垂体促性腺激素反应性降低，雌激素分泌量波动。不能形成排卵前高峰，卵泡虽有发育，但不排卵。各种因素引起的无排卵均可导致子宫内膜受单纯雌激素刺激，达到或超过雌激素的内膜出血阈值，而无孕激素对抗，从而发生雌激素突破性出血。

2. 临床表现

（1）月经周期和经期异常。可先有数周或数月停经，继之以大量流血，流血常持续 2～3 周或更长时间，不易自止。流血量多少不等。

（2）流血期多无腹痛或其他不适。

（3）出血过多常伴贫血甚至休克。

（4）患者多为青春期或绝经过渡期妇女。

（5）妇科盆腔检查，子宫正常大小、质稍软，双侧附件无异常。

3. 辅助检查

（1）超声检查：了解子宫大小和形状、子宫内膜厚度、宫腔有无赘生物等。

（2）宫颈黏液涂片：干燥后持续可见羊齿叶状结晶，提示无排卵。

（3）阴道黏膜的脱落上皮细胞：反映有雌激素的作用。

（4）基础体温：呈单相型。

（5）激素测定：可检查卵泡刺激素、黄体生成素、雌二醇和孕酮等，确定有无排卵。

（6）诊断性刮宫：可达到止血和明确子宫内膜病理诊断的目的。适用于：有异常子宫出血，且药物治疗无效或存在子宫内膜癌高危因素的生育期和绝经过渡期妇女，应通过诊刮术排除恶性病变。对于未婚患者，若激素治疗失败或怀疑有器质性病变，也应在征得患者或家属同意后行诊刮术明确诊断。

（二）排卵性功血

排卵性功血多发生于育龄期妇女。患者虽然有排卵，但黄体功能异常。可分黄体功能不足和子宫内膜不规则脱落两类。

1. 黄体功能不足

（1）病因：①卵泡期中 FSH 的作用不足，影响卵泡的发育，引起黄体的轻度缺陷；②排卵前雌激素分泌量不足，有排卵但黄体不健全；③排卵后体内的激素比例失常，孕激素不足，从而子宫内膜分泌功能欠缺；④血中生乳激素偏高。

（2）临床表现：①月经周期缩短，因而月经频发；②有不孕或妊娠早期流产。

（3）辅助检查：基础体温呈双相，但排卵后体温上升慢或上升幅度降低，上升的时间持续较短，约 9～10 天即下降；子宫内膜活检显示分泌反应至少落后 2 日。

2. 子宫内膜不规则脱落

（1）病因：黄体发育良好，但萎缩过程延长。

（2）临床表现：①月经周期正常，但月经期延长，长达 9～10 日，流血量偏多；②多发生在产后或流产后。

（3）辅助检查：基础体温双相，但下降缓慢，历时较长。子宫内膜组织切片检查，正常的月经期第 3～4 天时，分泌性内膜已脱落殆尽，而仅能见到再生的增生性内膜，此类患者的子宫内膜于第 5～6 天，尚能见到分泌性内膜，故切片中增生性及分泌性内膜混杂共存。

二、常用性激素治疗原则及方法

（一）无排卵性功血的治疗

无排卵性功血患者，在青春期以止血、调整月经周期及促排卵为主。而绝经过渡期只止血和调整月经周期。排卵性功血主要调节黄体功能。

1. 止血　需根据出血量采用适当的药物、剂量和用药方法。对于出血量少的患者，使用最低有效剂量性激素，减少药物副反应；对出血量多者，要求在用药后 8 小时内显效，24～48 小时内止血，用药剂量较大。包括：

（1）单种激素止血：

①雌激素：应用大剂量雌激素可迅速促使子宫内膜生长，短期内修复创面而止血，适用于血红蛋白＜70g/L 的患者，主要用于青春期功血。止血的有效剂量与患者的内源性雌激素水平有关，具体用药量可根据出血量决定。急性大量出血时应采用大剂量雌激素止血，止血后，按每 3 天递减原剂量 1/3，随后维持在 1mg/d 达止血后 20 天，同时积极纠正贫血。

②孕激素：孕激素止血的机制是使雌激素作用下持续增生的子宫内膜转化为分泌期，并

对抗雌激素的作用，使内膜不再增厚。停药后子宫内膜脱落较完全，可起到药物性刮宫的作用，从而达到止血的目的。适用于血红蛋白>70g/L的功血患者。流血应在用药后3天内停止，随后递减，每3天减1/3量，以后维持到止血后20天止，停药后3～7日发生撤药性出血。

（2）联合用药：性激素联合用药的止血效果优于单一用药。

①青春期功血：在使用孕激素时同时配伍小剂量雌激素，可减少孕激素的用量，并防止突破性出血。

②绝经过渡期功血：在孕激素止血的基础上可配伍雌激素、雄激素效果较好。

2. 调整月经周期　使用性激素止血后必须调整月经周期。青春期和生育期无排卵性功血患者，需恢复内分泌功能，建立正常月经周期。对于绝经过渡期患者则起到控制出血、预防子宫内膜过度增生的发生。一般一个疗程应连续用药3个周期。

（1）雌-孕激素序贯治疗：即人工周期，通过模拟自然月经周期中卵巢的内分泌变化，将雌、孕激素序贯应用，使子宫内膜发生相应变化，从而引起周期性脱落。适用于青春期或生育期功血患者。一般于出血第5日起连续服用雌激素20日，于服药第11日加服孕激素，两种药物同时停药，一般于停药后3～7日出血。于出血第5日重复用药，一般用药2～3个周期后部分患者可恢复自发排卵，建立正常月经。如正常月经未建立，可重复上述治疗。

（2）口服避孕药：适用于内源性雌激素水平较高、出血量较多的生育期功血或绝经过渡期功血。

3. 促进排卵　青春期功血经过调整周期药物治疗几个疗程后，通过雌、孕激素对中枢的反馈调节作用，部分患者可恢复自发排卵。促排卵治疗适用于无排卵且有生育要求的患者，青春期患者一般不使用。促排卵常用氯米芬，该药可在下丘脑竞争性结合雌激素受体，产生抗雌激素的作用。通过抑制内源性雌激素对下丘脑的负反馈，诱导促性腺激素释放激素的释放而诱发排卵，适用于体内已有一定水平的雌激素但不排卵，且有生育要求的功血患者。本药不宜长期连续服用，否则可能发生卵巢过度刺激综合征，卵巢增大，形成囊肿。

（二）排卵性功血的治疗

1. 黄体功能不全：治疗主要选择以氯米芬促排卵，或黄体功能补充疗法治疗。

2. 子宫内膜不规则脱落：可选用孕激素治疗。孕激素可通过下丘脑-垂体-卵巢轴的负反馈功能，使黄体及时萎缩，内膜按时完整脱落。

三、可能的护理诊断和医护合作性问题

1. 体液不足：与功能性子宫出血有关。
2. 有感染的危险：与出血后抵抗力下降有关。
3. 恐惧：与长期子宫出血、不明确诊断有关。

四、预期目标

1. 患者液体量保持正常。
2. 患者不发生感染。
3. 患者诉说与疾病诊断、治疗相关的想法。

五、护理措施

1. 一般护理

(1) 加强营养，注意休息：患者应卧床休息，睡眠充足；防止消耗体力，减少出血量。补充营养，纠正偏食，鼓励多食高蛋白及含铁高的饮食，预防和治疗贫血。

(2) 预防感染，做好局部清洁卫生：勤换勤洗会阴垫和衬裤；大便后外阴应冲洗或患者自己用1∶5000高锰酸钾液由外阴前方向肛门部清洗。禁止盆浴，可淋浴或擦浴；告诫患者禁止性生活；禁止用不消毒的器械或手套进入阴道内作检查或治疗操作。

(3) 提供心理支持：说明病情，减轻患者不安和焦虑心理，使患者和家属了解此病是可治愈之症，患者和家属积极配合治疗。

(4) 遵医嘱准确给药：服药应按时按量，避免漏服和随意停药；发现有药物副反应或有不规则阴道出血者，应及时与主管医师联系，给予处理。

2. 大出血患者的护理

(1) 患者应绝对卧床休息，取平卧或仰卧位。

(2) 注意观察病情变化。注意血压、脉搏、呼吸及意识状态，有无冷汗、发绀、恶心、呕吐等；保留会阴垫，准确记录出血量。

(3) 做好出血的抢救准备。遵医嘱给氧，建立静脉通路，做好输液及输血准备。

(4) 做好手术止血准备。

(5) 及时与家属联系，使其了解患者真实病情变化，并取得其配合和理解。

六、护理评价

患者液体量保持正常，不发生感染，能诉说与疾病诊断、治疗相关的想法。

第三节　经前期综合征患者的护理

经前期综合征（premenstrual syndrome，PMS）是指在月经前周期性发生的影响妇女日常生活和工作的，涉及躯体、精神和行为的症候群，月经来潮后可自行消失。伴有严重情绪反应的经前综合征称为经前焦虑性障碍（premenstrual dysphoric disorder，PMDD）。经前焦虑性障碍的诊断应由心理医生完成。

一、病因

经前期综合征的发病受多种因素的综合影响，包括：神经递质如5-羟色胺、阿片肽等在月经周期中对性激素的变化敏感；焦虑、精神压力大等精神、社会因素，以及维生素B_6缺乏等因素。

二、护理评估

(一) 健康史

患者在月经前出现周期性的身体症状，月经来潮后迅速减轻直至消失。

（二）临床表现

本病多见于25～45岁妇女，主要症状有：

1. 躯体症状　头痛，乳房胀痛，腹部胀满，肢体浮肿，体重增加，运动协调功能减退。
2. 精神症状　易怒，焦虑，抑郁，情绪不稳定，疲乏，以及饮食、睡眠、性欲改变。
3. 行为改变　思想不集中，工作效率低，意外事故倾向，易有犯罪行为或自杀意图。
4. 全身检查　有浮肿体征，但妇科检查常无异常。

（三）处理原则

先采用心理疏导及饮食治疗，必要时给予药物对症治疗。

三、可能的护理诊断和医护合作性问题

1. 焦虑：与周期性经前期出现不适症状有关。
2. 体液过多：与雌、孕激素比例失调有关。
3. 疼痛：与精神紧张有关。

四、预期目标

1. 患者在月经来潮前及月经期能够消除焦虑。
2. 患者在月经来潮前及月经期疼痛减轻。
3. 患者能够叙述水肿的原因和预防水肿的方法。

五、护理措施

1. 心理支持　讲解可能造成经前期综合征的原因，帮助患者调整心理状态，认识疾病和建立勇气及自信心。

2. 饮食治疗　选择高碳水化合物、低蛋白饮食，限制盐、咖啡、酒精摄入，补充维生素E、维生素B_6和微量元素镁。

3. 药物治疗时的指导　遵医嘱指导患者正确使用药物。以解除症状为主，如利尿、镇静、止痛等。常用药物有镇静剂（艾司唑仑）、抗抑郁药（氟西汀）、利尿剂（螺内酯）、激素（孕激素）、溴隐亭及维生素B_6。

六、护理评价

患者能够正确面对月经来潮，消除焦虑；无经前期综合征的症状出现。

第四节　闭经患者的护理

闭经（amenorrhea）是妇科疾病中的常见症状，并非一种独立疾病，表现为无月经或月经停止。通常将闭经分为原发性闭经和继发性闭经。原发性闭经（primary amenorrhea）是指凡年满16岁、女性第二性征已发育但月经尚未来潮者，或年满14岁仍无女性第二性征发育者；继发性闭经（secondary amenorrhea）是指在已建立周期性月经以后，正常绝经期以前的任何时间内（妊娠或哺乳期除外），月经停止6个月以上，或根据自身月经周期计算停经3个周期以上者。

一、病因及分类

正常月经周期的建立有赖于丘脑下部-垂体-卵巢轴的神经内分泌调节，以及靶器官子宫内膜对性激素的周期性反应和下生殖道通畅性，其中任何一个环节发生病变，都可以导致闭经。常见的闭经原因按病变部位分为：

1. 下丘脑性闭经　是最常见的一类闭经。中枢神经系统-下丘脑功能失调影响垂体，进而影响卵巢而引起闭经。以功能性原因为主，包括：①精神因素，如恐惧、忧虑、环境改变；②体重下降和神经性厌食；③剧烈运动；④药物；⑤颅咽管瘤。

2. 垂体性闭经　指垂体性病变使促性腺激素分泌降低引起的闭经。如脑垂体损坏、垂体肿瘤、原发性脑垂体促性腺分泌功能低下。

3. 卵巢性闭经　指卵巢先天性发育不全、卵巢功能衰退或继发性病变引起的闭经。如先天性无卵巢或卵巢发育不良、卵巢早衰、卵巢肿瘤、多囊卵巢综合征。

4. 子宫性闭经　由先天性子宫畸形或获得性子宫内膜破坏引起的闭经。如先天性无子宫、子宫发育不良、子宫内膜对性激素反应不良、子宫内膜损坏或子宫切除。

5. 其他原因或内分泌功能异常　甲状腺、肾上腺功能亢进或不足，药物抑制如避孕药、某些抗高血压药、抑制精神失常药物等。

二、护理评估

（一）健康史

详细询问病史，了解闭经发生的时间、治疗及检查情况，其他并存的症状，妊娠、分娩史等。

（二）临床表现

闭经是患者就诊时主要症状。应通过一系列检查来寻找引起闭经的原因所在。

1. 全身检查　包括智力、身高、体重，第二性征发育状况，有无体格发育畸形，甲状腺有无肿大，乳房有无溢乳，皮肤色泽及毛发分布。

2. 妇科检查　内外生殖器发育情况，有无畸形和肿瘤；下腹及腹股沟区有无包块。

（三）实验室及其他特殊检查

通过询问病史和体检，排除因妊娠、处女膜闭锁、阴道闭锁所致的假性闭经。再采用下列步骤进行检查，有助于了解病变所在部位，找出闭经原因。

1. 第一步：了解体内雌激素水平

在进行试验前至少 6 周内未用过性激素药物。

（1）孕激素试验：黄体酮注射液 20mg 肌注，每日一次，连续 5 天。停药后 3～7 天，出现子宫出血者为阳性，表示患者有功能性子宫内膜，且已受足够的雌激素影响。外源性孕酮使其产生分泌期改变，停药后内膜剥落而导致出血。估计闭经部位在下丘脑-垂体，从而引起排卵障碍。常见于青春期下丘脑-垂体-卵巢轴不成熟。

（2）阴道脱落上皮细胞及宫颈黏液检查：间接了解雌激素水平及卵巢内卵泡有无周期变化。

2. 第二步：雌激素试验

目的为了解闭经是否由于体内缺乏雌激素或子宫内膜缺陷。口服己烯雌酚每日 1mg 或炔雌醇每日0.05mg，连服20天，在服药的第16天开始每日肌注黄体酮20mg共5天，停药后3～7天有子宫出血者为阳性。表示患者具有正常功能的子宫内膜，对外源性雌、孕激素有反应，闭经是由于体内缺乏雌激素之故。如停药后没有撤药性出血，可重复1～2次雌激素试验，如仍无出血，提示子宫内膜缺陷或遭受破坏。闭经原因在子宫，称子宫性闭经。

3. 第三步：促性腺激素及其他甾体激素测定

对雌激素试验阳性患者，需了解缺乏雌激素的原因，区别是由于卵巢已丧失分泌雌激素的功能，还是由于缺乏促性腺激素而致卵巢不分泌性激素。目前均采用放射免疫法测定雌二醇（E_2）、卵泡刺激素（FSH）及黄体生成素（LH）。正常血清FSH值为5～20U/L，LH值为5～25U/L。在排卵期，LH高峰值为基础值的3倍。在临床上，FSH增高意义较大，如FSH高于40U/L，E_2低值提示卵巢功能衰退。LH低于5U/L，提示促性腺激素分泌不足。FSH和LH值均低，提示垂体或更高中枢功能低落。测定泌乳素（PRL）排除有无垂腺瘤。

4. 第四步：垂体兴奋试验阳性

在FSH及LH均低落时，作垂体兴奋试验以了解病变在垂体，还是下丘脑。垂体兴奋试验阳性病变在下丘脑，兴奋试验阴性则病变在垂体。

5. 其他检查

（1）宫腔镜检查同时作诊断性刮宫：临床疑有子宫内膜结核、宫腔粘连者。宫腔镜直视下观察宫腔内变化，并取子宫内膜送病理检验。

（2）腹腔镜检查：可直视子宫、输卵管和卵巢形态，并可做卵巢活检，对诊断卵巢早衰及多囊卵巢综合征有帮助。

（3）蝶鞍多向断层摄片：对有泌乳或血清泌乳素（PRL）增高者，可早期发现垂体腺瘤。

（4）甲状腺或肾上腺功能检查：按病情需要检查T_3和T_4，以及尿17酮和17羟测定。

（5）外周血性染色体检查：适用于原发闭经、身材矮小、发育迟缓、乳房不发育或外生殖器畸形者。

（四）处理原则

1. 针对病因治疗。

2. 性激素替代疗法　包括小剂量雌激素周期治疗，雌、孕激素序贯疗法，雌、孕激素合并治疗，诱发排卵等。

三、可能的护理诊断和医护合作性问题

1. 自我形象紊乱：与担心闭经而出现性征改变有关。

2. 焦虑：与诊断、治疗时间长，不能尽快治愈有关。

四、预期目标

1. 患者能够了解有关诊断、治疗知识。

2. 患者能够主动积极地配合诊断与治疗。

五、护理措施

1. 对闭经患者作必要的解释工作，如讲述发生闭经的原因很多，需要耐心地、按时、

按规定接受有关检查，取得准确的检查结果，才能有满意的治疗效果。

2. 指导患者正确按医嘱用药或其他治疗措施。闭经的治疗主要是针对病因采取不同方法，如宫腔粘连者需接受宫腔分离术，子宫内膜结核者需用抗结核药物，卵巢功能衰退者需用雌、孕激素作人工周期替代治疗，垂体功能不全者，需给促性腺激素及绒毛膜促性腺激素（HCG）联合治疗，下丘脑功能不足者，给黄体生成激素释放激素（LH－RH）或氯米芬治疗。以上所述的药物治疗，护理工作者均应告诉患者必须按医嘱用药和复诊。如患者文化水平较低，一时未搞清楚者，应对患者耐心解释，直到正确掌握用药方法；如为住院患者，应按医嘱准时给药。

3. 指导患者调整工作、生活节奏，建立患者认可的锻炼计划，增强适应环境改变的体能，学会自我排泄心理抑郁和协调人际关系的方法。

六、护理评价

患者能主动配合治疗方案，在治疗期间，患者能与医护人员和病友交流病情和治疗感受。

第五节　围绝经期综合征患者的护理

围绝经期是妇女卵巢功能逐渐衰退至完全消失的过渡时期，包括从出现与绝经有关的内分泌、生物学和临床特征起，至最后一次月经后一年。绝经是妇女一生中的一个生理过程。但有些妇女在绝经前后出现一系列因性激素波动或减少所致的躯体及心理症候群，称为围绝经期综合征。

绝经可分为自然绝经和人工绝经。前者指卵巢内卵泡用尽，或剩余的卵泡对促性腺激素丧失了反应，卵泡不再发育和分泌雌激素，不能刺激子宫内膜生长，导致绝经。后者是指手术切除双侧卵巢或用其他方法停止卵巢功能，如放射治疗和化疗等。判定绝经，主要根据临床表现和激素的测定。人工绝经者更易发生围绝经期综合征。

一、围绝经期的内分泌变化

围绝经期最早的变化是卵巢功能的衰退，继之表现为下丘脑－垂体功能退化。

1. 雌激素　绝经后由于卵巢萎缩，循环中的雌激素来源和性质发生了重要的改变，最重要的循环雌激素是雌酮。绝经后血中雌二醇水平明显降低。

2. 孕酮　绝经后不再排卵，孕酮明显降低。

3. 雄激素　血中雄烯二酮含量仅为育龄妇女一半，主要来自肾上腺。

4. 促性腺激素　绝经后卵巢性激素水平明显降低，对下丘脑与垂体的负反馈作用削弱，促性腺激素 FSH、LH 均升高。绝经后 2～3 年，血清中 FSH 水平较正常育龄妇女卵泡期增加 10～15 倍，LH 水平也增加约 3 倍，此后这两种促性腺激素水平不再上升，并随着年龄的增长有所降低。绝经后 10 年，促性腺激素约下降到最高值的一半。

5. 促性腺激素释放激素（GnRH）　围绝经期 GnRH 分泌增加，并与 LH 相平行。

6. 抑制素　绝经后妇女血抑制素浓度下降，较雌二醇下降早且明显，可能成为反映卵巢功能衰退更敏感的标志。

二、护理评估

（一）健康史

患者年龄多在40岁以上，有月经周期的改变等。

（二）临床表现和发病机理

1. 由于卵巢功能减退及雌激素不足引起的变化

（1）月经改变　月经周期改变是围绝经期出现最早的临床症状，有4种表现：①月经周期延长，经量减少；②周期缩短，经量增加；③月经周期及经量不规则；④闭经。

（2）血管舒缩症状　主要表现为潮热、出汗，是血管舒缩功能不稳定的表现，是围绝经期综合征最突出的特征性症状。潮热多发生在绝经前后数年内。潮热是突然发生，开始于面部，然后扩展到颈、胸，伴皮肤潮红、出汗。热感可持续数秒至数十分钟。发作次数每日数次至数十次，皮肤温度可升高，因而患者感到难以忍耐的不舒服和烦躁、头痛、眩晕、心悸和恶心等。以上现象夜间更明显。常称为“夜汗”，影响睡眠。

（3）外阴及阴道干燥不适　由于阴道上皮细胞因雌激素不足而萎缩，含糖元的细胞消失，故阴道液量减少，润滑作用差，阴道伸展性差，皱褶变平，此时出现外阴瘙痒，性交时疼痛，使患者感到痛苦与不安，甚至影响家庭的和睦。

（4）泌尿系统症状　雌激素缺乏时，膀胱及尿道黏膜萎缩，引起萎缩性膀胱炎、尿道炎、尿道口外翻，出现尿频、尿急现象。

（5）骨质疏松　雌激素下降使骨质吸收速度快于骨质生成，促使骨质丢失变疏松，造成脊椎间隙变狭，身高变矮，驼背或脊椎侧弯，腰部或胸椎下段疼痛及关节疼痛。

（6）心血管系统症状　血压升高且波动明显，阵发性心动过速或过缓，自诉心慌、心前区紧缩感，称之为“假性心绞痛”。

（7）皮肤萎缩　额部、眼角、唇周及全身皮肤的弹性逐渐消失，出现皱纹，面部色素沉着。

2. 因家庭及社会环境变化而出现的异常　因家庭和社会环境改变而加重身体和精神负担。如子女长大成家而另立家庭、父母年老或病故、丈夫工作地位的改变、自己健康与面貌的变化、工作负担加重或在竞争中力不从心等。这些都可引起心情不愉快，忧虑、多疑，加上生理上衰老构成围绝经期综合征的症状。

3. 因个性与精神因素引起的表现　主要包括情绪、记忆及认知功能症状。围绝经期妇女往往出现激动、易怒、焦虑、多疑、情绪低落、自信心降低、不能自我控制等情绪症状，严重者可表现喜怒无常，被邻居或同事们误认为精神病，更加重了对患者的刺激。记忆力减退及注意力不集中也较常见。

（三）辅助检查

围绝经期综合征患者出现的症状常涉及多个系统，必要时应做全面系统的检查，其中包括心血管系统、神经系统、泌尿系统及骨骼的检查，排除了器质性疾病，才能按围绝经期综合征进行治疗。

围绝经期妇女每隔半年至一年应该进行一次盆腔检查，其中包括子宫颈刮片的防癌检查，阴道有排液者作阴道滴虫和真菌检查，少量阴道流血者需做分段诊刮及子宫内膜活检，以便早期发现病变，早期治疗。

（四）处理原则

1. 一般治疗　心理治疗是围绝经期治疗的重要组成部分，必要时选用适量镇静药辅助睡眠；谷维素可帮助调节自主神经功能；坚持体育锻炼，增加日晒时间，摄入足量蛋白质和含钙食物，预防骨质疏松。

2. 激素替代疗法（hormone replacement therapy，HRT）　激素替代治疗是一种医疗措施，通过外源给予具有性激素活性的药物，以纠正与性激素不足有关的健康问题。

（1）适应证：绝经相关症状、泌尿生殖道萎缩、低骨量及绝经后骨质疏松症。

（2）禁忌证：绝对禁忌证有妊娠、原因不明的子宫出血、血栓性静脉炎、胆囊疾病及肝脏疾病；相对禁忌证有乳腺癌、复发性血栓性静脉炎病史或血栓、血管栓塞疾病。

（3）制剂及剂量：主要药物为雌激素，常同时使用孕激素。剂量个体化，以取最小有效量为佳。

（4）用药途径：口服用药、阴道给药、皮肤给药。

（5）用药方案：序贯给药，在雌激素治疗的后半周期加用孕激素制剂。联合用药，采用雌、孕激素合剂。

（6）用药时间：根据治疗目的而不同。短期用药目的主要是为了解除围绝经期症状，待症状消失后即可停药。长期用药用于防治骨质疏松。

三、可能的护理诊断和医护合作性问题

1. 自我形象紊乱：与围绝经期卵巢功能变化引起的一系列生理改变有关。

2. 焦虑：与缺乏围绝经期有关知识及心理社会改变有关。

3. 舒适的改变：全身各系统可能出现不适症状，如头痛、失眠、潮热、出汗、心悸等，患者不能正常地工作和生活。

4. 营养失调：低于机体需要量；与全身不适、焦虑和精神方面因素，致使食欲下降有关。

5. 知识缺乏：缺乏围绝经期保健知识。

四、预期目标

1. 患者能够识别造成围绝经期一系列不适的原因。

2. 患者能够寻找到摆脱不适的方法及途径。

五、护理措施

1. 提供健康教育　有75%～85%的围绝经期妇女出现围绝经期综合征中的某些症状，但因症状严重而就医的只有15%。如精神症状严重者求助于精神病科医生，尿频、尿急者求助于泌尿科医生，血压高、心悸、失眠、头昏多求助于内科医生，唯外阴瘙痒、月经不调、阴道灼痛才求助于妇产科医生。把一种全身性病态表现，分割成多种专科诊治，效果只能是短暂的。围绝经期综合征是一个全身各系统、各器官逐步由生理状态发展到病理生理状态的演变过程，同时可能有其他疾病参与其中，因此围绝经期综合征是一系列复杂的、一时不易查明的症状，需多方面进行观察和关心，耐心地做好生理和心理上的指导和疏导工作。经常向患者介绍有关的医学知识，提高妇女对围绝经期这一生理过程的了解，做好思想准

备，解除不必要的忧虑和猜疑。

2. 协助患者增加适应能力　协助患者安排好有规律的生活和工作日程，争取做好劳逸结合，有充足的休息与睡眠。取得家庭成员和同事们的配合与关心。尽量保持患者情绪稳定、心情舒畅。劝阻患者不要观看情节激动、刺激性强或忧伤的影视片。多到环境安静、空气新鲜的宽广地方散步和锻炼。让患者有一个良好的生活和工作环境，顺利度过围绝经期。

3. 指导患者正确服药　如服少量雌激素，常用药有雌三醇、乙炔雌二醇、尼尔雌醇等，剂量因人而异，原则上是以能控制症状又不引起子宫出血为适宜剂量。配合适量的孕激素以拮抗雌激素长期对子宫内膜的刺激。

4. 补充营养　围绝经期易出现骨质疏松，应坚持户外运动，补充蛋白质，多食用含钙量高的食品，必要时补充钙剂。

六、护理评价

患者认识到绝经是女性的正常生理过程，能以乐观、积极的态度对待自己，与家人、亲戚和朋友关系融洽，相互理解，围绝经期无感染性疾病发生。

（何　仲　白　娟）

第十二章　其他妇科疾病患者的护理

第一节　子宫内膜异位症患者的护理

具有生长功能的子宫内膜组织出现在子宫腔以外的身体其他部位时，称为子宫内膜异位症（endometriosis）。绝大多数子宫内膜异位出现在盆腔内生殖器官及其邻近器官的腹膜面。子宫内膜还可以出现和生长在子宫肌层，称为子宫肌腺病（adenomyosis）。少数的子宫内膜异位也可出现在远离子宫的部位，如手术切口、外阴，甚至肺部。

一、发病机制

子宫内膜异位症的发病机制目前尚不清楚，学者们经过研究提出以下学说：

1. 子宫内膜种植学说　经血中所含的子宫内膜在经期可随经血逆流，经输卵管进入盆腔，种植于卵巢及邻近的盆腔腹膜。

2. 淋巴及静脉播散学说　有学者提出子宫内膜可以通过淋巴和静脉播散。远离盆腔的肺等部位的异位灶可能是通过淋巴/静脉播散的。

3. 体腔上皮化生学说　卵巢表面上皮、盆腔腹膜受到经血、慢性炎症和卵巢激素的反复刺激，衍化为子宫内膜样组织，形成子宫内膜异位症。

4. 免疫学说　多数妇女在经期均有经血逆流至腹腔，但只有一部分人出现子宫内膜异位症，有学者认为与患者的免疫功能异常有关。

二、病理生理变化

子宫内膜异位症的主要病理变化是异位的内膜随卵巢激素的变化而发生周期性出血，伴有周围纤维组织增生和粘连，在病变区域形成紫褐色斑点或小泡，最终形成蓝紫色实质性结节。

1. 卵巢的子宫内膜异位最多见，80%的患者为一侧卵巢受累，50%的患者双侧卵巢出现病变。早期在卵巢表面可见紫褐色斑点或小泡，因异位的内膜反复出血形成单个或多个囊肿，称为卵巢子宫内膜异位囊肿。因囊肿内含有暗褐色黏稠陈旧性出血，状似巧克力液体，又称卵巢巧克力囊肿。由于内膜周期性出血，囊肿内压力不断增高，少量血液渗漏至卵巢表面，引起腹膜局部炎性反应和组织纤维化，导致卵巢与邻近组织器官粘连、固定。

2. 宫骶韧带、子宫直肠陷凹位于盆腔的最低点，接触经血的机会较多，也是子宫内膜异位症的好发部位。宫骶韧带、子宫直肠陷凹等部位有紫褐色出血点或颗粒状散在的结节。随着病变发展，子宫后壁与直肠粘连，子宫直肠陷凹变浅、消失。

3. 宫颈、输卵管的病变较少，可因粘连影响输卵管蠕动，宫颈的内膜异位表现为宫颈表面有蓝紫色或暗红色小颗粒，多为子宫内膜直接种植所致。

三、护理评估

（一）健康史

子宫内膜异位症好发于育龄妇女，以 25～45 岁妇女居多，3%～10%患有此病，不孕症患者中高达 25%～40%。流行病学研究提示此病与遗传有关。

（二）临床表现

1. 症状　因人而异，因病变部位不同而有不同的症状。20%的患者没有明显症状。

（1）痛经：痛经是子宫内膜异位症的典型症状，50%的患者有此症状。痛经的特点为进行性加重。疼痛部位多位于下腹部及腰骶部，可放射至阴道、会阴、肛门、大腿，一般于月经来潮前 1～2 天开始，经期第 1 天疼痛最剧烈，以后逐渐减轻，至月经干净时消失。疼痛的性质多为坠胀感，严重者可伴有恶心、呕吐，甚至虚脱。

（2）月经失调：月经过多或经期延长是子宫内膜异位症的常见症状，可能与卵巢内分泌功能受到影响有关。

（3）不孕：有 25%～40%的子宫内膜异位症患者不孕，可能与盆腔组织、器官广泛粘连或输卵管蠕动减弱，影响卵子排出、摄取和受精卵运行有关。也可能与卵巢内分泌功能异常有关。

（4）性交痛：多见于子宫直肠陷凹有异位病灶或病变导致子宫后倾固定的患者，特点是深部性交痛，且在月经来潮前性交痛更为明显。

2. 体征　一般腹部检查无异常。巨大的卵巢子宫内膜异位症在腹部可以扪及包块，囊肿破裂时可出现腹膜刺激征。典型的盆腔子宫内膜异位症在盆腔检查时，可发现子宫后倾固定，子宫直肠陷凹处可扪及触痛性结节。

（三）辅助检查

通过临床症状和体征，可初步诊断子宫内膜异位症。但临床上仍需要借助辅助检查确诊。

1. B 型超声检查　可以确定卵巢子宫内膜异位囊肿的位置、大小和形状，与周围脏器粘连，囊肿内容物为囊性、混合性或实性，以囊性最为多见。

2. CA125 值测定　子宫内膜异位症患者可出现 CA125 值升高，但升高范围与卵巢癌患者有一定范围的重叠。CA125 值的变化可以用于子宫内膜异位症治疗效果的监测。

3. 腹腔镜检查　是目前诊断子宫内膜异位症的最佳方法。通过腹腔镜对可疑病变进行活检即可确诊，并可估计病变的大小、分布。

（四）处理原则

子宫内膜异位症的治疗原则是去除病灶、减轻症状、促进妊娠、预防复发。治疗方案需考虑到患者的年龄、症状、部位及浸润深度，以及生育情况和需求。对有生育要求的年轻妇女尽量进行药物治疗、腹腔镜手术或保守性开腹手术，促使尽早怀孕；对无症状或症状轻微的患者，可定期随诊；对年龄大、无生育要求及药物治疗、腹腔镜手术无效者，可行全子宫及一侧或双侧附件切除术。药物治疗或保守手术都有复发的可能。

1. 期待疗法　用于病变轻微、无症状或症状轻微者，可数月随访一次。有生育要求者应进行不孕症的相关检查，必要时进行治疗。保守治疗期间若患者症状和体征加重，应改用积极的治疗方法。

2. 药物治疗　由于妊娠和闭经可避免发生痛经和经血逆流，因此临床上常采用假孕疗法和假绝经疗法。

（1）假孕疗法：低剂量高效孕激素和炔雌醇复合避孕药，连续服用 9 个月，模拟孕期变化，使异位的内膜出现蜕膜样变、局限性坏死和腺体萎缩消退，缓解痛经，减少经量。主要药物有己酸孕酮、甲孕酮、甲地孕酮、炔诺酮及孕三烯酮（内美通）等，主要副反应有恶心、呕吐、体重增加、乳房胀等。

（2）假绝经疗法：药物阻断垂体促性腺激素的合成和释放，直接抑制卵巢甾体激素的合成，抑制与靶器官性激素受体结合，从而使子宫内膜萎缩导致患者短暂闭经。主要药物有达那唑、促性腺激素释放激素激动剂和米非司酮。常见副反应有体重增加、乳房缩小、痤疮、多毛、性欲减退等。因达那唑在肝内代谢，肝功能受损者不宜使用。

3. 手术治疗　药物治疗无效、症状加重、未能怀孕，以及卵巢子宫内膜异位囊肿＞5cm 的患者应接受手术治疗。

（1）保留生育功能的手术：适用于有生育要求的患者，特别是药物治疗无效者。保留子宫、一侧或双侧卵巢，手术应尽量切除病灶，以减轻症状、促进生育。手术方式有腹腔镜手术和开腹手术。手术后可能复发，应辅以药物治疗。

（2）保留卵巢切除子宫的手术：全部或部分切除子宫，剔除卵巢巧克力囊肿，保留一侧或双侧卵巢，术后进行半年药物治疗，减少复发。

（3）切除子宫及双侧卵巢的手术：切除子宫及双侧卵巢达到根治的目的。适用于 45 岁以上、无生育要求的重症患者。术后补充雌、孕激素 3～6 个月，预防骨质疏松，减轻绝经后症状。

四、可能的护理诊断和医护合作性问题

1. 疼痛：与子宫内膜异位症引起的痛经有关。
2. 焦虑：与担心不孕以及治疗效果有关。
3. 知识缺乏：与缺乏疾病及治疗相关知识有关。

五、预期目标

1. 患者通过药物治疗或手术治疗痛经缓解，学习、工作和生活不受影响。
2. 患者焦虑减轻，能面对现实，主动寻求助孕方法。
3. 患者能叙述与疾病和治疗相关的知识。

六、护理措施

1. 健康教育　子宫内膜异位症虽然是良性疾病，但痛经、不孕、复杂的治疗方案、治疗失败、复发等均可造成患者身心痛苦。子宫内膜异位症患者的治疗方案比较复杂，每个患者的治疗方法都不同。因此，护士应通过个体化的健康教育使患者充分了解自己的疾病及治疗方案，树立治疗的信心，以达到最佳的治疗效果。利用一切机会向患者讲解有关疾病的知识、药物治疗及手术治疗的适应证和最佳时机，讲解手术的方法和手术前后的注意事项。讲解定期随访的意义、目的和时间。

2. 药物治疗　无论假孕疗法还是假绝经疗法，都需要长期服药。药物的种类很多，副

作用也不同，有的副反应2～3个月后减轻，有的在治疗停止后恢复正常，护士应提醒患者不必过分担心副反应的出现，不要随便停药，也不要因为症状稍有减轻而自行停药。应遵医嘱，坚持服药。药物治疗虽不能根治疾病，但可以减轻症状，为手术做准备，减少盆腔粘连，增大手术切净的机会。

3. 预防巧克力囊肿扭转或破裂　巧克力囊肿在剧烈运动或过度充盈时会发生扭转或破裂。护士应指导患者定期进行盆腔B超随诊，观察巧克力囊肿的大小变化，若迅速增大，则准备手术治疗。嘱患者避免剧烈运动，若出现突发的剧烈腹痛，如绞痛、大汗淋漓，可能为囊肿扭转，应及时就诊，准备手术。月经期，由于囊肿过度充盈，张力较大，易发生破裂，应嘱患者在经期密切观察病情。若出现腹部压痛、反跳痛等腹膜刺激征，或伴有不同程度休克，需立即手术。护士应准备好抢救物品和药物，以备急救用。紧急情况时，迅速做好配血、备皮、建立静脉通道等手术前准备，为抢救患者生命赢得时间。

4. 手术患者的护理　按开腹手术或腹腔镜手术常规进行术前准备，术后注意预防出血。指导伤口护理、术后性生活及随诊时间。

5. 受孕指导　有生育要求的患者，在治疗一段时间后，应积极采取助孕方法，争取在手术后半年到一年内受孕。

6. 预防　女性在经期应尽量避免剧烈的活动，防止体位和腹压变化引起经血逆流。应避免在经期进行宫腔内的操作，避免在经期及月经刚干净时同房，以免脱落的子宫内膜经输卵管进入盆腔，减少发病因素。

七、护理评价

经过药物或手术治疗，患者的痛经程度有所缓解，能够正常地生活、学习、工作。掌握疾病及其治疗的相关知识，积极配合治疗，按医嘱服药，有生育要求者主动寻求助孕方法，接受手术治疗者顺利度过围手术期。

第二节　尿瘘患者的护理

尿瘘（urinary fistula）是指生殖道与泌尿道之间形成的异常通道，患者无法自主排尿，表现为尿液自阴道外流。根据尿瘘发生的部位分为膀胱阴道瘘、膀胱宫颈瘘、尿道阴道瘘、膀胱尿道阴道瘘、膀胱宫颈阴道瘘及输尿管阴道瘘，以膀胱阴道瘘最多见。

一、病因

1. 产伤　是尿瘘的主要原因，约占尿瘘的90%，均因难产处理不当所致。根据原因分为坏死型和创伤型两类。坏死型尿瘘是由于分娩时骨盆狭窄或轻度头盆不称，产程过长，阴道前壁、膀胱、尿道长时间被挤压在胎头与耻骨联合之间，导致局部缺血、坏死而形成；创伤型尿瘘则是由于手术助产或剖宫产时操作不当直接损伤所致。

2. 妇科手术损伤　近年妇科手术所致尿瘘有上升的趋势。经阴道或经腹手术时，因盆腔组织粘连、解剖层次不清楚或操作不当误伤输尿管、膀胱或尿道导致尿瘘。

3. 其他原因　泌尿系统结核浸润、生殖道肿瘤放射治疗、长期放置子宫托等也是导致尿瘘发生的原因。

二、护理评估

（一）健康史

了解患者的生育史，特别是分娩方式，是否有过手术助产、产程延长；以前妇科手术的情况；有无泌尿系统结核病史，有无生殖道肿瘤，是否接受过放射治疗、长期放置子宫托。

（二）临床表现

1. 漏尿 是主要症状，瘘孔部位不同，漏尿的特点不同。膀胱阴道瘘的患者不能控制排尿，尿液从漏孔经阴道流出，无自主排尿；尿道阴道瘘患者则在膀胱充盈时漏尿；一侧输尿管阴道瘘，由于尿液可经健侧输尿管流入膀胱，所以表现为有自主排尿的漏尿；膀胱内瘘孔极小或瘘道曲折迂回者在某种体位时可能不漏尿，变换体位后出现漏尿。分娩时产道被压迫导致的坏死型尿瘘，一般在产后 3～7 天开始漏尿，手术损伤造成的尿瘘在术后即可出现漏尿。

2. 外阴皮炎 由于尿液长期刺激，外阴、臀部甚至大腿内侧的皮肤出现皮炎，继发感染，患者感觉外阴瘙痒、灼痛、行动不便。

3. 其他 由于生殖道与泌尿道相通，可造成逆行感染，患者可有尿频、尿急、尿痛等泌尿系感染的症状。一些患者出现闭经或月经稀少，可能与精神创伤有关。

（三）辅助检查

1. 亚甲蓝试验 用于判断瘘孔的位置和大小。将 200ml 亚甲蓝溶液经尿道注入膀胱，如果有蓝色液体从阴道壁溢出，为膀胱阴道瘘；如蓝色液体从宫颈外口流出，为膀胱宫颈瘘；阴道内流出清亮液体，说明尿液来自肾脏，则为输尿管阴道瘘。

2. 靛胭脂试验 是进一步确诊输尿管阴道瘘的方法。静脉推注 0.4%靛胭脂 5ml，10 分钟后如见阴道流出蓝色液体，为输尿管阴道瘘。

3. 膀胱、输尿管镜检查 是一种直观的检查方法，可了解膀胱内瘘孔的数目、大小、位置。同时，还可以了解膀胱内有无结石、炎症等。

4. 肾图 主要用于检查肾功能及上尿路的通常情况，同时明确输尿管瘘位于哪一侧。

5. 排泄性尿路造影 了解双侧肾功能及输尿管有无异常，用于诊断输尿管阴道瘘、结核性尿瘘和先天性输尿管异位。

（四）处理原则

各种类型的尿瘘均需手术。结核、肿瘤所致尿瘘，应先针对病因进行治疗。产后和妇科手术后 7 日内发生的尿瘘，经放置导尿管和（或）输尿管导管后，偶可自行愈合。年老体弱不能耐受手术者，可采用集尿器保守治疗。

三、可能的护理诊断和医护合作性问题

1. 排尿异常：与漏尿有关。
2. 皮肤完整性受损：与长期尿液刺激皮肤有关。
3. 社交孤独：与长期漏尿不愿与人交往有关。
4. 长期自我贬低：与由于长期漏尿所致消极的自我评估有关。

四、预期目标

1. 患者恢复自主排尿。

2. 患者皮肤完整性恢复正常。

3. 患者逐渐恢复社交活动。

4. 患者自我评价提高，逐渐恢复自信。

五、护理措施

（一）心理护理

由于漏尿，患者害怕有异常气味而不愿与人交往，护士应首先了解患者的社会心理状况及存在的社交孤独、长期自我贬低的心理问题，与患者家属一起分析现存的心理状态，指导家属关心和照顾患者，不能因异常气味而疏远、歧视患者，使用成人尿裤、尿垫等有效的个人防护用品，使患者能够参与社交活动；护士应与家人共同关心体贴患者，讲明手术是治愈尿瘘的重要手段，使患者消除顾虑，积极配合治疗、护理。

（二）保持外阴清洁、干燥

每天用消毒液坐浴，常用 1∶5000 高锰酸钾、氯己定（洗必泰）或 1∶20 的碘伏溶液。外阴部有湿疹者，可行理疗，涂氧化锌软膏，保持局部干燥，患者感觉舒适。

（三）控制炎症

鼓励患者多饮水，按医嘱给予抗生素治疗泌尿系感染。

（四）围手术期护理

1. 术前准备

（1）术前半个月对老年妇女或闭经者按医嘱给予己烯雌酚 1mg，每晚 1 次，共 20 日，或阴道局部使用含雌激素的软膏，促使阴道上皮生长，有利于手术后伤口的愈合。

（2）术前阴道冲洗 3 天，并做好肠道准备，术前 3 天口服肠道抗生素，术前 1 天晚上清洁洗肠。有尿路感染的患者应先控制感染再行手术。

2. 术后护理　术后护理是保证尿瘘修补手术成功与否的关键，护士应注意保持尿管通畅，指导患者取适当体位。

（1）保留尿管患者的护理：除按一般外阴、阴道手术患者护理常规护理外，应特别注意避免尿管脱落，保持尿管通畅，以免膀胱过度充盈影响伤口的愈合。尿管一般留置 10～14 天，然后夹闭，试验自行排尿，如无困难，可拔除尿管，拔管后协助患者 1～2 小时排尿 1 次，然后逐步延长排尿间隔时间。由于腹压增加会导致尿管脱落，影响伤口愈合，故应积极预防咳嗽、便秘，避免下蹲等增加腹压的动作。

（2）适当体位：应根据患者瘘孔的位置决定体位，一般采取使瘘孔高于尿液面的卧位。膀胱阴道瘘如瘘孔在膀胱后底部者，应取俯卧位；瘘孔在侧面者应健侧卧位 7 日，以减少尿液对修补伤口的浸泡，加速伤口愈合。

（3）预防感染：术后每日补液量不应少于 3000ml，目的是增加尿量，稀释尿液，起到冲洗膀胱的作用，防止发生尿路感染。外阴部应每日擦洗干净，遵医嘱给予广谱抗生素预防感染。

3. 健康指导　术前服用己烯雌酚者，术后应继续服用 1 个月。术后 3 个月内禁止性交及重体力劳动。

4. 预防　绝大多数尿瘘可以预防，预防产伤所致尿瘘更重要。应认真进行产前检查，仔细观察产程，正确处理异常分娩，防止第二产程延长和滞产。经阴道手术助产时，术前必须先导尿，排空膀胱，有利于改善局部血运和防止尿瘘形成。小心使用手术器械，术后常规检查生殖道、泌尿道有无损伤。对产程延长、膀胱及阴道受压过久、疑有损伤者，产后应留置导尿管持续开放10～14天，保持膀胱空虚。妇科手术损伤所致的尿瘘多为子宫全切术时损伤输尿管，对盆腔内器官有广泛粘连者应先充分暴露输尿管，明确解剖关系后再行子宫切除术；若术中发现有输尿管或膀胱损伤，应及时修补。

六、护理评价

经过手术治疗和护理，患者的尿瘘孔愈合，无尿液自阴道流出，外阴、臀部的皮疹消失；自信心增加，恢复正常的社交活动。

第三节　不孕症患者的护理

凡婚后有正常性生活，未采取避孕措施，同居1年未怀孕者称不孕症（infertility）。

一、病因

在导致不孕的原因中男方因素约占30%，女方因素约占60%，双方因素占10%。

（一）男性不育因素

1．精液异常

（1）先天性腺发育异常：如隐睾、睾丸发育不全、曲细精管萎缩，妨碍精子产生，无精或精子数量少、精子活动异常及形态异常等导致受孕困难。

（2）全身原因：全身性慢性消耗性疾病、长期营养不良、慢性中毒（吸烟、酗酒）、精神过度紧张，可能影响精子产生。

（3）局部原因：如幼年腮腺炎并发睾丸炎导致睾丸萎缩，睾丸结核使睾丸组织遭受破坏，精索静脉曲张有时可影响精子产生。

（4）环境因素：经常暴露在高温、射线或有毒物质环境中，可导致精子质量和数量异常。

2．精子运送受阻　炎症、结核所致输精管阻塞，妨碍精子排出；阳痿或早泄患者往往不能使精子进入阴道。

3．免疫因素　精子、精浆在体内产生自身抗精子的抗体，或白细胞增多影响精子的活力；精液自身凝集而不能穿过宫颈黏液。

4．内分泌功能障碍　如甲状腺功能衰退、肾上腺皮质功能亢进、垂体功能减退等均能引起男性不育。

（二）女性不孕因素

1．排卵障碍

（1）卵巢病变：如先天卵巢发育异常、多囊卵巢综合征、卵巢功能早衰、功能性卵巢肿瘤（睾丸母细胞瘤）、卵巢子宫内膜异位囊肿、卵巢手术等。

（2）轴功能紊乱：如垂体肿瘤、下丘脑-垂体-卵巢轴功能紊乱，导致排卵困难或卵巢内无成熟卵子生成，引起无排卵性月经、闭经等。

（3）全身性疾病：如慢性病、重度营养不良、肥胖、甲状腺功能亢进或低下、肾上腺皮质功能亢进或低下、重症糖尿病等也可影响卵巢功能导致不孕。另外，精神神经因素，如环境性闭经、精神疾病、自主神经系统功能紊乱等都可影响排卵。

2. 输卵管因素　是不孕症最常见的因素。

(1) 输卵管因炎症发生阻塞，伞端闭锁，或管腔狭窄导致输卵管不通，产后、术后炎症粘连，导致输卵管蠕动功能异常引起不孕。

(2) 输卵管发育异常，如过度细长弯曲，管壁肌肉收缩力减弱、纤毛运动及管壁蠕动功能丧失等，直接影响精、卵的通过和结合而致不孕。

3. 子宫因素　子宫发育不良、畸形，子宫内膜结核、息肉、内膜分泌反应不良，子宫内膜炎或宫腔肿瘤等均可影响受精卵的着床和发育。

4. 宫颈因素　雌激素不足或宫颈管感染时，会改变宫颈黏液的性质和量，影响精子的活力与进入宫腔的数量；宫颈发育畸形、息肉、肌瘤等可堵塞宫颈管而影响精子的穿过。

5. 外阴、阴道因素　阴道损伤后形成的粘连瘢痕性狭窄，或先天性无阴道、阴道横隔、处女膜无孔等，都能影响性交并阻碍精子的进入；严重阴道炎时，大量白细胞消耗精液中存在的能量物质，降低精子活力，缩短其生存时间而影响受孕。

(三) 男女双方不孕因素

1. 性知识缺乏　有些夫妇对生殖系统的解剖生理知识不了解，缺乏性生活的知识；有的夫妇特别是两地分居的夫妇，不能掌握好最佳受孕时间，失去精子与卵子相遇的机会；有的求子心切，性交频率过高，没有足够的精子进入阴道，或者精神过度紧张。这些因素均可导致不孕。

2. 免疫因素

(1) 同种免疫：精子、精浆或受精卵是抗原物质，被阴道及子宫内膜吸收后，通过免疫反应机体产生抗体，使精子与卵子不能结合或受精卵不能着床。

(2) 自身免疫：不孕妇女血清中存在透明带自身抗体，与透明带反应后阻止精子穿透进入卵子，因而无法受精。

二、分类

1. 原发不孕　婚后未避孕而从未受孕者称原发不孕。

2. 继发不孕　曾经妊娠而后未避孕，连续1年不孕者称继发不孕。

3. 绝对不孕　夫妇一方有先天或后天解剖生理方面的缺陷，无法纠正而不能妊娠者称绝对不孕。

4. 暂时不孕　夫妇一方因某种因素阻碍受孕，导致暂时不孕，一旦得到纠正仍能受孕者称暂时不孕。

三、护理评估

不孕的原因很复杂，男女双方的因素都可能产生影响，因此男女双方应接受全面检查，为治疗提供依据。

(一) 男方不育因素的评估

1. 健康史　询问结婚年龄，是否采取避孕措施，以及采取何种措施；有无结核、腮腺炎病史，睾丸创伤史；了解是否有性生活障碍，排精困难，有无烟酒嗜好，有无放射线或有毒物质接触史。

2. 身体检查　检查外生殖器有无畸形、病变，如尿道下裂、精索静脉曲张等。

3. 精液检查　是了解男性生殖功能的重要检查。它能反映睾丸产生的精子质量，精子运输管道畅通性和副性腺分泌功能等情况。

(1) 精液分析应间隔 1～2 周（不少于 7 天，不超过 3 周）进行，复查 2～3 次。收集标本的方法应正确，才能反映精液质量的实际情况。收集标本时须注意：①禁欲 3～7 天。因为排精次数过频或长时间禁欲都会影响精子密度及精子活力；②精液标本不能遗漏，要收集在清洁、干燥的容器中；③精液标本不能用未经处理过的避孕套收集，防止润滑剂影响精液成分和精子质量；④精液排出后应及时记录排精时间，精液尽可能在 1 小时内送到实验室，并及时进行精液分析；⑤排出的精液应置于 37℃恒温箱中，避免温度变化对精子质量产生影响。

由于精液成分的生理差异变化大，因而精液分析的正常值亦不易确定。精液分析正常值见表 12－1。

表 12－1　精液分析正常值

量	2～6ml
色	乳白、灰白
比重	1.025～1.029
黏稠度	拉丝＜2cm
液化	5～30 min
pH	7.0～7.8
精子凝集	＜5％
精子密度	$20\times10^9\sim200\times10^9$/L
精子数	$\geqslant40\times10^9$/L
精子活率	＞50％
白细胞	5/HP
红细胞	5/HP
异常精子数	＜20％

注：精子活力正常为 a 级精子数＞25％或 a 级＋b 级精子数＞50％（a 级为快速向前运动；b 级为慢速向前运动；c 级为原地运动；d 级为不动）

(2) 精液分析除了做上述一般检查外，必要时还应做化学分析和细胞学检查。

4. 内分泌学检查　测定尿中 17－羟皮质类固醇、17－酮类固醇及间质细胞刺激素、睾酮等。

5. 细胞遗传学检查　常用方法是外周血中性粒细胞含槌体百分数及性染色质、染色体核型等。

6. 免疫学检查　血液循环中抗精子抗体为 IgG 和 IgM，而精浆中的抗精子抗体以 IgG 和 IgA 为主。常用方法有：精子明胶凝集试验、免疫球蛋白依附试验等。

7. 其他　血、尿常规，血糖及梅毒血清反应等测定。

（二）女方不孕因素的评估

1. 健康史　了解结婚年龄，健康状况，月经史，夫妻是否分居，性生活情况，有无避孕，避孕方法及时间，有无结核（尤其是盆腔结核）及其他内分泌疾病，有无环境改变、精神刺激等。继发不孕者应了解以往妊娠及分娩经过（包括流产等）、有无感染等。

2. 体格检查　注意全身发育及营养状况，第二性征发育、毛发分布、脂肪分布、乳房发育等情况，挤压乳腺时有无乳汁，有无男性化现象，并注意有无脑垂体、肾上腺、甲状腺功能失调引起的体态变异或皮肤色素异常的变化。了解内外生殖器官的发育情况，有无畸形、炎症，有无器质性病变；白带性状；子宫的大小、位置和活动度；附件区有无压痛、包块；盆腔内有无触痛结节等。

3. 排除全身性疾病的辅助检查　胸部 X 线摄片可排除肺结核，为了了解甲状腺功能可做血清甲状腺素及甲状腺吸 ^{131}I 率测定，疑有垂体瘤者应做血清泌乳素测定及头颅 CT 检查等。

4. 女方不孕的特殊检查

（1）卵巢功能检查：常用有下列几项：①基础体温测定。②宫颈黏液检查。③阴道脱落细胞涂片检查。④诊断性刮宫或子宫内膜组织活检：检查子宫内膜，了解有无排卵和黄体功能状态，可同时了解子宫状态。于月经前或月经来潮 12 小时内取。⑤激素测定：在月经周期中用放射免疫法测定血中卵泡刺激素、黄体生成激素、催乳激素、雌二醇、孕酮等水平进行动态观察。

（2）输卵管通畅实验：男方检查后未发现异常，女方有排卵、黄体功能正常时可做输卵管通畅试验。包括输卵管通液术、子宫输卵管碘油造影术等。一般安排在月经干净后 3～7 天进行。输卵管通液术同时可分离轻度粘连，起到一定的治疗作用。如发现输卵管阻塞或不通畅，应进行子宫输卵管碘油造影，以明确堵塞部位，还可了解子宫形态。

（3）性交后试验：选在排卵期或基础体温上升前 1～2 天进行。于试验前 3 天避免性交，避免阴道上药和冲洗。在试验前 2～8 小时内性交，取出阴道后穹液检查有活动精子，证明性交成功；取宫颈黏液检查，有羊齿状结晶，证明时间合适。宫颈黏液在高倍镜下每视野有 20 个活动精子即为正常。性交后试验可了解宫颈黏液对精子的反应以及精子穿透黏液的情况。精子穿透能力差或精子不活动，可能有免疫问题。宫颈管有炎症时，宫颈黏液黏稠并有白细胞，不宜进行试验。

（4）体外精子穿透试验：选在排卵期，在玻片上放一滴新鲜精液，再取一滴宫颈黏液放在距精液 2～3mm 处，用手轻轻摇动玻片，使两滴液体接近，在显微镜下，观察精子穿透能力，精子能穿透黏液并继续向前运行则精子活动力和宫颈黏液形状均正常，宫颈黏液中无抗精子抗体。

（5）腹腔镜或宫腔镜检查：直接观察内生殖器、盆腔及宫腔有无畸形、病变，并可同时行输卵管通液术，了解有无输卵管不孕因素。同时可对内膜异位结节做电凝，对粘连做钝性分离，必要时在病变处取组织送病理检查。

（6）免疫学检查：测定女方血清抗精子抗体、抗子宫内膜抗体、抗卵巢抗体、抗透明带抗体及抗核抗体等，排除免疫性不孕常用精子制动试验。

（三）处理原则

1. 一般处理　指导夫妻双方正确的性生活知识，学会预测排卵期，合理安排日常生活，增加受孕机会；改善全身状况，保持营养均衡，锻炼身体，增进健康；戒除不良习惯，如吸烟、酗酒等；积极治疗内科疾病。

2. 治疗器质性病变　对生殖道畸形、生殖道炎症、肿瘤、结核、子宫内膜异位症等应积极治疗。

3. 药物促排卵　适用于由排卵障碍引起的不孕症。常用药物有氯米芬、促性腺激素。

4. 补充黄体分泌功能　于月经周期第 20 天起，每天肌注黄体酮 10～20mg，连用 5 天。

5. 改善宫颈黏液　于月经周期第 5 天起，口服己烯雌酚 0.1～0.2mg，连服 10 天，使宫颈黏液稀薄，有利于精子穿过。

6. 男性因内分泌所致不育者进行内科药物治疗

（1）促性腺低下症：人绒毛膜促性腺激素合并人类绝经促性腺激素治疗。

（2）非特异性药物治疗：皮质激素（泼尼松）、小剂量睾酮、精氨酸、氯底酚等。

7. 人工授精　用人工方法将男性精液注入女性生殖道，使女性妊娠。依精液的来源分为丈夫精液人工授精（AIH）和供精者精液人工授精（AID）。AIH 适用于阳痿、尿道下裂、性交后试验异常而治疗无效的男方性功能障碍的患者，以及宫颈狭窄、宫颈黏液有抗精子抗体、精子不能穿过的患者；AID 适用于无精的患者，或男方有白化病、家族性黑蒙性痴呆等遗传疾病、女方 Rh 阴性而男方 Rh 阳性，多胎新生儿溶血症死亡。在排卵期授精，患者取仰卧位，抬高臀部，用细软塑料管插入宫颈管数毫米，缓慢注入处理过的精液 0.5ml，保留注射器 5 分钟后取下，宫颈管周围再注射精液 0.5ml，然后夹紧双腿，仰卧 2～3 小时。可间隔一天再重复人工授精。

8. 体外受精与胚胎移植（IVF－ET）　即试管婴儿，适用于输卵管性不孕、其他方法治疗无效的患者。从女方体内取出卵子，放入试管内培养一定阶段受精后，待受精卵发育至 8～16 个细胞胚胎时，再移植到女方子宫内，使其发育为胎儿。试管婴儿的主要步骤如下：

（1）促进、同时监测排卵：药物刺激排卵，获取较多的卵母细胞。B 超连续观察卵泡发育，测量卵泡直径，动态监测血清雌二醇、血清或尿中的 LH，至卵泡成熟。

（2）取卵：应用绒毛膜促性腺激素 36 小时后，当卵泡成熟但未破裂时，在 B 超引导下，用细针经腹或阴道穹穿刺成熟的卵泡，抽取卵泡液找出卵母细胞。

（3）精子的处理：洗涤精子，去除有害和不必要的成分，取活力好的精子，并使精子获能具备受精能力。

（4）体外受精：将卵母细胞放进培养液中约 5 小时，当达到近似排卵的状态时，与处理过的精子按比例混合，受精后培养 15 小时取出，在显微镜下能找到两个原核，说明卵子已受精。

（5）胚胎移植：受精卵发育至 8～16 个细胞时，再将胚胎用导管注入子宫底部。

（6）移植后处理：患者卧床休息 24 小时，限制活动 3～4 天，同时应用黄体酮，第 14 天测定 β－HCG，了解移植是否成活。移植成活的孕妇按高危妊娠加强监测管理。

四、可能的护理诊断和医护合作性问题

1. 知识缺乏：与缺乏生育及不孕相关的知识有关。

2. 性生活形态改变：与性角色模式缺如有关。

3. 自尊紊乱：对自己不孕表示羞愧和内疚，与来自周围人的压力有关。

4. 绝望：与治疗效果不佳、不孕，受到家庭和社会歧视有关。

五、预期目标

1. 夫妇双方能够叙述不孕的主要原因。

2. 面对现实，积极配合诊断、检查及治疗。

3. 家庭成员能理解不孕夫妇苦恼无助的心情，表现出同情关爱的人际关系。

六、护理措施

1. 评估夫妇双方性生理及有关医学知识的掌握情况，提供受孕指导。学会预测排卵期，以便掌握受孕时机；性交频率适当，避免过频或过稀，以增加受孕概率。了解相关知识，如排卵后卵子存活<24 小时，精子在酸性阴道内存活 8 小时，进入宫腔后存活 2～3 天等。

2. 告知患者，经过治疗可以受孕，解除其精神紧张和忧虑。护士必须以不加判断的语句为患者提供可选择的治疗方案，让患者能自己做出选择。事先向接受治疗的夫妇详细讲解、具体说明各项诊断检查的意义、时间、准备事项、接受检查的步骤、得出实验结果所需的时间等，以减轻他们的担忧和焦虑。指导不孕患者按部就班地进行不孕的各项检查。因为正确的准备可使诊治按期完成，而不致于错失一个诊疗周期。此外，针对将要进行的诊断项目或服用药物，讲解注意事项、药物副作用及应付不适的方法，以免引起患者的恐慌或放弃治疗。

3. 患不孕症的夫妇受到来自家庭内外的巨大压力，可影响双方的工作、生活甚至婚姻关系，而他们内心的痛苦又不愿意或不便向人倾诉。因此，护士在整个诊断、治疗过程中应向夫妇双方提供心理支持。了解他们的心理问题，对他们的境遇表示理解和同情，给予心理疏导，促进夫妇双方的交流。告知精神因素导致不孕的夫妇双方，经过治疗可以受孕，解除其精神紧张和忧虑。对于通过治疗仍未能受孕的患者，应帮助其面对现实，调整生活目标和内容。还应针对不孕夫妇双方的父母、亲属进行健康教育。

4. 指导夫妇双方调整日常生活，保持生活规律，注意坚持有规律的运动，增强体质，膳食均衡，增加营养，合理安排工作和生活，劳逸结合，缓解压力，心态平和。

七、护理评价

通过健康教育、指导，夫妻双方性生活和谐满意，并增加了情感交流；了解整个诊治过程的方案和预后，并做好了心理准备；夫妻双方及其父母能正确面对不孕的现实，有信心重建生活。

（赵　红）

第十三章　妇科手术患者的护理

第一节　妇科腹部手术患者的护理

在妇产科工作中，手术治疗占有相当重要的地位，尤其是妇科肿瘤患者的主要治疗手段之一。手术既是治疗的过程，也是创伤的过程。充分做好术前准备和术后护理，是保证手术顺利进行、患者术后如期康复的有力保证。妇科腹部手术主要有剖腹探查术、附件切除术、次全子宫切除术、全子宫切除术、次全子宫及附件切除术、全子宫及附件切除术、子宫根治术、剖宫产术等。

一、手术前护理

（一）护理评估

1. 健康史　采集个人的家族史、月经史、生育史、手术史、既往内科病史、服用药物史、药物过敏史。了解所患疾病的临床表现，现存问题。

2. 辅助检查

（1）妇科检查：阴道检查、肛查。

（2）常规检查：监测体温、脉搏、呼吸、血压、X 线胸片、B 型超声（肝、胆、胰、脾、盆腔），心电图，血型，Rh 因子，肝、肾功能，凝血功能，血、尿常规，输血 9 项。

（二）可能的护理诊断和医护合作性问题

1. 焦虑：与害怕丧失器官、手术后疼痛及对未来的茫然有关。

2. 知识缺乏：缺乏自身疾病和手术相关的知识。

3. 体液不足：与术前和手术当天饮食控制有关。

4. 睡眠形态紊乱：与环境改变及担心手术有关。

（三）预期目标

1. 患者术前能够接受手术后所造成的身体不适。

2. 患者能自述疾病和手术相关的知识。

3. 遵医嘱给予患者补液治疗，患者不发生体液不足。

4. 患者能够自行入睡，处于最佳的心理及生理状态。

（四）护理措施

1. 心理护理　责任医生决定患者手术日期及手术方式后，护士应深入了解患者的病情及思想状况，进行有针对性的术前宣教。护士需要应用医学知识耐心解答患者的提问，使患者相信在医院现有条件下，她将得到最好的治疗和照顾，能顺利度过手术全过程。医护人员注意为患者提供发问的机会，还可以安排与接受同样手术而且完全康复的病友交谈，消除患者的顾虑、恐惧及不安的想法。

2. 认真阅读病历，检查患者术前各项化验是否完善、正常，发现问题及时通知医师。

3. 术前 1 日为手术患者监测 3 次体温，并观察患者有无异常情况，如发热（体温＞

37.5℃）、上呼吸道感染、月经来潮等，应及时通知医生，及早采取相应措施。

4. 术前1日遵医嘱配血，配血1600ml以上者需抽2管血标本。

5. 皮肤准备　术前1日备皮，上至剑突下，下至大腿内侧上1/3，两侧达腋中线，清洁脐部。

6. 肠道准备　根据病情需要遵医嘱在术前1日及术前3日进行肠道准备。妊娠期、急诊手术者不必肠道准备。

（1）一般子宫切除或肌瘤剔除术前1日进行肠道准备：口服50％硫酸镁40ml，及时了解患者排便情况，嘱其术前1日晚20时禁食，22时禁水。

（2）卵巢肿瘤细胞减灭术术前3日开始肠道准备：术前3日进半流食，口服庆大霉素8万U，每日2次。术前2日进流食，口服庆大霉素8万U，每日2次。术前1日禁食，行清洁灌肠，口服庆大霉素8万U，每日2次，并予以静脉补液。

7. 阴道准备　术前1日用1∶40络合碘溶液冲洗阴道，早晚各1次，行开腹子宫切除及肿瘤细胞减灭术者于第二次冲洗阴道后在子宫颈及穹隆处涂甲紫做手术标记。合并妊娠、有阴道出血者及未婚者不做阴道冲洗。卵巢囊肿剔除术及子宫肌瘤剔除术者不需涂甲紫。

8. 药品准备　遵医嘱术前1日准备抗生素及止血药，青霉素类应做好皮试。

9. 术前嘱患者沐浴、剪指甲，并准备好术后所需物品，如卫生巾等。

10. 为提高对手术的耐受力，消除紧张情绪，手术前晚遵医嘱给予镇静剂，如地西泮5mg口服，以保证患者充分的休息与睡眠。

11. 膀胱准备　术前留置导尿管。

12. 手术当日的准备　患者应取下义齿、发卡、手表、钱及贵重物品，交给家属妥善保管。术前半小时遵医嘱给予术前用药，即基础麻醉药物，如阿托品、苯巴比妥等，使患者得到充分镇静，减少紧张情绪，防止支气管痉挛等麻醉引起的副交感神经过度兴奋。

13. 手术室接患者时，应与接诊人员核对姓名、手术名称、手术带药，无误后接走患者。

（五）护理评价

患者处于接受手术的最佳心理及生理状态。

二、手术后护理

（一）护理评估

患者回到病房后，护士应评估：

1. 意识状态　呼唤患者的姓名时，是否有反应。

2. 呼吸情况　呼吸的频率、深度等，是否有呼吸形态的改变。

3. 生命体征　特别是前4小时内需要监测患者生命体征。

4. 皮肤颜色　微黑、苍白、湿冷的皮肤是休克征象，特别要观察嘴唇及甲床的颜色，有无苍白或发红的现象。

5. 伤口敷料、引流管情况以及静脉输液是否畅通。

（二）可能的护理诊断和医护合作性问题

1. 疼痛：与手术伤口有关。

2. 潜在的并发症：出血。

3. 排尿异常：与留置导尿管有关。

4. 潜在的并发症：感染。

5. 舒适的改变：恶心、呕吐、腹胀。

6. 潜在的并发症：静脉血栓。

（三）预期目标

1. 患者疼痛减轻，舒适感增加。

2. 护士熟知常见并发症的临床表现并能早期识别。

3. 患者能描述预防感染、促进伤口愈合的措施。

（四）护理措施

1. 病室及物品的准备　接走患者后，应铺好麻醉床及准备好物品，如血压计、听诊器、弯盘、别针、吸氧用物、引流瓶、沙袋、腹带等。术后患者宜安置于安静舒适的房间，以利于患者术后恢复及护理人员对其观察与护理。肿瘤细胞减灭术患者的病室内应备有随时可以应用的抢救物品及药品。

2. 体位　按手术及麻醉方式决定术后体位。全麻患者在尚未清醒前应有专人守护，去枕平卧，头侧向一旁，稍垫高一侧肩胸，以免呕吐物、分泌物呛入气管，引起吸入性肺炎或窒息。硬膜外麻醉者，去枕平卧 6～8 小时。

3. 生命体征的观察　手术后 24 小时内患者病情尚未平稳，极易出现紧急情况，护理人员要全面了解、密切观察、有的放矢地进行护理。患者返回病室后应及时监测一次血压、脉搏、呼吸，并做好记录，由于麻醉及手术对循环系统的抑制作用术后不能马上恢复，因此，应每 15～30 分钟监测一次血压、脉搏、呼吸，直至平稳，必要时给予心电监护。

4. 术后止痛　患者在麻醉作用消失后，会感到伤口疼痛，通常 24 小时内最为明显。疼痛可影响各器官的功能，有效地止痛不仅可以减轻患者的痛苦，而且为各种生理功能的恢复创造了条件。按医嘱术后 24 小时内可用哌替啶等止痛药物或使用镇痛泵为术后患者充分止痛，保证患者得到充分休息。止痛剂的使用在术后 48 小时后逐渐减少，否则提示切口血肿、感染等异常情况，需报告医师及时给予处理。

5. 饮食护理　一般手术后第 1 日流食，遵医嘱予以静脉补液；术后第 2 日半流食，术后第 3 日普食。

6. 保持静脉通路通畅，输液速度适中，严格记录出入量。

7. 排尿的观察及护理　由于解剖位置的关系，妇科手术中输尿管、膀胱受到牵拉、推压，在分离粘连时极易损伤输尿管，因此术后观察尿量及尿液的性质非常重要。术后应注意保持尿管通畅，并认真观察尿量及性质。术后患者每小时尿量至少 50ml 以上。通常于术后 24 小时拔除尿管。每小时尿量＜30ml，伴血压下降、脉搏细数，患者烦躁不安，或诉说腰背疼痛，或肛门处下坠感等，应考虑有腹腔内出血。拔除尿管后嘱患者适量饮水，尽早排尿，护士要观察膀胱功能恢复情况，有无泌尿系刺激症状，必要时重置尿管。留置尿管期间，应擦洗外阴，保持局部清洁，防止发生泌尿系统感染。

8. 引流管的观察与护理　留置引流管的目的为引流出腹腔及盆腔内的冲洗液及渗血、渗液，以便观察有无内出血及减少感染的发生。引流管在留置的过程中应保持通畅，勿压、勿折。密切观察引流液的颜色、性质及量。若发生异常情况应及时通知医生处理。

9. 并发症的观察与护理

（1）出血：护理人员应注意观察患者有无出血，如腹部伤口有无渗血、阴道出血情况，如果有引流的患者应观察引流液的量、色及性质有无异常等，如有异常要及时通知医生，同时结合患者其他情况，如患者出现口唇苍白、烦躁不安、出冷汗等症状，且血压下降、脉搏快而弱，应警惕发生内出血或休克。

（2）腹胀：术后腹胀多因术中肠管受到激惹使肠蠕动减弱所致。患者术后呻吟、抽泣、憋气等可咽入大量不易被肠黏膜吸收的气体，加重腹胀。术后护理人员应劝慰患者不要呻吟、抽泣及张嘴呼吸，尽量减少过多气体进入消化道；并应鼓励患者术后早期活动，以促进肠蠕动的恢复，同时防止盆、腹腔粘连和下肢血栓的发生；还要指导患者在尚未排气之前不要食用豆制品、奶制品、甜食及油腻等容易产气的食物，以免增加肠道内积气。

（3）伤口感染：术后每天观察伤口有无发红、跳痛、触痛，有无渗出液，体温有无升高。有异常情况及时通知医生。

（4）血栓：高危患者应使用弹性绷带包扎或穿弹性袜。术后鼓励患者早期下床活动，不能下床的患者，要指导患者在床上活动腿部。护理人员要早期识别血栓性静脉炎的症状，检查腿部有无压痛感、水肿、皮温增高、足背动脉搏动减弱等。当患者发生血栓时应嘱患者绝对卧床，使用弹性绷带，遵医嘱应用抗凝剂等。

10. 出院指导

（1）休养环境安静舒适、温湿度适宜，注意通风，保持空气新鲜。

（2）保持良好的心情，避免紧张激动的情绪。适当参加锻炼活动。

（3）术后多食用含丰富维生素、蛋白质、高纤维的食物，如瘦肉、蛋类、鱼类，还应注意粗细搭配。

（4）伤口拆线一周后可洗淋浴，一周内用温水擦身。注意个人卫生，勤换内衣裤。

（5）全子宫切除术后患者及阴道手术后患者应禁性生活及盆浴 3 个月；子宫肌瘤剔除、卵巢囊肿剔除术后 1 个月禁性生活及盆浴。

（6）伤口拆线后，若伤口出现疼痛、红肿、硬结、渗血、渗液，且伴有体温升高，应及时到医院就诊。

（7）手术后 1～2 周，阴道可有少量粉红色分泌物，此为阴道残端肠线溶化所致，为正常现象。若为血性分泌物，量如月经，并伴有发热，应及时到医院就诊。

（8）从手术之日起休假 6 周。

（9）遵医嘱术后 6 周来医院复诊，遵医嘱服用出院带药。

（五）护理评价

患者的生命体征维持在正常范围内，无出血性休克的发生及感染征象；患者的各管道通畅，出入量平衡；患者能积极参与治疗及护理，身心舒适。

第二节　妇科阴式手术患者的护理

妇科阴式手术适用于子宫肌瘤、子宫肌腺病、功能失调性子宫出血、子宫内膜癌早期、宫颈癌、子宫脱垂等患者，尤其是一些肥胖、瘢痕体质的患者更适合这种术式。

一、手术前护理

（一）护理评估

1. 健康史　采集个人的家族史、月经史、生育史、手术史、既往内科病史、服用药物史、药物过敏史。了解所患疾病的临床表现，现存问题。

2. 辅助检查

（1）妇科检查：阴道检查、肛查。

（2）常规检查：监测体温、脉搏、呼吸、血压，X 线胸片，B 型超声（肝、胆、胰、脾、盆腔），心电图，血型，Rh 因子，肝、肾功能，凝血功能，血、尿常规，输血 9 项。

（二）可能的护理诊断及医护合作性问题

1. 焦虑：与害怕丧失器官、手术后疼痛及对未来的茫然有关。

2. 知识缺乏：缺乏疾病及手术相关知识。

3. 睡眠形态紊乱：与环境改变及担心手术有关。

4. 体液不足：与术前和手术当天饮食控制有关。

（三）预期目标

1. 患者能够面对现实，焦虑感减轻。

2. 患者能自述疾病和手术相关的知识。

3. 患者能够自行入睡，处于最佳的心理及生理状态。

4. 患者液体摄入量保持正常水平。

（四）护理措施

1. 心理护理　手术前护理人员要主动接近患者与其交谈，了解患者的心理状况，特别是对手术有关问题的看法及手术效果、预后方面知识的了解程度；对患者讲解手术前后的注意事项、手术麻醉选择及手术方式；帮助患者消除紧张心理，树立战胜疾病的信心，以良好的心态接受手术。

2. 皮肤准备　备皮范围上至耻骨联合上 10cm，下至会阴及肛门周围，两侧达股内侧上 1/3。

3. 肠道准备　由于解剖位置关系，阴道与肛门很近，术后排便易污染手术视野，肠道准备较严格。从手术前 3 天开始准备，术前 3 日半流食；术前 2 日流食；术前 1 日禁食，并口服庆大霉素 8 万 U，每日 2 次。术前 1 日予清洁灌肠。

4. 阴道准备　为防止术后感染，术前 3 日用 1∶40 络合碘溶液冲洗阴道，必要时用 1∶5000高锰酸钾溶液坐浴。

5. 膀胱准备　患者去手术室前不置尿管，嘱患者排空膀胱，将无菌导尿管带入手术室，在手术结束后使用。

6. 发生溃疡、炎症的子宫脱垂患者先予以治疗后方可手术；将脱垂的子宫还纳至阴道以内，并以丁字带兜住，嘱患者减少下地活动，以减少摩擦防止破溃，溃疡处可用溃疡油。

7. 术前 1 日为手术患者监测 3 次体温，并观察患者有无异常情况。特别是子宫脱垂患者如有咳嗽，应及时汇报医生，待治愈后方可手术，以免术后咳嗽增加腹压，影响伤口愈合。

8. 手术当天，病房护士应与接手术的护士认真核对患者的姓名、床号、手术方式及所携带入手术室的物品和药品，共同接送患者离开病房。

（五）护理评价

患者能够面对现实，焦虑感减轻；自述疾病和手术相关的知识；能够自行入睡，处于最佳的心理及生理状态；患者摄入量保持正常水平。

二、手术后护理

（一）护理评估

同腹部手术患者。

（二）可能的护理诊断和医护合作性问题

1. 疼痛：与手术创伤有关。
2. 潜在的并发症：感染、出血。
3. 自理能力缺陷：与伤口疼痛、留置尿管有关。
4. 舒适的改变：恶心、呕吐、腹胀，与手术及术中麻醉有关。

（三）预期目标

1. 患者主诉疼痛减轻，舒适感增加。
2. 患者无感染症状，体温、血常规正常。
3. 严密观察病情，防止发生失血性休克。
4. 患者日常生活，如下床、进食、沐浴或卫生、入厕等能自理。

（四）护理措施

1. 手术后患者应安置于安静的房间，以利于患者术后恢复及护理人员对其观察与护理。患者进手术室后，护理人员应进行手术患者床单位及护理用具的准备，如铺麻醉床，准备血压计、听诊器、吸氧装置等。

2. 详细了解术中情况　患者被送回病室后，护士要与手术室麻醉医生进行交接班。详细了解手术情况。主要包括：麻醉方式及效果、术中出血情况、是否输血、术中尿量、输液及用药，以及术后有无特殊护理要求和注意事项。及时测量体温、脉搏、呼吸、血压，并观察其变化。

3. 护理人员应注意观察患者有无出血的征象，询问手术医生手术中在阴道内有无放置纱卷压迫止血，要特别注意取出纱卷前后阴道出血情况，如果有引流的患者要注意观察引流液的量、色、性质，警惕发生内出血或休克的可能。

4. 术后体位　根据不同手术采取相应的体位。处女膜闭锁及有子宫的先天性无阴道患者，术后应采取半卧位，有利于经血的流出；因外阴癌行外阴根治术后的患者则应采取平卧位，双腿外展屈膝，膝下垫软枕头，减少腹股沟及外阴部的张力，以利伤口的愈合；行阴道前后壁修补或盆底修补术后的患者应以平卧位为宜，禁止半卧位，以降低外阴、阴道张力，促进伤口的愈合。

5. 引流管的观察与护理　阴式手术的患者常留置有阴道引流管。应注意观察是否通畅，引流液的量、颜色，并做好记录，利于术后的动态观察。阴道引流管拔除的指征为：引流量24小时＜20ml，且体温正常。

6. 导尿管的观察与护理　保持留置导尿管的通畅。观察尿量及颜色，以判断有无膀胱的损伤。留置尿管一般保留48～72小时。留置尿管期间，应鼓励患者多饮水，以稀释尿液起到自行冲洗膀胱的作用，同时注意保持尿管通畅，观察尿色、尿量。拔除尿管后，嘱患者适量饮水，观察有无泌尿刺激症状及尿潴留，当日下午测残余尿量，如＞100ml 应留置尿管，并行膀胱功能锻炼，白天 2～3 小时开放一次，夜间常开。

7. 应注意外阴部的清洁与干燥，每天用 1∶40 络合碘溶液冲洗外阴 2 次。每次排便后也用同样的方法冲洗外阴。以保持阴道伤口清洁，利于伤口愈合，同时也可观察阴道出血的情况。

8. 手术后遵医嘱给予患者少渣饮食，以控制首次大便排出的时间，防止感染。同时应嘱患者注意大便情况，防止大便干燥，以免腹压过高影响伤口愈合，必要时给予缓泻剂。

9. 手术后预防腹压增加是患者手术后期康复的关键。除上述防止因大便干燥引起腹压增加外，手术后最易引起腹压增加的因素为咳嗽，所以护理人员要在手术后遵医嘱预防性的给予止咳治疗及镇咳药。

10. 出院指导

(1) 休养环境安静、舒适，定时通风。

(2) 保持良好心境，避免精神紧张。

(3) 选择富含蛋白质、维生素、纤维素的饮食，增强体质。

(4) 伤口拆线后 2～3 天可淋浴，平时可用温水擦洗。

(5) 手术后 1～2 周，阴道可有少量粉红色分泌物，此为阴道残端肠线溶化所致，为正常现象。若为血性分泌物，量如月经，并伴有发热，应及时到医院就诊。

(6) 子宫脱垂患者术后半年内避免重体力劳动，并保持大便通畅，出现咳嗽时及时止咳，防止增加腹压，造成疾病复发。每日进行缩肛练习，锻炼盆底肌肉。

(7) 遵医嘱术后 6 周随诊。复诊后听从医生指导可否同房。

(五) 护理评价

患者的生命体征维持在正常范围内，无出血性休克的发生及感染征象；积极参与治疗及护理；了解疾病复发的诱因。

第三节　妇科腹腔镜手术患者的护理

妇科腹腔镜手术是指通过腹腔镜和相关的设备进行一些原来必须开腹才能进行的妇科手术。随着医学影像学的发展，妇科腹腔镜手术医师可以从电视屏幕上得到比肉眼所见更清晰、更细致得多的图像，因此使手术更精准、更彻底。腹腔镜手术占妇科良性疾病手术的 80%～90%。

腹腔镜手术具备以下优点：

(1) 妇科腹腔镜手术创伤小、术中出血少、患者痛苦少，能达到与传统剖腹方法一样、甚至更好的效果。

(2) 在治疗疾病的同时，又能保留脏器的功能。

(3) 恢复时间快、住院时间短。一般妇科腹腔镜术后当天可以离床活动，术后 1 周可以从事轻微的体力活动，术后 2 周返回工作岗位，基本恢复术前的身体水平。

一、手术前护理

(一) 护理评估

1. 健康史　采集个人的家族史、月经史、生育史、手术史、既往内科病史、服用药物史、药物过敏史。了解所患疾病的临床表现，现存问题。

2. 身心状况　患者的一般情况，如饮食、睡眠、排泄等，特别是患者患病后和住院后有无异常情况。患者对自身所患疾病的了解情况，及对手术的知晓程度。

3. 辅助检查

（1）妇科检查：阴道检查、肛查。

（2）常规检查：监测体温、脉搏、呼吸、血压，X 线胸片，B 型超声（肝、胆、胰、脾、盆腔），心电图，血型，Rh 因子，肝、肾功能，凝血功能，血、尿常规，输血 9 项。

（二）可能的护理诊断和医护合作性问题

1. 焦虑：与害怕丧失器官、手术后疼痛及对未来的茫然有关。

2. 知识缺乏：缺乏自身疾病和手术相关知识的了解有关。

3. 睡眠形态紊乱：与环境改变及担心手术有关。

4. 体液不足：与术前和手术当天饮食控制有关。

（三）预期目标

1. 患者焦虑减轻并积极主动地配合治疗。

2. 患者能复述术后相关的注意事项及并发症的预防知识。

3. 患者术前能得到很好的休息。

4. 患者液体摄入量保持正常水平。

（四）护理措施

1. 做好心理护理，解除患者紧张、恐惧心理。向患者讲述腹腔镜手术的优点、手术过程、时间、麻醉方式，让其知道是新型的微创手术，消除恐惧心理，于最佳状态接受手术。

2. 认真阅读病历，检查患者术前各项化验检查是否完善、正常，如发现问题及时与医生联系。

3. 术前 1 日为患者监测 3 次体温，并观察患者有无异常情况，如发热、上呼吸道感染、月经来潮等，应及时通知医生，及早采取相应措施。

4. 皮肤准备　术前 1 日备皮。剃净阴毛，注意勿损伤皮肤。特别注意脐部的清洁，因手术其中一个切口在脐轮下 0.5cm 或脐底部。

5. 肠道准备　术前 1 日 50%硫酸镁 40ml 口服或甘油灌肠剂 110ml 不保留灌肠。术前 12 小时禁食、10 小时禁水。

6. 阴道准备　术前 1 日用 1∶40 络合碘溶液冲洗阴道早晚各 1 次，有阴道出血者不做阴道冲洗，仅用络合碘纱布做阴道擦拭，无性生活者不做阴道准备。

7. 嘱患者不能带活动假牙、首饰、手表、发夹、隐形眼镜等入手术室，衣服口袋不能有任何物品。

8. 患者要做好思想准备，调整心理状态，保证充足睡眠。必要时遵医嘱口服镇静药物。

9. 膀胱准备　术前嘱患者排空膀胱，带导尿管进手术室。

（五）护理评价

患者焦虑减轻并能积极主动地配合治疗；复述术后相关的注意事项及并发症的预防知识；术前得到很好的休息；患者不发生体液不足。

二、手术后护理

（一）护理评估

同腹部手术患者。

（二）可能的护理诊断和医护合作性问题

1. 疼痛：与手术中 CO_2 气体抬高膈肌引起两下肋疼痛和手术体位引起肩胛骨疼痛有关；与手术创伤有关。

2. 腹胀：与 CO_2 气体未能从腹腔完全排出有关。

3. 潜在的并发症：出血、感染。

4. 部分生活自理缺陷：与手术及术后卧床输液有关。

（三）预期目标

1. 患者主诉疼痛减轻，舒适感增加。

2. 患者主诉腹胀减轻，舒适感增加。

3. 严密观察病情，防止发生失血性休克。

4. 患者无感染症状，体温、血常规正常。

5. 患者日常生活，如下床、进食、沐浴或卫生、入厕等能自理。

（四）护理措施

1. 手术后患者应安置于安静的房间，以利于患者术后恢复及护理人员对其观察与护理。患者进手术室后，护理人员应进行手术患者床单位及护理用具的准备，如铺麻醉床，准备血压计、听诊器、吸氧装置等。

2. 护士应向手术医生了解患者手术中情况，如手术范围、术中出血、意外情况等，以及术后有无特殊护理要求及注意事项。

3. 密切监测患者生命体征变化，注意有无内出血及伤口渗血，全子宫切除术后患者应注意阴道引流液的量及颜色。同时结合患者其他情况，如患者出现口唇苍白、烦躁不安、出冷汗等症状，且伴有血压下降、脉搏快而弱，应警惕发生内出血或休克。

4. 术后止痛　耐心倾听患者主诉，讲解引起疼痛的原因、范围，安慰患者，给予心理支持，告知疼痛会通过吸氧及 CO_2 自身代谢逐渐缓解或消失；保持病室安静，护理操作集中，指导患者应用松弛方法分散注意力，必要时使用止痛剂。

5. 尿管、引流管的观察与护理　手术后在保留尿管过程中要注意保持导尿管通畅，勿折、勿压。随时注意观察尿液的颜色、性质和量。如尿液为血性，应考虑是否存在输尿管及膀胱的损伤；如尿量较少，在排除导尿管阻塞后，应考虑是否存在入量不足或有内出血休克等情况发生。如出现类似情况，应及时报告医生及早处理。导尿管通常在手术当天晚上拔除。拔除导尿管后，护理人员应嘱患者多饮水，及时排尿，并观察有无尿急、尿频、尿痛等尿路刺激症状及尿潴留情况的发生。引流管在留置期间应保持通畅，勿折、勿压。随时注意观察引流液的颜色、性质和量。

6. 严格无菌操作　1∶40 络合碘溶液擦洗外阴 2 次/天，保持腹部穿刺孔敷料及会阴部清洁、干燥；严密观察生命体征，遵医嘱合理使用抗生素。

7. 腹胀的护理　向患者讲述腹胀原因，给氧目的，告知患者是微创手术，可通过自身代谢和吸氧加速 CO_2 的排出，腹胀会逐渐缓解或消失；术后常规吸氧 3 小时，术后 6 小时可床上翻身及活动四肢，以增加肠蠕动，术后次日晨鼓励患者下床活动，以促肠道蠕动，尽早排气，或指导患者顺时针按摩腹部以利于气体排出。

8. 饮食护理　术后数小时可开始饮水，无异常可进半流食，术后 1 日普食，告知患者在排气前及排气不畅时，禁食产气食物。

9. 出院指导

（1）保证休养环境安静、舒适，定时通风。

（2）保持良好心境，避免精神紧张。

（3）选择富含蛋白质、维生素、纤维素的饮食，增强体质。

（4）伤口拆线后 1 周可淋浴，平时可用温水擦洗。

（5）手术后 1～2 周，阴道可有少量粉红色分泌物，此为阴道残端肠线溶化所致，为正常现象。若为血性分泌物，量如月经，并伴有发热，应及时到医院就诊。

（6）行腹腔镜全子宫切除术患者，术后 3 个月禁止性生活、盆浴，从手术之日起休假 6 周，术后 6 周来医院复查。行腹腔镜下子宫肌瘤剔除术、卵巢囊肿剔除术、单纯的卵巢及输卵管切除术的患者，术后 1 个月内禁止性生活、盆浴，从手术之日起休假 4 周，术后 4 周来医院复查，复查时须避开月经期。

（五）护理评价

患者的生命体征维持在正常范围内，无出血性休克的发生及感染征象；患者能积极参与治疗及护理；患者身心舒适。

（薄海欣）

第十四章　妇科化疗、放疗患者的护理

第一节　化疗患者的护理

化学治疗简称化疗。最早的化疗是应用氮芥治疗淋巴瘤，目前化疗已广泛应用于恶性肿瘤的治疗并取得较好的效果。特别是在恶性滋养细胞肿瘤治疗中，单纯化疗即可达到治愈目的，效果尤为突出，对其他妇科肿瘤也可起到提高5年生存率、改善临床症状和控制病情的作用。但是临床应用的抗癌药物中绝大多数缺乏选择性抑制肿瘤细胞的作用，在杀伤肿瘤细胞的同时，对机体增殖旺盛的正常细胞也具有一定毒性，尤其是目前肿瘤治疗中，用药量必须很大，需接近中毒剂量，才能产生满意效果，因而副作用也明显增加。因此护理人员应熟练掌握化疗的基本知识，了解各种化疗药物的给药方法、毒副作用，运用这些知识随时发现患者化疗中出现的问题，及时采取有效措施，帮助患者完成化疗，以取得最佳的疗效，将副作用降至最小，避免并发症的发生。

一、化疗基本知识

（一）化疗药物的分类

根据抗肿瘤药物对细胞周期的杀伤作用可分为三类：

1. 细胞周期非特异性药物

（1）对增殖细胞或非增殖细胞都有杀伤作用，如氮芥、环磷酰胺、消瘤芥等烷化剂及丝裂霉素、更生霉素等，这类药物对正常细胞和肿瘤细胞的选择性差，细胞的存活率随剂量增加而降低。

（2）对增殖细胞各期均有杀伤力的药物，如5-氟尿嘧啶等，这类药物剂量增加，细胞存活率下降，但骨髓细胞与肿瘤细胞存活系数不同，前者慢，后者快，故选择性较第一类好。

2. 细胞周期特异性药物　对增殖细胞的某一期有特异性杀伤作用的药物，如甲氨蝶呤、阿糖胞苷等主要作用于S期，长春碱作用于M期。

（二）常用化疗药的作用机制

1. 影响脱氧核糖核酸（DNA）的合成。
2. 直接干扰核糖核酸（RNA）的复制。
3. 干扰转录，抑制信使RNA（mRNA）的合成。
4. 阻止纺锤丝的形成。
5. 阻止蛋白质的合成。

（三）常用的化疗药物

目前临床上常用的化疗药物很多，见表14-1。根据其结构分为以下几种：

1. 烷化剂类　如塞替派、环磷酰胺。
2. 抗代谢药　如甲氨蝶呤、5-氟尿嘧啶。

3. 植物生物碱类　如长春新碱、长春地辛（托马克，VDS)、紫杉醇。

4. 细胞毒素类抗生素　如平阳霉素、放线菌素D（更生霉素)、多柔比星（阿霉素)。

5. 其他抗肿瘤药物　如顺铂。

表14-1　妇科肿瘤常用的化疗药物、给药途径及其主要毒副反应

类型	药名	作用机制	给药途径	主要毒副反应
烷化剂	环磷酰胺（CTX） 消瘤芥（AT1258） 异环磷酰胺（IFO）	通过与细胞内生物大分子成共价结合而发生作用，属细胞周期非特异性药物	静脉给药为主	骨髓抑制，出血性膀胱炎 骨髓抑制 出血性膀胱炎
抗代谢药	5-氟尿嘧啶（5-FU） 甲氨蝶呤（MTX） 阿糖胞苷（Ara-C）	为生理代谢物（嘌呤、嘧啶、叶酸等）的结构类似物，作用是通过干扰正常代谢物的功能，影响核酸合成，作用机制是抑制与正常代谢物合成有关的酶类，属于细胞周期特异性药物	甲氨蝶呤可经口、肌肉和静脉给药；5-氟尿嘧啶和阿糖胞苷需静脉给药	骨髓抑制及胃肠道反应 骨髓抑制及肝、肾毒性
植物碱类	长春新碱（VCR） 依托泊苷（VP-16） 紫杉醇（PTX）	作用于微管蛋白，破坏纺锤体的形成，干扰核分裂，为细胞周期特异性药物	静脉给药	神经毒性 骨髓抑制 过敏反应，骨髓抑制
抗癌抗生素	放线菌素D（更生霉素，ACTD） 平阳霉素（PYM） 多柔比星（阿霉素，ADM）	作用于DNA、RNA蛋白质合成过程的不同环节而起作用，为细胞周期非特异性药物	放线菌素D和多柔比星经静脉给药；平阳霉素多肌肉注射	骨髓抑制，脱发，口腔溃疡 肺纤维化 骨髓抑制、静脉输入时药物外渗后易引起组织坏死
铂类化合物	顺铂（DDP）	与DNA产生链间交联和链内交联，破坏DNA的模板信息复制，抑制DNA合成，大剂量时也可抑制RNA及蛋白质的合成，为细胞周期非特异性药物	静脉滴注	肾毒性、神经毒性及骨髓抑制

（四）化疗常用的给药途径及给药方法

化疗药物给药可以通过多种途径，根据不同的药物，不同的肿瘤以及患者病情，选择最佳的给药途径及给药方法，以取得最佳的治疗效果。

1. 给药途径　同一种药物，给药途径不同，所起的作用也不同。静脉用药后，药物通过右心进入肺，再到全身各处，肺部受药量最大，因此，肺转移患者最好采用静脉给药的方法。口服给药是通过胃肠道吸收，经门静脉进入肝，由肝静脉经下腔静脉回右心，再进入肺及全身其他脏器。故上消化道或肝的病灶以口服药物为宜。动脉插管给药，则该动脉所灌注的脏器受药浓度最大，如子宫动脉插管、肝动脉插管、颈内动脉插管，分别治疗子宫、肝及脑内肿瘤。鞘内注射化疗药物易于渗入脑组织和脊髓，适用于脑和脊髓有病变者。除应根据患者肿瘤的性质、部位选择给药途径外，还应考虑不同药物的不同特点。

（1）静脉给药：多数化疗药物均用静脉给药的方法，持续滴注可在规定时间内保持稳定的药物浓度，对呕吐、腹泻严重者便于从静脉补充液体。应根据药物的不同要求严格掌握输入速度，经常巡视，保证药物匀速输入。

（2）肌内注射：需作深部肌内注射，以利于药物吸收。

（3）口服：是最方便的给药途径，但是常由于患者胃肠功能紊乱吸收不好而达不到有效的药物浓度。多数抗癌药物对胃黏膜有刺激，宜睡前服用，并同时服镇静剂及碳酸氢钠等以减轻胃肠道反应。

（4）腔内注射：主要用于癌性胸水、腹水、心包积液或肿瘤内注射，注射后要注意观察患者的反应，协助患者更换体位，以达到理想的效果。

（5）动脉插管给药：主要用于肿瘤晚期不宜手术治疗、复发而局限性肿瘤或全身化疗效果不好而肿瘤局限者，可对肿瘤局部给予高浓度的药物。根据肿瘤所在部位，选择插管途径。随着医学技术的进步，动脉插管化疗应用越来越广泛。

（6）瘤内注射：适宜全身化疗效果不理想，而局部肿块大者。注射时宜先抽出瘤内的液体，然后再注入药物，需防止瘤体张力过大而破裂。

（7）鞘内注射：许多药物不能通过血脑屏障，鞘内注射是治疗脑转移的一个有效方法。

2. 常用的给药方法　化疗药物多数缺乏选择性，对正常与不正常的细胞均有杀伤作用。化疗的基本原则是尽量消除肿瘤细胞而减少对正常细胞的损害，为此应选择不同的给药方法。

（1）序贯用药：是指先后使用几种不同的药物，以提高疗效，如先用细胞周期非特异性药物——大剂量烷化剂类，消灭大量增殖期细胞，促使 G_0 期细胞进入增殖期；再用细胞周期特异性药物，干扰核酸合成，杀伤较敏感的 S 期细胞，使所有癌细胞都处于一个周期，达到周期同步化。如此反复几个疗程，有可能消灭 G_0 期细胞，达到根治的目的。

（2）联合用药：在患者能够耐受的情况下，尽量联合使用几种药物。联合用药应遵循以下 3 个原则：①几种药物的作用机制不同，无交叉耐药；②各药物的毒性范围不同，副作用不能叠加；③单一用药时对肿瘤疗效最好。

（五）常见的化疗副反应

癌细胞属于分裂快速的细胞，对于化疗药物特别敏感，故易被化疗药物杀灭。相对的机体分裂快速的正常细胞同样易受到化疗药物的损伤，如胃黏膜细胞、毛囊皮肤组织、生殖细胞及造血细胞，而引起副反应。临床上常见的副反应有以下几方面：

1. 造血功能障碍　这是副作用中最常见和严重的一种，主要表现为白细胞和血小板的减少，对红细胞影响较小。白细胞和血小板减少，一般均能自然恢复且有一定规律。白细胞常在用药一周左右开始下降，至停药 8～9 天达最低，维持 2～3 天开始回升，历经 7～10 天后达正常水平。绝大多数患者白细胞下降后均能自然恢复，但是当大剂量化疗、肝功能不正常或骨髓反复受到抑制时，白细胞的恢复则比较困难。此时患者机体抵抗力低下，极易发生严重的感染而导致败血症。血小板一般下降稍晚，但下降速度快，达最低水平后往往第二天即回升，几天后可恢复正常。血小板下降后，患者可出现体软乏力、精神淡漠、反应迟钝等。血象恢复后以上症状自然消失。严重的血小板下降患者表现为全身的出血倾向，如鼻出血、病灶出血、皮下或内脏出血等，其发生时间有时不在血小板最低时，而在血小板稍有回升时，严重时可危及生命，特别是内脏出血不易被发现，危险更大。

2. 消化道反应　化疗引起的消化道反应主要表现为食欲不振、恶心、呕吐、口腔溃疡、腹痛、腹泻。

（1）食欲不振、恶心、呕吐：不同的药物引起的反应机制不同，氮芥类药物是刺激中枢所致，因此用药一开始症状即很明显。抗代谢药是由于药物刺激胃黏膜引起胃炎所致，往往用药几天后开始，逐渐加重，停药后即逐渐消失。一些化疗药可直接刺激小肠，释放大量内源性血清素，经血液激活延髓的 5-羟色胺受体引起呕吐。还有一些反复化疗的患者形成条件反射，看见化疗药即开始恶心、呕吐。此项反应一般不影响继续用药。但患者如长期不能进食，可使体重锐减，应及时调整用药量。呕吐严重者可引起水、电解质平衡失调和代谢性碱中毒，亦可引起低血钾、低血钙症，患者出现倦怠、精神淡漠和腹胀或四肢无力等症状，同时恶心、呕吐也给患者带来心理压力，使患者对以后的治疗产生焦虑和恐惧心理。

（2）口腔溃疡：口腔溃疡是化疗的常见副反应，溃疡多发生在用药后 5～6 天，患者先出现唇舌麻木，口腔黏膜发红，舌苔减少，2～3 天后溃疡出现。溃疡可发生在颊黏膜、舌边、舌根、上下唇，严重时刻累及咽喉及食管，一般至停药一周左右逐渐愈合。常用的药物中以 KSM、MTX、AT1258 发生溃疡较多，5-FU 则较少。不同的药物引起口腔溃疡的部位不同，如 KSM 所致的溃疡多发生在舌边及舌根，抗代谢药物引起的溃疡多发生在颊黏膜。口腔溃疡除疼痛影响进食外，如正值白细胞下降时，易引起全身感染而发生败血症，导致不良后果。

（3）腹痛、腹泻：化疗药物引起的腹痛可能是由于肠蠕动增加引起，腹泻则可能是由于肠道黏膜发生溃疡引起。一般出现在化疗一周后，先出现腹痛及大便次数增多，继而大便性质改变，较重者为水泻，一般每日不超过 3～4 次，停药 5～6 天后即可恢复。如每天大便次数急剧增多，大便性质为水样便，并漂浮有白色膜状物，大便涂片革兰阴性杆菌迅速减少，革兰阳性杆菌及球菌增多，为伪膜性肠炎，应及早采取措施。

3. 肝、肾功能损伤　甲氨蝶呤等化疗药物在肝脏中进行代谢，大剂量化疗时，对肝有一定的损害。临床上主要表现为血清谷丙转氨酶的升高，严重时可合并有黄疸。肝功能损伤在停药后多能自然恢复，但时间较长，有时影响到继续化疗，使病情恶化。

部分化疗药物如环磷酰胺、顺铂大剂量应用时其代谢产物溶解性差，尤其在酸性环境中易形成沉淀物，堵塞肾小管，导致肾功能衰竭。环磷酰胺以原形自肾排出，可引起出血性、无菌性膀胱炎，特别是缺水的患者，药物在膀胱内浓度升高，排出时间延长，加重对膀胱的刺激，患者出现膀胱刺激症状或血尿。

4. 皮肤及其附件的反应

（1）皮肤反应：甲氨蝶呤可引起皮疹甚至剥脱性皮炎；5-氟尿嘧啶等药物应用后面部或沿注射血管皮肤出现色素沉着，一般于停药后逐渐消失。

（2）毛发脱落：因毛囊上皮生长迅速，对化疗敏感，故化疗后易引起毛发脱落，其中最常见的药物是多柔比星、甲氨蝶呤、放线菌素D等，一般在停药后2～3个月即可逐渐恢复。

5. 免疫抑制　多数化疗药物是免疫抑制剂，抑制机体的免疫反应，因此化疗患者易发生感染，也易引起败血症。

6. 其他副作用

（1）心脏损伤：有些化疗药物可造成心脏损伤，表现为脉快和心电图T波倒置，停药后可恢复。

（2）周围神经毒性：某些药物如长春新碱的应用可出现指、趾端麻木，有时有针刺样感。

（3）局部刺激：有些药物对局部组织的刺激性较大，如更生霉素、长春新碱等，一旦漏出至血管外，可造成组织损伤、溃烂，甚至坏死。

（4）远期副反应：患者经过多个疗程化疗后，往往可出现痛风样全身性肌肉疼痛，一般持续1～2个月甚至更长，以后逐渐消退。

二、化疗患者护理评估

癌症患者由于病程长、病情重，加之化学治疗，使患者身心各方面出现现存的或潜在的护理问题，护士应全面评估患者情况。

（一）健康史

肿瘤发病的时间、手术时间，以前的化疗方案、化疗效果，副反应的种类、严重程度、缓解方法；既往健康史、药物过敏史等。

（二）身体评估

测量体温、脉搏、呼吸、血压，询问每日进食量、饮水量、副食的种类及量，有无恶心、呕吐，大便次数、量及性质、有无腹泻，每日排尿量、次数、尿液的性质；观察口腔黏膜有无溃疡，全身有无出血点、破溃、皮疹，四肢活动情况，有无水肿；检查有无胸水、腹水，阴道有无出血、分泌物的性质等。

（三）辅助检查

检查血常规、尿常规、肝肾功能、心电图等，主要了解化疗副反应的情况；肿瘤特异性检查、B型超声检查了解治疗效果。

（四）心理社会评估

了解患者面对即将到来的化疗的心理状态和情绪反应，以及对相关知识的掌握情况。

三、可能的护理诊断和医护合作性问题

1. 潜在的并发症：感染。

2. 营养失调：低于机体需要量：与化疗药物引起的食欲不振、恶心、呕吐、进食量减少、腹泻有关。

3. 潜在的皮肤黏膜受损：与化疗药物的副反应有关。

4. 潜在脏器损伤：与化疗药物对肝、肾、心肌、造血系统的毒性反应有关。

5. 自我形象紊乱：与脱发及皮肤色素沉着有关。

四、预期目标

化疗期间，患者能够进食，避免体重急剧下降，呕吐、腹泻得到控制，不出现水、电解

质紊乱，能够正确面对脱发、色素沉着，基本需要得到满足。

五、化疗的护理措施

（一）化疗前准备

1. 患者的准备

（1）心理支持：恶性肿瘤对患者已是一个严重的打击，加之化疗，患者要忍受巨大痛苦，一般会出现情绪低落、消沉，对化疗具有恐惧心理，化疗前护士要主动接近患者，耐心倾听其主诉，了解患者对化疗的心理反应，提供相关信息，给予正确的指导，取得患者的配合。向患者介绍化疗的效果，增强治疗信心。同时给患者讲解有关知识，使患者对化疗有初步了解，消除其恐惧心理，以良好的心态进行化疗。在化疗过程中，护士应随时了解患者的心理变化，给予及时的帮助和指导，同时要取得家属的配合，使患者顺利度过化疗期。

（2）体重测量：化疗药物用药剂量大多是按体重计算的，因此应准确测量体重，以使用最佳药量。在化疗过程中，由于患者食欲不振、恶心、呕吐，体重会有波动，宜定期测量，以协助医生调整药量。

测量体重的方法：首先应校准磅秤，宜在清晨患者空腹，排空大、小便后，只穿贴身衣裤，不穿鞋，由护士测量，必要时二人核对。

2. 护士的准备

（1）护士应熟练掌握化疗的基本知识，了解化疗药物的作用机制、常见的副反应及化疗患者的护理措施。

（2）配药时护士应严格执行无菌技术操作，三查七对，严格按医嘱剂量给药。正确溶解和稀释药物，现配现用，配好的药物常温下放置时间一般不超过1小时。联合用药时应根据药物性质顺序输入。输入放线菌素D等药物时应注意加避光罩或使用特制输液器。

（3）为防止化疗药物对工作人员造成损伤，配药时护士应戴好口罩、帽子、手套、防护服，并在使用后按规定处理。有条件的病房应使用生物安全柜配置化疗药。药物配好后给患者注射时，亦须戴手套，防止药物不慎漏出接触手部皮肤。配药及给患者注射药物后应立即洗手。

（二）化疗期间的护理

1. 保护血管防止药液外漏　护士应熟练掌握静脉穿刺技术，提高一次穿刺成功率，减少反复穿刺造成血管损伤，有计划、合理地使用血管。应用对血管刺激性大的药物时，如KSM、VCR、AT1258、ADM等，应先进行静脉穿刺，成功后再加入药物。输入药物过程中随时观察药物有无外渗，如有外渗应立即处理。经济条件许可的患者可使用PICC。

化疗药物外渗的处理：首先要马上停止药物输入，局部可用封闭治疗（封闭用生理盐水5ml加2%普鲁卡因1ml）。外渗24小时内，局部冷敷，可减轻疼痛及防止药液扩散；48～72小时使用热敷，以促进药物吸收，减轻局部组织损伤。可用中药金黄散外敷，防止局部组织坏死。

2. 用药速度的观察　不同的化疗药物要求不同的输入速度，护士应熟练掌握各种药物输入速度，加强巡视，随时调整，以保证化疗药正确匀速输入患者体内。有条件应使用输液泵，以保证药物匀速、按时输入。

（三）化疗副反应的观察及护理

1. 消化道副反应的观察及护理

（1）食欲不振、恶心、呕吐的护理：恶心、呕吐是最常见的消化道副反应，严重时可影响患者的营养状况、精神状况及生活质量。化疗患者需要较多的热量及营养，但化疗引起的消化道反应引起患者食欲的变化，胃内无法保存摄取的食物，导致患者营养状况逐渐下降，影响治疗效果。持续的恶心、呕吐可造成水、电解质的平衡紊乱，甚至由于大量丢失胃酸而产生代谢性碱中毒、低钙血症、低钾血症及脱水，患者感觉疲乏、腹胀，精神淡漠，手足痉挛。恶心、呕吐还给患者造成心理压力，出现焦虑、恐惧等心理反应，使患者难以坚持治疗。

护士应注意观察患者消化道反应程度，当患者出现食欲不振时，可选择平时喜爱的食物，鼓励多进食，可少量多餐，同时给患者创造良好的进食环境，以增加食欲。患者出现恶心、呕吐时，及时清理呕吐物，遵医嘱给予镇静、止吐药物，如地西泮（安定）、甲氧氯普胺（胃复安）、恩丹西酮（昂丹司琼，枢复宁）、地塞米松等，联合用药，如胃复安＋地塞米松效果更好。注意记录呕吐量，防止水、电解质平衡紊乱，必要时静脉输液。

防止恶心、呕吐还可应用以下几种方法：

①音乐疗法：许多研究证明平静和缓的音乐可有效地减轻患者的焦虑及疼痛，同时也可缓解呕吐症状。

②行为放松技巧：让患者逐渐放松肌肉、深呼吸，引导患者想象、转移其注意力，可减轻症状。

③食物选择：呕吐的患者宜选择碱性或固体食物，酸性食物则有助于控制恶心症状；避免产气、油腻及辛辣食物，可减轻恶心呕吐症状；少量清凉饮料，如：汽水、可乐、果汁可缓和胃部不适。

（2）腹痛、腹泻的护理：常见的化疗药物如 5－FU 可造成肠道黏膜的损伤，导致腹痛、腹泻的发生。临床上患者出现腹痛、腹泻时要严密观察腹痛情况、腹泻次数、量及大便性质，当腹泻次数一天超过 3 次或发生伪膜性肠炎时应及时通知医生停用化疗药，留取大便标本，做普通细菌培养及厌氧细菌培养，并遵医嘱给予广谱抗生素控制感染，纠正水、电解质失衡状态。使用广谱抗生素时需注意真菌感染所致真菌性肠炎及真菌性败血症。腹泻严重的患者应注意其一般情况，严格记录出入量，防止电解质平衡紊乱。腹泻期间应指导患者食用少渣、低油饮食，使用 5－FU 的患者每天最好喝 2 瓶酸奶，因 5－FU 可杀灭肠道内革兰阴性杆菌，引起肠道菌群紊乱，导致腹泻，酸奶可补充革兰阴性杆菌，减轻症状。

（3）口腔溃疡的护理：化疗药物干扰细胞的生长、成熟、分化，直接造成口腔黏膜的改变，减少基底细胞的更新，导致细胞的萎缩及胶原的破坏，最终造成口腔黏膜红肿、过敏，进而影响表层的上皮细胞脱落、加剧组织的红肿、溃疡。口腔溃疡的疼痛可影响患者进食，加重机体的营养不良，如果患者正处于骨髓抑制期易继发全身感染，同时也造成患者精神情绪上的障碍，影响生活质量。护士应指导患者在化疗期间保持口腔清洁，勤漱口，每日用软毛刷刷牙。观察患者口腔黏膜的变化，发现黏膜变红、舌苔减少应及时给予生理盐水或朵贝尔溶液，每日漱口数次，特别是在进食前后。出现口腔溃疡则根据溃疡程度给予口腔护理，口腔护理可清除口腔内脱落黏膜、黏液及腐败物质，维持口腔清洁，预防感染，促进黏膜再生。严重的口腔溃疡，患者往往疼痛难忍，不愿进食，可适当给予止痛药物，特别是在进餐前，用0.03%丁卡因合剂局部喷涂，可缓解疼痛，帮助进食。还应告知患者进食可以促进咽部活动，减少咽部溃疡。饮食应注意以清凉、质软、无刺激性食物为主。餐后漱口，溃疡面涂抹西瓜霜或冰硼散等，还可以遵医嘱输入液体及大剂量维生素，促进黏膜再生。口腔溃疡患者每日测三次体温，以早期发现感染征兆，及时治疗。继发霉菌感染时，可用制霉菌素溶液含漱或局部外敷。

口腔溃疡治疗的方法：患者出现口腔溃疡后依溃疡程度给予口腔治疗。方法如下：先用1%过氧化氢（双氧水）10ml让患者充分漱口，然后用长棉签蘸1.5%过氧化氢为患者擦洗口腔黏膜溃疡处，动作要轻柔，尽量擦去溃疡表面覆盖的腐败物质及脱落的黏膜，血小板低的患者，切忌擦破口腔黏膜防止出血不止，擦洗干净后，将装有生理盐水的容器挂高，容器底部距患者口腔2米以上，利用水的压力冲洗口腔，将口腔内所有污物冲洗干净。最后涂口腔溃疡散（或其他药物）于溃疡面上。口腔治疗可以减轻患者的疼痛，促进口腔黏膜上皮细胞的再生，减少感染的发生。

2. 造血系统反应的护理　化疗引起的骨髓抑制相当常见，而骨髓抑制也是化疗药物剂量受限以及疗程中断的主要原因。化疗使增生前细胞受到抑制，当血液中的成熟细胞因本身寿命已到而死亡后，骨髓的增生前细胞已被破坏，无法补充成熟的细胞，使外周血液的血细胞下降。其主要表现为白细胞、血小板减少。

（1）白细胞减少的护理：白细胞的主要功能是吞噬及溶解细胞，一旦白细胞下降，机体的重要防御系统被破坏，易引起感染。护士应随时了解患者白细胞下降的程度，对患者进行全面的护理评估并加强指导，采取措施，帮助患者安全地度过白细胞下降期，防止并发症的发生。

①保持清洁的环境：病室要建立严格的隔离制度，除每日做好清洁外，还要定期进行大扫除。夏季门窗要安纱窗，防止蚊蝇。患者用物，如便盆、小桌擦布及扫床套应固定使用，每日用消毒液清洗。患者出院后要严格进行终末消毒。病室内要保持空气新鲜，每日定时通风，避免在室内放置鲜花等植物。同时要严格控制家属探视及陪伴人数。必要时对患者实行保护性隔离。

②病情观察：患者白细胞下降时，每天测体温3～4次，如体温超过38.5℃，通知医生，及时给予降温和抗生素治疗。患者应每天或隔日检测白细胞及分类细胞数目。每日检查易发生感染的部位有无炎症反应，如患者出现咽痛、咳嗽、呼吸困难、口腔溃疡、皮肤破溃、尿频、尿急、尿痛等症状时通知医生给予处理。静脉输液的患者，每天观察注射部位有无红、肿、热、痛等感染征兆。

③加强饮食指导，增加蛋白质、维生素及其他营养素的摄入，以增强机体抵抗力。同时要注意饮食卫生，生吃的水果、蔬菜要洗干净。

④卫生指导：嘱患者每日要洗澡，清洗外阴，更换内衣裤，洗澡时使用中性肥皂，勿用碱性或刺激性洗涤用品及香水，维持皮肤的完整。保持口腔的清洁，并观察有无破溃。

⑤医护人员执行各项护理治疗特别是介入性操作时要严格无菌技术，避免医源性感染的发生。同时要认真执行洗手制度，每项操作完成后都要洗手。

⑥必要时遵医嘱给予抗生素、升白细胞药物，并注意观察用药后的反应。

（2）血小板减少的护理：血小板是从骨髓巨核细胞质脱落之片段所形成的，有很好的聚集和黏附功能，参与人体的止血和凝血过程。血小板降低时易引起患者出血。一般而言，血

小板低于 $50\times10^9/L$ 即有潜在的出血可能，低于 $20\times10^9/L$ 即有自发性出血的可能。患者的皮肤出现紫斑或瘀斑，常见于上肢或下肢的远端或黏膜上；上消化道出血，吐血，口腔黏膜或牙龈出血，便血；呼吸状态改变，咯血，鼻出血；血尿，月经过多；颅内出血，意识改变，颅内压增高。护理人员应了解易发生出血的部位、症状，随时观察患者有无出血倾向，提早采取措施，将并发症的危险降至最低。同时保护患者，防止任何因素造成患者出血。

①当血小板下降时，嘱患者适当休息，不做剧烈活动，防止活动时因身体软弱无力、贫血头晕而发生外伤及出血等意外，有颅内出血或阴道出血倾向的患者要绝对卧床休息。

②观察患者有无细微出血征兆，如皮肤瘀斑，牙龈及鼻出血，静脉穿刺、注射部位有无渗血，发现问题及时处理。

③在进行各项护理治疗操作时动作要轻柔，肌内注射、静脉穿刺后要用棉球压迫穿刺部位至无出血为止，防止皮下血肿。

④保持室内空气湿度在50%左右，防止空气干燥引起的鼻出血，患者感鼻腔干燥时可用液体石蜡或薄荷油滴鼻，指导患者切忌用手挖鼻和用力擤鼻，多喝水，多吃新鲜水果及蔬菜。当鼻腔有少量出血时，让患者平卧，手指压迫鼻翼两侧，可用新霉素、麻黄素或1%肾上腺素棉球填塞，头部冷敷，如出血严重，尤其后鼻腔出血时，立即通知医生进行鼻腔填塞。

⑤嘱患者用软毛刷刷牙，不要使用牙签剔牙，防止牙龈出血。

⑥膳食上忌辛辣、刺激性、坚硬粗糙的食物，宜食用高营养、易消化食物，亦可服用中药以辅助血小板上升。避免患者便秘，必要时给予缓泻剂，以防用力排便引起肠黏膜损伤和潜在性的颅内压增高发生脑出血。

⑦每天监测血小板，血浆凝血酶原时间数值的变化。遵医嘱输入新鲜血或单采血小板，并注意输血后患者的反应。

（3）肝功能损害的护理：大剂量化疗时，患者会出现血清谷丙转氨酶升高，表现为上腹部疼痛、恶心、腹泻，严重时出现黄疸。护理时注意患者主诉及皮肤黏膜的变化，定期检查肝功能，异常时可遵医嘱给予药物治疗。目前常用联苯双脂和葡醛内酯（肝泰乐）治疗药物性肝炎。护士要注意观察患者用药后反应。

（4）肾功能损害的护理：肾的功能是调节机体水、电解质的平衡及排泄体内的代谢产物。化疗时由于化疗药物的应用加重了肾的负担，特别是有些化疗药物如甲氨蝶呤、顺铂等对肾功能损伤严重，因此要准确记录出入量。应用甲氨蝶呤时，由于甲氨蝶呤在酸性环境中易结晶沉淀，不易排出体外，因此要嘱患者多喝水，24 小时尿量需要大于 2500ml，每天测尿 pH，若 $pH<6.5$ 时，遵医嘱口服或静脉输入碳酸氢钠。应用 DDP 时，应大量的输入液体并嘱患者多饮水，每小时尿量要大于 100ml，准确记录患者出入量，包括呕吐量。应用环磷酰胺时，要鼓励患者大量饮水，必要时静脉输入液体，以稀释尿液，避免药物在尿中过度浓缩，减轻肾的损害。护士要注意观察患者有无泌尿系统症状，是否有排尿困难及血尿，出现问题及时通知医生，停用化疗药物。

（5）脱发的护理：脱发的问题使许多患者对化疗产生畏惧，特别是年轻女性对自身形象的改变更难以接受，心理压力很大，对治疗不利。护士应了解患者的情绪反应，帮助其正确面对自身形象的改变。向其讲解化疗引起脱发的原因，并强调脱发是暂时性的，治疗结束后头发会再生长出来。并协助患者选择假发、围巾、帽子等饰物以增进患者自尊，同时与家属沟通，取得家属配合。

六、护理评价

化疗期间及化疗后患者未出现水、电解质失衡，感染、出血，肝、肾功能损害等严重副反应，疗程顺利完成。

第二节　放疗患者的护理

1898 年镭（Ra）被居里夫妇发现，1900 年镭开始被应用于子宫颈癌的治疗并取得肯定效果。100 多年来，放射治疗（简称放疗）取得了长足进步，目前仍然是妇科恶性肿瘤的主要治疗方法之一。有文献报道，子宫颈癌、子宫内膜癌和外阴癌的单纯放疗 5 年生存率可达到 50%左右。随着科学技术的发展，放射疗法治疗妇科恶性肿瘤的效果将得到进一步的提高。

一、放疗基本知识

（一）射线的生物效应

放射线通过细胞时可直接作用于 DNA、染色体、酶，引起细胞不可逆的损伤，使细胞死亡或丧失增殖能力。放射线也可使组织产生不正常的氧化过程，破坏细胞的主要生理功能。因此，放射线的作用主要在于使体内蛋白质合成受阻，酶系统受干扰，造成细胞功能障碍，导致其死亡。放射线在抑制和破坏肿瘤细胞的同时，也对正常组织产生不良影响。人体各个器官对放射线的敏感度不一样，卵巢属高度敏感，阴道与子宫颈属中度敏感。

电离辐射对细胞周期的影响，主要是杀伤细胞和阻断细胞周期。处于 M 期的细胞对辐射最敏感，小剂量照射即可使细胞核、细胞膜改变或染色体畸变。辐射还可以阻断细胞周期活动，延长细胞周期时间。

（二）肿瘤的放射敏感性

1. 放射敏感性肿瘤　如淋巴肿瘤、精原细胞瘤、无性细胞瘤、卵巢颗粒细胞瘤、肾母细胞瘤、绒毛膜癌等。

2. 中度敏感性肿瘤　各部位的鳞状细胞癌，如皮肤、口腔、食管、宫颈、外阴、阴道，以及卵巢上皮癌等。

3. 低度敏感性肿瘤　如宫颈腺癌、乳腺癌、血管肉瘤、子宫内膜腺癌等。

4. 放疗不敏感肿瘤　如卵巢畸胎瘤、纤维肉瘤、黑色素瘤等。

（三）射线的种类

用于妇科恶性肿瘤放射治疗的射线有 X 线、γ 线、β 线（电子线）、中子、质子、负 π 介子及重粒子等。按照能量传递的高低可分为高 LET 射线及低 LET 射线。LET（linear energy transfer）称为线性能量传递。X 线由 X 线机及加速器产生；临床治疗用的电子线由加速器产生；γ 线来自天然放射性核素（如 ^{226}镭）或人工放射性核素（^{60}钴、^{192}铱）的衰变；中子也来自加速器；质子、负 π 介子、重粒子等尚处于临床试验阶段。

（四）照射方式

1. 体外照射　于体外一定距离集中照射人体某一部位，对于宫颈癌而言，主要照射宫颈癌的盆腔蔓延和转移区域（盆腔淋巴结），放疗机为^{60}钴或直线加速器。

2. 后装放疗（腔内治疗） 把施源器放置在合适部位，经治疗计划系统计算剂量分布，启动开关将放射源自动送到施源器，开始治疗，治疗结束后放射源自动回到贮源器内，主要照射宫颈癌的原发区域。放射源为^{192}铱（^{192}Ir）、^{137}铯（^{137}Cs）等，^{226}镭（^{226}Ra）已被淘汰。

（五）放疗的反应及并发症

放疗反应通常指放疗过程中或放疗结束后近期出现的不适，无明显的组织、器官的持续病理变化。如果组织、器官出现病理变化，并产生相应的症状，即可诊断为放疗并发症，多在放疗结束后相当长的时间内出现。

1. 放疗反应 放疗反应一般较轻，不需要特别处理或经减少放疗剂量、对症处理即可恢复，一般不影响放疗进程。少数患者反应严重，可减少每日照射剂量或暂停放疗。

（1）全身反应：如乏力、全身不适、困倦、食欲缺乏、头晕、头痛、恶心等，多出现在放疗开始时，一般随着放疗进展可缓解或消失。食欲不振、肠鸣、尿频等，给予对症处理一般可缓解。

（2）皮肤反应：被照射皮肤经放射线对组织细胞的侵袭可出现皮肤反应，多在照射后8～10天出现。分为干性反应（干性皮炎）及湿性反应（湿性皮炎）。干性反应表现为皮肤瘙痒、脱屑、色素沉着、毛囊扩张等，以腹股沟、外阴部较明显。湿性反应在早期可出现红斑，继之出现皮肤水肿，出现水泡、潮湿，有渗出，皮肤表面可糜烂，此类症状为可逆性。数月～数年后，照射部位组织纤维化，毛细血管扩张或淋巴引流障碍，使局部皮肤增生变厚。在常规X线体外照射期间，皮肤湿性反应常见，高能X线及^{60}钴γ线的照射一般不出现湿性反应。

（3）胃肠道反应：表现为恶心、呕吐、肠鸣、腹部不适或腹痛，大便次数增多，稀便等。

（4）直肠反应：大便次数增多、里急后重、腹痛、黏液便，甚至黏液血便。多在腔内放疗数次后出现。肛门指检时有触痛，直肠黏膜水肿，指套可带血。

（5）膀胱反应：轻微反应可仅表现为尿频，明显反应则可出现尿急、尿痛。症状类似急性膀胱炎。放疗中的膀胱反应，肉眼血尿少见，但镜下可见红细胞。

（6）黏膜反应：照射早期，黏膜反应不明显，达到一定剂量后，黏膜可充血、水肿，外阴、尿道口上皮反应明显时，可出现疼痛，黏膜表面可有白膜形成，是由坏死上皮细胞、淋巴细胞、白细胞及渗出的纤维素所致。子宫颈癌放疗时，阴道上段、宫颈表面接受的照射剂量较高，一般放疗反应明显，除可致阴道排液增多外，无疼痛等不适。

（7）骨髓抑制：放疗开始后，血象即可改变。首先是淋巴细胞及中性粒细胞下降，但降至$3\times10^{9}/L$以下者不多。血小板下降出现较晚。红细胞最不敏感，当红细胞减少时，往往全血细胞均减少，是骨髓受抑制的表现。

（8）宫腔积液：腔内治疗过程中及结束后由于颈管组织充血、水肿、渗出及颈管粘连、狭窄、萎缩，导致宫腔积液。在此基础上并发感染，出现宫腔积脓。宫腔积液不难发现，当检查发现子宫增大、变软，经盆腔B型超声检查即可确诊。

（9）子宫穿孔：放射治疗中，子宫可充血、水肿，在进行腔内操作时，可致子宫穿孔。特别当子宫位置有明显前、后倾，或颈管受肿瘤阻塞，取环时腔内操作有一定困难，如果用力不慎或经验不足，易造成子宫穿孔。子宫穿孔不难发现，宫腔操作时，如探宫腔深度，发现探针深度与临床子宫大小明显不符，探针深入有无底感觉，或放置宫腔容器时，其深度与探针所示明显不符，此时即可明确子宫穿孔的诊断。

2. 远期并发症　放疗在杀伤肿瘤细胞的同时也损伤正常的组织，引起一系列病理改变，严重时可影响组织器官的生理功能，出现并发症，目前尚无方法可以阻止或逆转。放疗并发症持续时间长，反复发作，影响患者的生活质量，甚至危及生命。

（1）正常组织的远期病理改变：一般在放疗后3个月至数年，组织开始出现远期的病理改变，如血管内膜炎，血管狭窄、闭锁，管壁弹性消失；腺体破坏，结缔组织内弹力纤维消失及其他细胞成分失去再生能力，取而代之的是纤维细胞增生、胶原化。这种血管及组织的纤维化，使相应组织出现营养不良性改变，组织出现硬化性水肿，上皮组织萎缩、变薄，甚至出现组织溃疡、坏死等改变。这些病理改变是临床上各种并发症的病理基础。

（2）妇科恶性肿瘤放疗后远期并发症的评估原则：

①轻度：症状轻，可能有轻度功能损伤；

②中度：有明显症状及体征，可造成间歇性或持续性的组织功能损伤；

③重度：严重并发症，出现持久、严重的组织器官损伤或危及患者生命。

（3）妇科恶性肿瘤放疗后的主要远期并发症：

①放射性直肠炎：轻度以少量便血为主要症状；中度有明显症状，大便次数增多，里急后重，血便或黏液血便，反复发作，持续时间较长，肛门指检触痛明显，指套带血；重度放射性直肠炎时出现直肠阴道瘘。

②放射性膀胱炎：轻度常表现为突发性血尿，伴有尿频、尿急，通常由于劳累、憋尿诱发；中度为反复、顽固的持续性血尿，伴有尿频、尿急、尿痛，出血产生的凝血块引起输尿管梗阻；重度时出现膀胱阴道瘘。

③其他：阴道可出现狭窄、缩短甚至闭锁，造成性交困难、接触性出血。放疗引起盆腔纤维化、血栓静脉炎及淋巴管阻塞可造成下肢回流障碍，表现为下肢不同程度的水肿。

二、放疗患者评估

（一）健康史

了解肿瘤的分期、部位，是否手术；既往史应了解心血管、胃肠道和泌尿生殖系统疾病情况，有无糖尿病、其他癌症和手术史。

（二）身体评估

通过妇科检查了解阴道分泌物的性状、是否有炎症、是否通畅，注意浅表淋巴结有无转移。

（三）辅助检查

检查血、尿常规，肝、肾功能，心电图，拍摄X线胸片，了解患者有无放疗禁忌证，是否出现放疗反应、并发症及其严重程度。

（四）放射治疗的基本原则

1. 治疗肿瘤的同时，注意保护正常组织，采取各种有效措施减少照射区中正常组织、器官的照射剂量。

2. 合理搭配远距离与近距离放射治疗，搭配方式应根据患者病情、治疗设备和医生经验而定。

3. 根据患者的体质，肿瘤部位、形状、体积设计、调整治疗计划。

4. 治疗前应明确诊断，确定肿瘤分期、部位，准确评估患者全身状况，治疗阴道炎、盆腔炎。

三、可能的护理诊断和医护合作性问题

1. 有皮肤黏膜完整性受损的危险：与外照射有关。
2. 有损伤的危险：与放疗副作用有关。
3. 潜在的并发症：感染。
4. 排尿异常：与放射性膀胱炎有关。

四、预期目标

放疗期间保持患者皮肤黏膜完整；避免或减轻身体损害，能够完成治疗。

五、放疗的护理措施

（一）放疗患者的心理支持

患者对放疗不了解，常误认为放疗是不治之症的姑息治疗。在放疗期间由于局部和全身的反应，往往难以完成疗程。护士在患者放疗期间除耐心细致地做好护理工作外，还要给患者以精神的支持，解除患者的思想顾虑。详细叙述放疗的原理和疗效，使患者明白放疗绝不是癌症晚期的姑息治疗，某些肿瘤经过几个疗程的治疗是可以治愈的，并要讲清放疗的效果与患者的身体和心理状态有关，放疗的一些不良反应是可以通过治疗和护理来防止和减轻的，说服患者坚持治疗。护士要与家属密切配合，向家属说明，接受外放射的患者本身并无放射性，以增加家庭的安全感。

（二）腔内治疗的护理

腔内治疗是利用自然腔道，将放射源靠近肿瘤组织进行照射，主要控制宫颈癌的原发灶。现多采用后装治疗机放置^{192}铱进行治疗。所谓后装治疗是指先把不带放射源的容器置入治疗部位，再与后装治疗机传送管道接通，在防护良好的控制室内远距离操作，将放射源送入治疗容器，治疗结束时放射源也自动返回。整个治疗过程中工作人员可避免受到放射线照射。

1. 照射前的护理　认真做好心理支持，检查各项化验是否齐全，会阴部备皮，1∶5000高锰酸钾阴道冲洗一次。准备好窥阴器、宫颈钳、阴道盒、宫腔管、纱布等。患者取膀胱截石位，协助医生放置阴道盒与宫腔管，将患者推入治疗间，连接好阴道盒与宫腔管和后装治疗机。

2. 照射后的观察与护理　照射后取出填塞纱布并核对数目，观察阴道有无渗血和出血，如有出血应以无菌纱布填塞止血。如无出血可做阴道冲洗每日一次。因阴道黏膜受照射治疗的刺激，可出现充血、水肿、溃疡，其表面被含有纤维素和白细胞形成的白色假膜所覆盖，一般3个月后假膜消失，创面由周边逐渐愈合，如有炎症存在则易形成阴道壁粘连。为控制炎症，防止发生粘连，需每日冲洗阴道至创面愈合。

（三）体外照射的护理

体外照射常用^{60}钴。由放射肿瘤科医生根据病情决定治疗方式，在病灶部位用不能洗掉的颜料在皮肤上划出照射野边界，使技术员每次能准确掌握照射范围。对体外照射的患者，

主要是皮肤护理。干性反应一般不需要特殊处理，照射期间保持皮肤干燥，局部瘙痒可对症处理。湿性反应可暂停放疗，局部用药。护士要随时观察患者皮肤颜色、结构和皮肤完整度。重视患者的主诉，如干燥、瘙痒或疼痛，告诉患者勿搔抓皮肤，可用手轻拍或涂维生素AD软膏以减轻干燥和痒感。注意皮肤的清洁、干燥，内衣及用物应柔软，吸湿性好，避免日晒、摩擦、热敷、粘贴胶布及使用含刺激性的肥皂和化妆品等。

（四）放疗反应及并发症的护理

1. 全身反应　乏力、食欲不振等反应随着放疗的进展可自行缓解或消失。可给予维生素、促消化类药物对症处理。

2. 胃肠反应　轻度胃肠反应不需处理，恶心、呕吐严重者可给予解痉、止吐药物，减少放疗剂量或暂停放疗，注意水、电解质平衡和营养补充。

3. 骨髓抑制　嘱患者注意个人卫生，必要时进行保护性隔离，避免交叉感染。防止外伤引起皮下或脏器出血。如白细胞低于3×10^9/L，血小板低于75×10^9/L，血红蛋白低于7g/L应暂停照射，同时遵医嘱给予升血象药物如维生素B_4、鲨肝醇、枸橼酸铁铵、重组人粒细胞集落刺激因子（惠尔血）、格拉诺赛特等，必要时少量输血。注意各种营养素的摄入，保持良好心理状态，有利于减少放射反应。

4. 宫腔积液　保持宫颈管通畅，扩宫引流，必要时予宫腔引流，液体黏稠可作低压宫腔灌洗。如患者出现腹痛、发热，宫腔液体为脓性，白细胞计数升高，可诊断为宫腔积脓，应根据细菌培养及药敏试验结果选择抗生素治疗。宫腔积脓时不宜进行宫腔内放疗。

5. 子宫穿孔　发现子宫穿孔应停止宫腔操作及宫腔内放疗。护士应密切观察患者的症状、体征，嘱患者取半坐卧位，遵医嘱给予抗生素预防感染。

6. 放射性膀胱炎　轻度可自愈，血尿量多时可用止血剂，在膀胱镜下电灼或激光止血。中度放射性膀胱炎应积极处理，保留尿管长期开放；维持膀胱空虚状态，膀胱灌洗避免血块积存；口服止血药或膀胱镜下止血。膀胱阴道瘘目前尚无理想的处理方法。应鼓励患者多饮水，每日达3000ml，口服维生素C、维生素K，使用尿路抑菌药预防感染。

7. 放射性直肠炎　轻度可不予处理，应避免劳累、辛辣食物，保持大便通畅。中度放射性直肠炎应积极止血、止泻、消炎，可行氢氧化铝凝胶加复方樟脑酊或阿片酊保留灌肠，注意休息，摄入少渣饮食。直肠阴道瘘需要行造瘘术。护士应注意观察患者大便的性质，及时送检。提醒患者注意饮食，严禁粗纤维食物，防止对直肠的刺激与损伤。

（五）健康指导

大力宣传与宫颈癌发病相关的高危因素，常规进行宫颈刮片细胞学检查以早期筛查，积极治疗宫颈炎。治疗后认真随诊：治疗后最初每月1次，连续3个月后改为每3个月1次，一年后为每半年1次，第3年开始每年1次或信访，如出现症状应及时随访。根据患者恢复情况给予性生活指导。

六、护理评价

患者在放疗期间，未出现严重的呕吐、腹泻、皮炎、骨髓抑制等放疗反应。患者能够复述放疗的晚期并发症的主要表现。

（赵　红）

第十五章 计划生育

计划生育是采用科学的方法实施生育调节，控制人口数量，提高人口素质，使人口增长与经济、资源和社会发展计划相适应。具体内容有：

（1）晚婚：按国家法定年龄推迟 3 年以上结婚，可初步奠定好学习和工作的基础。

（2）晚育：按国家法定年龄推迟 3 年以上生育，使夫妇双方得以充分适应婚后生活，并为育儿做好精神及物质准备。

（3）节育：育龄夫妇及时了解并确定采取何种节育方法，生育前后落实措施。提高人口素质。

（4）优生优育：通过计划生育工作，避免先天性缺陷代代相传，防止后天因素影响胎儿的发育，以提高人口素质。

第一节 避 孕

避孕是指用科学的方法，在不妨碍正常生活和身心健康的条件下，使妇女暂时不受孕。随着科学技术的发展，目前有多种避孕方法可供选择，如工具避孕、药物避孕、自然避孕、喷鼻避孕法、免疫避孕法等。

一、工具避孕法

（一）阴茎套

阴茎套也称避孕套或安全套，为男用避孕工具，是一种乳胶制成的圆形袋状物，性交时套在阴茎上，能阻止精子进入阴道，从而达到避孕的目的。此种方法使用简单，无副作用，正确使用者避孕成功率可达 93%～95%，并可防止性传播疾病的传播。使用前选择适宜的型号，检查阴茎套有无破损，排空顶端小囊内的空气，套在勃起的阴茎上，射精时使精液排在阴茎套内，射精后在阴茎未软缩前按住套口连同阴茎一起退出。

（二）阴道隔膜法

为女性避孕工具，于每次性交时使用，如一次不用或使用不当均可导致避孕失败。子宫脱垂、直肠膨出、膀胱膨出、阴道炎、重度宫颈炎的情况下不宜使用。具体使用方法：性交前将阴道隔膜准备好，在隔膜凸面及边缘上涂避孕药膏，取半蹲或半卧姿势，用右手拇指、中指将隔膜捏成椭圆形，沿阴道后壁送至后穹顶部，将宫颈口完全遮盖。性生活后 8～12 小时取出。阴道隔膜取出后洗净擦干备用。

（三）宫内节育器

宫内节育器是一种安全、有效、简便、经济，而且可逆的避孕方法，被广大妇女所接受，目前国内应用十分广泛。

1. 宫内节育器种类

（1）惰性宫内节育器：由惰性材料如金属、硅胶、塑料或尼龙等制成。因其带器妊娠率和脱落率高，已于1993年淘汰。

（2）活性宫内节育器：其内含有活性物质如金属铜、孕激素、药物及磁性物质等，可以提高避孕效果并减少副反应。近期国内使用的宫内节育器主要有：TCu200B、TCu220C、TCu380A、MLCu375及孕酮铜5种。

2.宫内节育器避孕原理

（1）受精卵着床受阻：主要是子宫内膜长期受异物刺激引起一种无菌性炎性反应，白细胞及巨噬细胞增多，子宫液组成也有改变，可能起破坏胚激肽的作用，使受精卵着床受阻。此外异物反应也可损伤子宫内膜而产生前列腺素，前列腺素可改变输卵管蠕动，使受精卵运行速度与子宫内膜发育不同步，从而影响着床。

（2）带铜宫内节育器避孕原理：带铜宫内节育器所致的异物反应更重，长期缓慢释放的铜离子被子宫内膜吸收，局部浓度增高改变内膜依锌酶系统活性，并影响DNA合成、糖原代谢及雌激素摄入，使子宫内膜细胞代谢受到干扰，不利于受精卵着床及囊胚发育。铜离子还可能影响精子获能，增强避孕效果。

（3）含孕激素的宫内节育器避孕原理：含孕激素的宫内节育器所释放的孕酮主要引起子宫内膜腺体萎缩和间质蜕膜化，不利于受精卵着床，同时宫颈黏液变稠妨碍精子运行，还可对精子的代谢产生影响。

3.宫内节育器放置术

（1）适应证：凡育龄妇女无禁忌证自愿放置者。

（2）禁忌证：

①急慢性生殖器官炎症，如盆腔炎、阴道炎、重度宫颈糜烂。

②妊娠或可能妊娠。

③月经不调或经量过多者。

④重度子宫脱垂，陈旧的、严重的宫颈口过松、过紧者。宫腔长度＞10cm或＜6cm者。

⑤生殖器官肿瘤。

⑥子宫畸形。

⑦患有出血性疾患、重度贫血、心力衰竭及各种疾病的急性阶段。

（3）放置时间：①月经干净后3～7天无性交。②产后42天子宫恢复正常大小，恶露已净，会阴切口已愈合。③剖宫产术后半年。④哺乳期排除早孕。⑤人工流产术后宫腔深度＜10cm。

（4）放置期限：如临床无不适症状，金属环可放置15～20年，带铜TCu200可放15年，塑料环、含孕激素节育器需每年更换。

（5）放置宫内节育器的术前准备：

① 嘱受术者术前3天禁止性生活。

② 术前测体温，体温超过37.5℃者暂不放置。

③ 术前排空膀胱。

（6）操作方法：

① 受术者取膀胱截石位，消毒外阴，铺无菌巾。

② 手术医生常规刷手后，戴无菌袖套和手套。

③ 妇科检查后用阴道窥器暴露宫颈后再次消毒。

④ 用宫颈扩张器扩张宫颈管，一般扩张至5～7号，若宫颈较松可不必扩张。

⑤ 用子宫探针探测宫腔深度及宫底宽度。

⑥ 用放环叉或放环钳将选择好的宫内节育器沿子宫方向轻轻送至宫底，小心松开放环钳，取下宫颈钳及窥阴器。

(7) 术后注意事项：

① 术后休息3日，避免重体力劳动1周。

② 保持外阴清洁，每日清洗外阴。

③ 术后2周内禁止性生活及盆浴。

④ 遵医嘱定期随访，由于宫内节育器失败以一年内最多见，以后逐渐稳定，因此应于放置宫内节育器后1、3、6、12个月各随访一次，以后每年随访，若发现以下情况应及时就诊：不规则阴道出血，月经延迟，急性腹痛，严重腰痛等。

⑤术后3个月内排便及月经期要注意避孕环是否脱落。

4. 放置宫内节育器的不良反应及防治

(1) 阴道流血：常发生于放置后6个月左右，特别是最初3个月内。表现为月经量过多、经期延长或周期中点滴出血。因此放置宫内节育器时首先要根据具体情况选择合适的型号，减少放置宫内节育器后妇女的不适。出血量多的可根据出血量及时间选用药物止血，如止血环酸（凝血酸）、6-氨基己酸、抑肽酶、氟灭酸、酚磺乙胺（止血敏）、维生素K、安络血等，必要时补充铁剂。经治疗无效者，应将节育器取出，阴道出血时间长的要应用抗生素，防止感染的发生。

(2) 腰酸腹坠：根据症状轻重，给予解痉药物并适当休息，无好转者应取出节育器。

5. 放置宫内节育器的并发症及防治

(1) 感染：引起感染的主要原因是术前未认真治疗生殖器官的炎症、术时无菌操作不严格、术后过早性生活等。轻者消炎治疗，重者应在选用广谱抗生素治疗的同时取出宫内节育器。

(2) 节育器粘连、嵌顿及断裂：节育器与子宫内膜粘连或嵌入子宫肌层现象，可单独存在也可同时并存。一经确诊，需尽早取出。若取出困难时，应在B超监视下或借助腹腔镜取出。完全嵌入肌层者需经腹手术取出。

(3) 节育器异位：由于手术前未查清子宫位置和大小、术中操作不当引起子宫穿孔，将宫内节育器放于子宫外。哺乳期妇女子宫肌壁薄而软，操作时更应谨慎，警惕发生穿孔。诊断明确后应及时取出节育器。

(4) 节育器脱落：常发生在带节育器的前3个月，多在行经期，随经血一同排出。

(5) 带器妊娠：常因节育器嵌顿或异位、放置过低或子宫畸形（双子宫、宫腔纵隔）节育器放置于一侧而另一侧妊娠等。此种情况确诊后应取出节育器并行人工流产终止妊娠。

6. 宫内节育器取出术

(1) 适应证：凡放置期限已到或有不规则阴道出血经治疗无效，以及要求生育或改用其他避孕措施或节育者，应予取出。

(2) 禁忌证：患生殖器官急性、亚急性炎症，或严重全身性疾病。

(3) 取出时间：月经干净后3～7日内为宜。

(4) 术前准备：取出节育器前应进行妇科检查，确定节育器是否在宫腔内，有无尾丝，子宫的位置，必要时进行 X 线及 B 型超声检查。

（5）取器方法：常规消毒、铺无菌巾，有尾丝者，用血管钳夹住后轻轻牵引取出；无尾丝者，先用子宫探针查清节育器位置，以取环钩钩住环下缘牵引取出，切忌粗暴用力。取器困难者，可在 B 型超声监视下或借助宫腔镜取出。

（6）术后注意事项：取出节育器后应休息 1 日，2 周内禁止性生活及盆浴，并保持外阴清洁。

二、药物避孕法

药物避孕也称激素避孕，目前国内常用的几乎都是女用避孕药，主要为人工合成的甾体激素避孕药，由雌激素和孕激素配伍组成。

（一）避孕药的作用机制

1. 抑制排卵　可抑制丘脑下部的促性腺激素释放因子，不出现排卵前的高峰，从而降低垂体分泌黄体生成激素及卵泡刺激素，抑制了卵巢的排卵功能。

2. 改变子宫内膜形态与功能　药物中的孕激素干扰了雌激素的效应，使内膜腺体的增殖受到抑制，腺体呈分泌不良反应，这样的内膜不利于受精卵着床。

3. 改变宫颈黏液性状　受孕激素的作用，宫颈黏液量减少而黏稠度增加，拉丝度减小，不利于精子穿透。

4. 抑制输卵管蠕动速度　使受精卵的发育与子宫内膜变化不同步。

5. 抑制精子的获能和受精能力　精子必须在女子生殖道内孵育到一定时间，才能获得使卵子受精的能力，在孕激素增加时，精子获能受限。

6. 低剂量孕激素类基本上不抑制排卵，而影响黄体发育。

（二）适应证与禁忌证

1. 适应证　健康育龄妇女均可服用甾体激素避孕药。

2. 禁忌证

（1）严重心血管疾病不宜服用，避孕药中孕激素对血脂蛋白代谢有影响，可加速冠状动脉粥样硬化发展；雌激素作用使凝血功能亢进，以致冠状动脉硬化者易并发心肌梗死。雌激素还可增加血浆肾素活性，使血压升高，高血压患者脑溢血发生率较未服药者高 2 倍。

（2）血液病或血栓性疾病。

（3）急、慢性肝炎或肾炎，肝、肾功能损伤等。

（4）哺乳期不宜服用，因避孕药抑制乳汁分泌，并使乳汁蛋白质及脂肪含量下降。

（5）内分泌疾病如需用胰岛素控制者、甲亢者。

（6）精神病生活不能自理者。

（7）月经稀少或年龄＞45 岁者。

（8）年龄＞35 岁的吸烟妇女不宜长期服用，以免卵巢功能早衰。

（9）恶性肿瘤、癌前期病变、子宫或乳房肿块患者。

（三）甾体激素避孕药物种类

甾体激素避孕药包括短效及长效口服避孕药、长效避孕针、缓释系统避孕针和避孕贴剂。

1. 短效口服避孕药　短效口服避孕药以孕激素为主，辅以雌激素构成的复方避孕药。

目前常用的有炔诺酮、甲地孕酮、炔诺孕酮、左炔诺孕酮与炔雌醇组成的各种复方制剂，除一般的复方片外，还有双相片和三相片。主要作用是抑制排卵。其孕激素则使子宫内膜转化为分泌期改变，然后剥脱，引起撤退性出血。按时服用效果好，避孕成功率按国际妇女年计算可达 99.95%。

（1）服用方法：自月经的第 5 日开始，每晚 1 片，连服 22 日，不能间断，若漏服次日晨补服 1 片。一般停药后 2～3 天发生撤退性出血，犹如月经来潮。如停药 7 日仍无月经来潮，开始第二个周期，若再次无月经出现，应停药就诊，检查原因。

（2）注意事项：

①短效口服避孕药宜晚上服用，可减轻副反应引起的不适。夜班工作者可白天睡觉前服用。若漏服应在 12 小时内补服。

②哺乳期妇女不宜口服避孕药，因药物不仅影响乳汁的分泌，而且可通过乳汁授予婴儿。

③产后妇女尚未行经者，可任选一日开始服药，连服 22 日，停药后 2～4 日月经即来潮，以后即于月经的第 5 日服药。

④如需生育，应提前半年停药，改用其他避孕措施。因刚停药后子宫内膜较薄，不利于孕卵着床。

⑤糖衣片避孕药的有效成分在糖衣内，故应保持干燥，糖衣潮解或脱落后，影响疗效不宜服用。

2. 长效口服避孕药　目前使用的长效口服避孕药是以人工合成的孕激素和长效的雌激素配伍而成。其主要是利用长效雌激素炔雌醚，从胃肠道吸收后，储存于脂肪组织内缓慢释放以达到长效避孕的目的。其孕激素则使子宫内膜转化为分泌期改变，然后剥脱，引起撤退性出血。服药一次可避孕 1 个月，有效率达 96%～98%。

（1）用法：第一次服药自月经第 5 日服 1 片，隔 10 日再服 2 片，以后按第一次服药日期每月服 1 片。

（2）注意事项：哺乳期不宜服用，因可通过乳汁排出而引起婴儿可逆性乳房增大及女婴出现白带；如拟改用其他方法避孕，应在服最后一次药后月经的第 5 日开始，服短效避孕药 3 个周期作为过渡，以免体内雌激素蓄积而引起月经不调；服药后 8～12 小时可出现类早孕反应，因此每天饭后半小时服药，可减轻不适感。

3. 长效避孕针

（1）用法：第 1 个月于月经周期第 5 日和第 12 日各肌注 1 支，以后每次月经周期的第 10～12 日肌注 1 支。一般于肌注药物后第 12～16 日月经来潮。

（2）注意事项：一般注射后 12～16 日来月经，第一个周期注射后，若第 19 日左右行经是正常现象。如第二个周期缩短不满 23 日者，则需进行处理；必须按时注射；针剂中出现结晶，可将其置于水中，待溶解摇匀后方可使用；抽吸药液及注射时必须将药物全部吸净，并注入深部肌肉组织内，以免因剂量不足而影响疗效；如拟停药，必须按期服用短效口服避孕药 2～3 个月，防止发生月经紊乱。

4. 速效避孕药（探亲避孕药）　为两地分居夫妇探亲时用避孕药，主要为孕激素制剂及雌激素、孕激素复合制剂。使用方便，不受月经周期限制，在探亲前 1 天或当天中午服用 1 片，以后每晚服用 1 片，连续服用 10～14 天。若服用 14 天后探亲期未满，可改服短效口服避孕药至探亲结束。

注意事项：

(1) 根据探亲期选用药物，如探亲半个月则选择探亲1号或53号。如探亲超过半个月则选择甲醚抗孕丸或18甲基炔诺酮避孕药。

(2) 53号探亲避孕药为肠溶性，可减少胃肠道反应，只能吞服，不可嚼碎，腹泻时禁用。

5. 缓释避孕药　缓释避孕药是避孕药（主要是孕激素）与具备缓慢释放性能的高分子化合物制成，在体内持续恒定进行微量释放，而达到长效避孕的目的。

(1) 皮下埋植：是常用的一种缓释系统避孕剂。可避孕5年，有效率为99%以上。优点是不含雌激素，随时可取出，恢复生育功能快，不影响乳汁分泌，使用方便。用法是在月经周期第7日在上臂或前臂内侧用10号套针将硅胶囊呈扇形埋入皮下。

(2) 缓释阴道避孕环：又叫甲硅环，为直径4cm、具有弹性的空芯软硅橡胶环，空芯内含甲地孕酮200mg或250mg。可连续使用1年，月经期不需取出。

6. 外用避孕药　主要作用是杀灭精子或使其失去活力。药物的机械作用又可在宫颈外口形成油层或薄膜，使精子进入宫腔受阻，达到避孕的目的，其不影响月经周期，对人体无害。常用的有避孕药膜及避孕药膏。使用方法：性生活前5分钟，将药膜捏成小团或折两次形成小块，送入阴道深处，待其溶解，半小时内进行性生活。正确使用的有效率达95%以上。

(四) 避孕药物副反应及处理

1. 类早孕反应　由于雌激素刺激胃黏膜，有的人服药初期可出现食欲不振、恶心、呕吐、嗜睡、乏力等。轻者不需处理，数日后症状可自行消失，较重者坚持1～3个周期后亦可消失，可口服维生素B_6 20mg、维生素C 100mg及山莨菪碱10mg，每日3次，连续1周。

2. 月经影响　服药时抑制了内源性激素的分泌，子宫内膜不能正常生长而变薄，因而经期出血量减少。一般服药后月经变规律，经期缩短，经血量减少，痛经减轻或消失。若服药后出现闭经，反映药物对下丘脑-垂体轴抑制过度，如连续停经2个月，应停药改用其他避孕方法，多数人可自行恢复月经。如持续闭经，宜用促排卵药物氯地酚胺50mg，每日1次，连服5日，亦可用黄体酮催经。

3. 突破性出血　突破性出血即服药期间发生不规则少量阴道出血，多因漏服药引起，少数人虽未漏服也可发生，此种情况因雌激素不足引起月经前半周期出血，可加服炔雌醇0.005～0.015mg，每晚1次至第22日。如因孕激素不足，出血可发生在月经后半周期，可加服1号或2号避孕药，每晚1片至第22日。若出血如月经量，应停服避孕药，按月经来潮处理，至第5日开始服药。

4. 体重增加　可能由于避孕药中孕激素成分的弱雄激素活性促进体内合成代谢引起，也可因雌激素成分使水钠储留所致。

5. 色素沉着　少数妇女的面部皮肤出现淡褐色色素沉着，停药后一般都能自然消退。

6. 其他影响　长期口服避孕药不增加乳腺癌发病率，对子宫内膜癌、卵巢癌具有一定的保护作用。对机体代谢方面无显著影响，血栓性疾病很少发生。因此长期应用甾体避孕药是安全的，不影响健康。

三、其他避孕方法

（一）安全期避孕方法

卵子自卵巢排出后仅可存活1～2日，而受精能力最强时间是排卵后24小时内，精子进入女性生殖道内可存活2～3日。因此，排卵前后4～5日内为易孕期，其余时间则不易受孕，称为安全期。采用安全期进行性生活而达到避孕目的，称为安全期避孕法。由于其单靠避开易孕期性生活而不用其他药具避孕，故称自然避孕法。

使用安全期避孕法应首先确定排卵日期，可根据基础体温测定、宫颈黏液检查或通过月经周期规律来推算。多数妇女月经周期为28～30天，预期在下次月经前14日排卵，排卵日及其前5日、后4日以外的时间为安全期。由于妇女的排卵过程受情绪、健康状况或外界环境等因素的影响而推迟或提前，还可发生额外排卵，因此，安全期避孕法并不十分可靠，失败率达20%。月经周期不规律及夫妇分居的妇女不宜使用。

（二）紧急避孕

紧急避孕是指那些在无防护的性生活后或避孕失败后72小时内，妇女为防止非意愿性妊娠的发生而采取的避孕方法。

紧急避孕常用的方法是放置宫内节育器，特别适合那些希望长期避孕而且无放置宫内节育器禁忌证的妇女。一般在无保护性生活后5日之内放入带铜IUD，有效率可达99%以上。服用紧急避孕药一般在无保护性生活后3日（72小时）之内，有效率可达98%。

（三）免疫避孕法

1. 导向药物避孕　导向药物是利用单抗将药物导向受精卵或滋养层细胞，引起抗原抗体反应从而达到抗着床目的。由于导向药物可提高靶细胞药物浓度，降低血中药物滞留，而减少药物对机体的非特异性损伤。目前已具备研制导向药物的基础，但需要解决单抗免疫原性问题，有待于进一步研究。

2. 抗生育疫苗　目前有些国家正在研究抗HCG疫苗，其能使卵子透明带产生抗体，中和HCG的疫苗已进入临床研究。

第二节　绝　育

绝育是利用人工的方法阻断受孕途径，而达到永久不生育的目的。这是一种比较安全、永久性的节育措施，而且是可逆的，如果妇女绝育后仍需再次妊娠，可行输卵管吻合术，成功率达80%以上。目前国内常用方法为经腹输卵管结扎术或经腹腔镜输卵管绝育术。

一、经腹输卵管结扎术

经腹输卵管绝育术是通过切断、结扎、电凝、钳夹、套环或药物粘堵输卵管，以阻断精子和卵子相遇而达到绝育目的。手术操作简单、方便，多采用局部麻醉或针麻，对妇女损伤小，是传统的绝育方式。

（一）适应证

1. 自愿接受绝育术且无禁忌者。

2. 患某些遗传疾病如心、肝、肾功能不全，不宜妊娠者。

3. 患某些遗传病或精神分裂症者。

（二）禁忌证

1. 各种疾病的急性期。

2. 全身情况不良不能胜任手术者，如心力衰竭、血液病等。

3. 腹部皮肤感染。

4. 患急慢性盆腔炎者。

5. 患严重的神经衰弱或神经官能症者。

6. 24 小时内两次体温达到或超过 37.5℃以上者。

（三）手术时间

1. 非妊娠妇女可在月经干净后 3～7 天。

2. 人工流产或分娩后宜在 48 小时内实施手术。

3. 某些非感染性妇科手术的同时，如一侧附件切除术施术时可同时结扎对侧输卵管（已有子女）。

4. 哺乳期或闭经妇女应排除妊娠后再行手术。

5. 剖宫产的同时可做绝育术。

（四）并发症及防治

1. 膀胱及肠道的损伤　手术时如果膀胱或肠管充盈遮挡术野，操作粗暴或不熟练可损伤膀胱及肠管。故术前应排空膀胱并做好肠道准备，术时医生操作应谨慎、细致，以避免损伤其他脏器。

2. 感染　多发生盆腔及腹壁切口的感染。术前严格掌握适应证，术中严格无菌操作，术后严密观察伤口、体温及血象的变化，发现有感染征兆及时处理。

3. 出血及血肿　主要是由于术中止血不严格引起。一般可发生腹壁与输卵管系膜的出血及血肿。术后护士要严密观察伤口及敷料情况，发现出血及时通知医生，防止发生出血性休克。

4. 绝育失败　手术失败以致再次妊娠可因绝育措施本身缺陷，也可因施术时技术误差引起。其结果多发生宫内妊娠，但也可能发生输卵管妊娠。

5. 远期并发症　慢性盆腔炎、肠粘连、月经异常、神经官能症等。

（五）护理

1. 术前准备

（1）术前要与患者充分交流，让患者了解绝育术的方法，麻醉用药及术前术后注意事项，解除手术者的思想顾虑，使其配合手术。

（2）详细询问病史，进行全面的体格检查及妇科检查、检验血、尿常规、出凝血时间、肝功能、做阴道清洁度检查。

（3）术前 24 小时内测体温 3 次，常规做皮肤准备，普鲁卡因皮试。

（4）术前 1 日口服缓泻剂或肥皂水洗肠，术前 1 日晚用镇静剂。

（5）术日晨禁食，术前排空膀胱。

（6）有宫内节育器或早孕者须先取节育器或行人工流产。

2. 术后护理

（1）绝育术后要鼓励受术者早期离床，一般术后 6 小时可下床活动。

（2）保持伤口敷料清洁干燥。

（3）密切观察体温、脉搏及有无腹痛等。

（4）由于绝育术采用局部麻醉，因此术后对饮食无特殊要求，术后4小时可进食。

（5）术后休息3～4周。

（6）定期随访。

二、经腹腔镜输卵管绝育术

随着医学科学与技术的不断发展，腹腔镜在临床应用越来越广泛。应用腹腔镜技术实施绝育术对受术者损伤小，恢复快，易被广大妇女所接受。

（一）适应证

同经腹输卵管结扎术。

（二）禁忌证

1. 多次腹部手术或腹腔广泛粘连。

2. 急性盆腔炎或全腹膜炎。

3. 过度肠胀气。

4. 腹腔大量内出血。

5. 麻醉药过敏。

6. 有血液病或出血倾向。

7. 严重的神经官能症或癔症。

8. 有心血管疾病、肺功能差、横膈疝或脐疝者。

（三）护理

1. 术前准备

（1）常规消毒外阴及阴道。

（2）术前晚常规肠道准备。

（3）其他术前准备同腹部绝育术。

2. 术中及术后护理

（1）术中护士应配合医生建立良好的气腹，认真观察压力表的变化，随时调整。

（2）建立气腹后及时调整患者体位，呈头低脚高位。

（3）术中护士要严密观察受术者生命体征的变化，并做好安慰及解释工作。

（4）术后休息3～4小时，注意观察受术者脉搏、血压的变化，防止发生内出血；有腹痛者可遵医嘱给予口服止痛药物。

（5）手术后4～6小时督促排尿。

（6）其他护理内容同腹部小切口绝育术。

第三节　人工终止妊娠

人工终止妊娠是各种避孕措施失败后的补救方法，不宜直接以此为节育方法。

一、早期妊娠终止方法

（一）人工流产术

人工流产术是指在妊娠早期用人工的方法终止妊娠的手术。一般妊娠10周内采取吸宫术，妊娠11～14周采用钳刮术。

1. 吸宫术　吸宫术是应用负压吸引的方法将宫内妊娠物吸出，而达到终止妊娠的目的。

（1）适应证：凡妊娠10周以内要求终止妊娠或因某些疾病不宜继续妊娠而无禁忌者。

（2）禁忌证：

①生殖器官的炎症。

②各种疾病的急性阶段或慢性疾病急性发作时。

③全身情况不良不能胜任手术者。

④术前2次体温达到或超过37.5℃者。

⑤妊娠剧吐伴酸中毒，尚未纠正者。

（3）操作方法：

①患者要排空膀胱后进入手术室，取膀胱截石位。

②医生戴好口罩、帽子，洗手后戴检查手套，作阴道双合诊检查，明确子宫的位置、大小及附件情况。

③护士要协助医生进行外阴及阴道冲洗，冲洗后铺无菌巾。

④手术者更换手术衣，常规刷手后戴无菌手套及袖套。

⑤用窥阴器扩张阴道并暴露宫颈，用2.5%碘酒长棉签消毒宫颈及颈管，再用长棉签蘸75%乙醇脱碘，此后再用长棉签蘸1%丁卡因胶液置宫颈管3～5分钟，起局麻作用。

⑥探测宫腔，用宫颈钳夹持宫颈前唇后，探测宫腔深度和屈向。

⑦扩张宫颈，以执笔式持宫颈扩张器顺子宫位置方向扩张宫颈，一般自4.5号开始，扩张至大于准备用的吸管半号或一号。

⑧吸管吸引，连接好吸引管并检查负压吸引器是否正常工作，有无漏气现象等，然后开始吸宫。吸宫时要轻轻将吸管顺宫腔方向进入达宫底后退出少许，打开负压吸引器开关，一般压力不超过400mmHg，术者感觉有组织物进入橡皮管，轻轻转动吸管吸净组织，宫壁稍呈粗糙感，折叠捏住橡皮管退出吸管，测宫腔深度。

⑨检查宫腔是否吸净，吸宫后用小号刮匙轻刮宫腔一周，尤其注意宫底及两侧宫角部，检查是否刮干净。全部吸出物要用纱网过滤，看是否有绒毛及胎儿组织，有无水泡状物，肉眼观察发现异常时即送病理。必要时可给抗生素预防感染。

（4）护理：

①术前准备：首先要做好受术者的心理支持。行人工流产手术的妇女，由于其原因复杂往往会产生多种多样的心理反应，但多数人都有紧张、恐惧心理，此种心理反应可增加受术者对痛觉的敏感性，加大手术难度。因此护理人员要主动向受术者介绍手术过程及术后的注意事项，减轻其紧张焦虑使其主动配合手术。另外术前要做必要的化验检查，如：血、尿常规，阴道清洁度检查，B型超声，妊娠实验等。有特殊疾患的患者应做好相应的辅助检查以保证手术顺利进行。

由于术中要应用止痛药物及手术的刺激，有些人会出现恶心、呕吐，为防止呕吐术前一餐要禁食。

②术中观察及配合：护士要在整个手术过程中守护在受术者身边，随时了解受术者的反应，注意观察脉搏、面色的变化，如出现面色苍白、出冷汗，要报告医生，暂时停止操作，立即给予吸氧，测量血压，异常情况排除后方可继续手术。宫腔内组织吸出后，护士要准确找出绒毛或胎儿组织并确定是否完整，同时注意腹痛、阴道出血情况，如宫缩不好、阴道出血活跃，应遵医嘱给予缩宫素促进子宫收缩。

③术后护理：手术完成后，受术者需卧床休息 30 分钟继续观察腹痛及阴道出血情况，由于术中应用止痛药物，术后 4 小时内嘱受术者不要自己下地活动，防止意外发生。

④术后宣教：人工流产术后要注意保持外阴的清洁、干燥，每日用温开水清洗会阴并更换内裤，术后 1 个月禁止性生活及盆浴。术后休息 2 周。嘱患者观察阴道出血及腹痛情况。一般人流术后 1 周左右阴道会有少量的出血，如出血多于月经量并伴有腹痛应及时就诊。

2. 钳刮术

（1）适应证及禁忌证：凡孕 10～14 周内要求终止妊娠或因某种疾病不宜继续妊娠，且无禁忌证者可实行钳刮术，其禁忌证同吸宫术。

（2）手术方法：行钳刮术前 12 小时先行宫腔插管术，将 16 号无菌导尿管置于宫颈口内，以机械地扩张宫颈口，有利于钳刮术的进行。其他内容同吸宫术。

（3）宫腔插管的护理：宫腔插管术后的受术者要绝对卧床休息，防止导管的脱出，同时要加强巡视及生活护理，观察受术者有无腹痛、阴道出血、阴道排液，如发现上述情况及时向医生报告。插管后的受术者每日要测 3 次体温，保持局部清洁，预防感染，疑有感染的可遵医嘱给予抗生素。

钳刮术术后休息 2～4 周，其他护理同吸宫术。

3. 人工流产的并发症及处理

（1）出血：出血超过 200ml，与孕妇年龄较大，产次多，妊娠＞3 个月，负压不足未吸到着床处，术者技术不熟练有关。应于宫颈注射缩宫素 10～20U，尽快夹取胎盘，清除宫腔组织。术后可给予益母膏 30g，2 次/日，共 3 天。

（2）人工流产综合征（阿-斯综合征）：与扩张宫颈过速或跳号以及负压过大有关，孕妇常有心动过缓、恶心、呕吐、胸闷、头昏、面色苍白、出冷汗等症状。一旦出现心率减慢，给予阿托品 0.5mg 静脉注射或山莨菪碱（654-2）20mg 肌内注射，吸氧，10 分钟后可自行恢复。

（3）吸空：发现吸空应立即停止手术，B 型超声复查，严防遗漏异位妊娠，将吸出的极少组织物送病理检查。

（4）漏吸：易发生在极早期的妊娠，过度前屈或后屈的早孕子宫以及畸形子宫未明确诊断者，应在 B 型超声下定位实施手术。

（5）不全流产：部分绒毛或蜕膜组织未吸出，术后伴出血持续 1 周以上，血量超过月经，B 型超声复查宫腔内仍有光团反射应行清宫术，术后加用抗生素。

（6）子宫损伤：包括子宫穿孔或宫颈裂伤。与术前未能查清子宫大小、位置或哺乳期子宫，以及用力不当直接有关。如为探针穿孔又无明显症状者，观察随访 1～2 周，穿孔自愈后再施行手术。如为扩张器或吸管穿孔，需住院观察，必要时剖腹探查。如为宫颈裂伤，根据裂伤大小及深浅，用纱布压迫止血或 1 号铬制肠线间断缝合宫颈全层。

（7）吸刮过度：破坏了子宫内膜基底层，形成月经过少或闭经，可用人工周期疗法。

（8）感染：如术后体温超过38℃，有急性炎症应住院治疗。

（9）宫腔和颈管粘连：吸引时间过长，吸管转动过速、过频，负压过高，用力过大造成，可出现不同程度的周期性下腹疼痛，用5～6号扩张器分离粘连，排出宫腔内的月经血，为防止再次粘连，放置金属节育环，恢复正常月经3个周期后将环取出。

（10）羊水栓塞：破膜后羊水从开放的宫壁血窦挤入血循环可发生羊水栓塞，所以一定要先放净羊水再行钳刮术。

（二）药物流产

药物流产是指应用药物终止早期妊娠的方法。目前临床常用的药物为米非司酮与米索前列醇配伍。

1. 适应证

（1）停经49天以内证实为宫内妊娠，本人自愿要求使用药物流产的健康妇女。

（2）高危人流对象，如子宫畸形、瘢痕子宫、多次手术流产等。

（3）对手术流产有顾虑或恐惧心理者。

2. 禁忌证

（1）曾患过严重的心血管、呼吸、消化、肝、肾、血液、内分泌、泌尿生殖系统或神经系统疾病者。

（2）使用米非司酮禁忌者：如肾上腺疾病、与内分泌有关的肿瘤、糖尿病及其他内分泌疾患、肝功能异常。

（3）使用前列腺素禁忌者：如心脏病、青光眼、胃肠功能紊乱、贫血、高血压、哮喘及血栓病史者等。

（4）过敏体质者，妊娠剧吐者。

（5）放置宫内节育器确认妊娠或怀疑宫外孕者。

（6）吸烟超过每日10支，或嗜酒者。

（7）居住地距离医疗单位较远，不能及时就诊者。

3. 用药方法

（1）向用药对象讲清服药方法、疗效及可能出现的副反应，由患者自己选择终止妊娠的方法。同时要详细询问病史，进行体检及妇科检查（注意子宫的大小，是否与停经日期相符），做常规的化验检查，如血常规、尿常规、血型、阴道清洁度、血绒毛膜促性腺激素（HCG）的测定及B型超声检查等，进一步排除宫外孕，确定胎囊大小及妊娠天数。

（2）遵医嘱给予米非司酮和米索前列醇：

方法：患者空腹或进食2小时后，口服米非司酮25mg，每日口服2次，连续3日，于第4日上午配伍米索前列醇0.6mg口服。

4. 服药后观察及护理

（1）严密观察血压、脉搏、腹泻、腹痛、阴道出血和有无胎囊排出及副反应，注意排除宫外孕，个别副反应重者可对症处理。

（2）胎囊排出后，医务人员要认真检查并注意观察出血情况，出血多者要及时处理。

（3）留院观察期间未见胎囊排出者，用药后第8日应到医院检查，经检查证实流产失败者行人工流产术。

（4）留院观察期间胎囊排出者，用药第15日如出血多于月经量亦到医院检查，经检查证实不全流产时要进行清宫术，并送病理检查。

二、中期妊娠终止方法

中期妊娠是指孕14～27周，因某种原因需终止妊娠者行中期引产术。目前常采用利凡诺引产及水囊引产。

（一）利凡诺引产

利凡诺有较强的杀菌作用，可经腹羊膜腔内注射，也可经阴道羊膜腔外注射。能刺激子宫平滑肌收缩，胎儿可因药物中毒而死亡。

1. 适应证　凡妊娠14～27周，因某种原因不能继续妊娠而又无禁忌证者。

2. 禁忌证

（1）生殖道炎症，如阴道炎、盆腔炎、宫颈炎及子宫有瘢痕者。

（2）妊娠期阴道反复出血。

（3）各种疾病的急性阶段。

（4）剖宫产术或子宫肌瘤挖除术2年内。

（5）术前24小时两次体温超过37.5℃。

（6）利凡诺过敏者。

3. 注射方法

（1）经腹羊膜腔内注射法：受术者排空膀胱取平卧位，常规消毒皮肤，铺无菌巾。穿刺时应在宫底2～3指下中线胎儿肢体侧，囊性感最强的部位，用20～22号腰穿针垂直刺入腹壁，当穿过子宫壁时有减压感，即进入羊膜腔内。此时抽出针芯，有羊水溢出，换上装有利凡诺药物的注射器将药物注入羊膜腔内。注射完毕，再插入针芯快速抽出穿刺针，用无菌纱布压迫穿刺部位片刻，用胶布固定。利凡诺用量不应超过100mg。

（2）经阴道宫腔内羊膜腔外给药法：患者排空膀胱取膀胱截石位，常规消毒外阴、阴道及宫颈，用宫颈钳牵拉宫颈前唇，用长弯钳将12号导尿管缓慢送入宫腔，经导尿管注入利凡诺50mg，注射完毕后，将导尿管末端折叠扎紧，用无菌纱布包裹后置于后穹隆，24小时后取出导尿管及纱布。

4. 护理

（1）术前护理：

①心理支持：患者除表现紧张、焦虑情绪外，还会担心引产后对自己今后生活及工作的影响，未生育的妇女担心今后能否生育，未婚先孕的受术者心理反应会更加复杂。因此护理人员要耐心了解受术者的心理状态，根据受术者的不同情况，实施全面、精心的护理，讲解中期引产的方法及可能出现的问题，消除受术者的思想顾虑。

②辅助检查：实施引产前作好必要的化验检查，如血、尿常规，肝、肾功能，血型，阴道拭子培养等，如有心血管疾患应做心电图检查。

③防止感染：术前3天每天冲洗阴道。冲洗时动作要轻柔，防止机械性损伤宫颈。

④软化宫颈：遵医嘱给药，以增加子宫的敏感性，软化宫颈。

（2）用药后观察及护理：

注射利凡诺药物后受术者需卧床休息10分钟，观察受术者血压和脉搏，如无异常即送回病室。护士要随时注意受术者有无宫缩，如72小时仍无宫缩说明引产失败。有宫缩的受术者要记录宫缩的频率、强度及持续时间，随时了解产程进展情况，定时测量受术者血压和脉搏。生产过程中要尽量安慰受术者，缓解紧张情绪，使生产过程顺利进行。

（3）产后护理：

①观察子宫复旧及阴道出血情况。若子宫收缩不好、阴道出血多可遵医嘱给予缩宫素治疗。

②保持外阴清洁，每日冲洗会阴 2 次，防止感染发生。

③督促受术者饮水，产后 4～6 小时协助排尿，防止尿潴留。

④产后体内激素发生变化，开始分泌乳汁，应遵医嘱给予回奶药物。在此期间若出现泌乳，指导受术者不要挤压，保持局部清洁，防止乳腺炎发生，数日后乳胀会逐渐消退。

⑤引产后 6 周内禁止性生活及盆浴。并宣传计划生育，指导避孕措施。

（二）水囊引产

水囊引产是将无菌水囊置于子宫壁与胎膜之间，再向囊内注入适量液体，刺激子宫收缩，使胎儿及其附属物排出的方法。

1. 适应证

（1）孕妇患有严重疾病不宜继续妊娠者。

（2）妊娠 13 周至不足 28 周要求终止妊娠而无禁忌证者。

2. 禁忌证

（1）妊娠期阴道反复流血者。

（2）生殖器官炎症，如阴道炎、盆腔炎等。

（3）急性病或慢性病急性发作期。

（4）重度贫血、高热、心力衰竭、瘢痕子宫等。

3. 操作方法

（1）孕妇排尿后取膀胱截石位，常规外阴消毒，铺无菌巾。

（2）用阴道窥器暴露宫颈，并消毒阴道和宫颈，用宫颈钳夹持宫颈前唇，稍向外牵拉。

（3）将准备好的水囊经宫颈逐渐的全部放入宫腔内的胎膜和宫壁之间。再慢慢向水囊内注入无菌生理盐水 300～500ml，折叠导尿管，扎紧后放入阴道后穹隆。

4. 护理要点

（1）术前准备：

① 术前 3 天每日行阴道消毒 1 次。

② 制备水囊：用两个避孕套套在一起，将 18 号导尿管插入双层避孕套内，用丝线将套口结扎在导尿管上，再将导尿管外端结扎后消毒备用。

（2）术后护理：

① 卧床休息，保持外阴清洁。

② 严密观察子宫收缩情况，当出现规律宫缩时，即可放出囊内液体，取出水囊。若 24 小时后仍无宫缩也应取出水囊。

③ 水囊取出后，严密观察宫缩、阴道出血及产程进展情况。

④ 按正常分娩接生，注意观察胎盘、胎膜是否完整，软产道有无损伤。

⑤ 按常规退乳，指导有效的计划生育措施。

（单伟颖　李秀英）

第十六章　妇产科常用护理技术、检查及手术

第一节　妇产科护理评估

一、产科护理评估

详见产科内容各章节。

二、妇科护理评估

（一）生理评估

生理评估常在采集病史后进行，包括全身检查、腹部检查和盆腔检查。

1. 全身体格检查　测量体温、脉搏、呼吸、血压、身高和体重；观察精神状态、全身发育、毛发分布、皮肤、淋巴结，检查头部、颈、乳房、心、肺、脊柱和四肢。

2. 腹部检查　是妇科体格检查的重要组成部分，应在盆腔检查前进行。

（1）观察腹部有无隆起，腹壁有无静脉曲张、妊娠纹、瘢痕、腹壁疝及腹直肌分离等。

（2）扪诊腹壁厚度，肝、脾、肾有无增大及压痛，腹部有无压痛、反跳痛及肌紧张，有无包块及其部位、大小、形状、质地、活动度、表面是否光滑及有无压痛等。

（3）叩诊时注意鼓音和浊音分布范围，有无移动性浊音。必要时听诊了解肠鸣音情况。

3. 盆腔检查　盆腔检查为妇科检查所特有，又称妇科检查。检查器械包括无菌手套、阴道窥器、玻片、宫颈刮板、棉拭子、消毒液、生理盐水及石蜡油等。

（1）盆腔检查基本要求：①关心体贴患者，态度严肃，动作轻柔。②环境温度适宜，保护患者隐私。男性工作人员检查时，需有其他女性人员在场，避免发生不必要的误会。③检查前嘱患者排空膀胱，必要时先导尿。④每检查一患者即应更换臀下垫单、无菌手套和检查器械，以免交叉感染。⑤月经期禁止进行盆腔检查，如为异常出血须检查时，应先消毒外阴，使用无菌手套和器械，以防感染。⑥除尿漏患者有时需膝胸卧位外，一般均取膀胱截石位。检查者面向患者，立于患者两腿之间。⑦对无性生活史者仅限于直肠-腹部诊，禁做双合诊和阴道窥器检查。⑧对腹壁肥厚、高度紧张不合作者，虽怀疑有盆腔病变，但盆腔检查不满意时，可在注射哌替啶后或骶管麻醉下进行盆腔检查，以作出正确的判断。

（2）检查方法及步骤：

①外阴检查：观察外阴发育、阴毛多少及分布情况，有无畸形、炎症、赘生物或肿块等，观察外阴皮肤和黏膜的色泽，有无萎缩、增厚或变薄。注意处女膜的完整性，有无残痕。必要时让患者用力向下屏气，观察有无阴道前后壁膨出、子宫脱垂及尿失禁等。

②阴道窥器检查：应先将窥器前后两叶合拢，必要时用润滑剂润滑两叶前端，以减轻插入阴道口时的不适感。如拟做宫颈刮片或阴道分泌物涂片细胞学检查，为避免影响检查结果，不宜使用润滑剂，可改用生理盐水润滑。放置窥器的时候，以左手将两侧小阴唇分开，暴露阴道口，右手持阴道窥器沿阴道后壁斜行缓慢插入阴道内，然后向上向后推进，边推进

边将两叶转平，并逐渐张开两叶，直至完全暴露宫颈、阴道壁及阴道穹部。取出窥器时，应先将两叶合拢再取出。

③双合诊及三合诊：检查者一手的两指或一指放入阴道内，另一手放在腹部配合检查，称为双合诊。目的是检查阴道、宫颈、子宫、输卵管、卵巢及宫旁结缔组织和韧带以及盆腔内其他器官和组织是否有异常情况（图 16－1、图 16－2）。

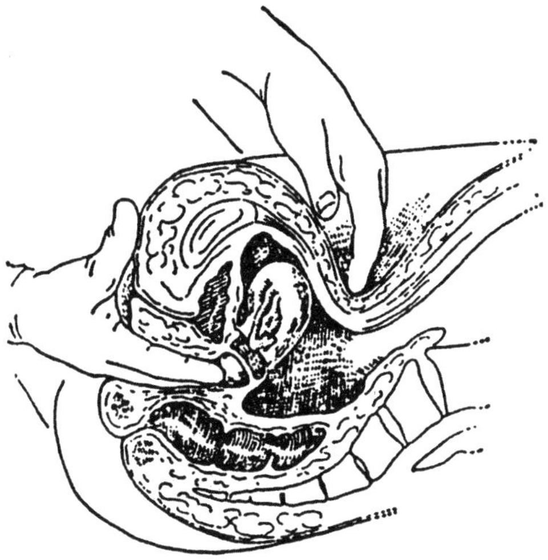

图 16－1　双合诊检查子宫

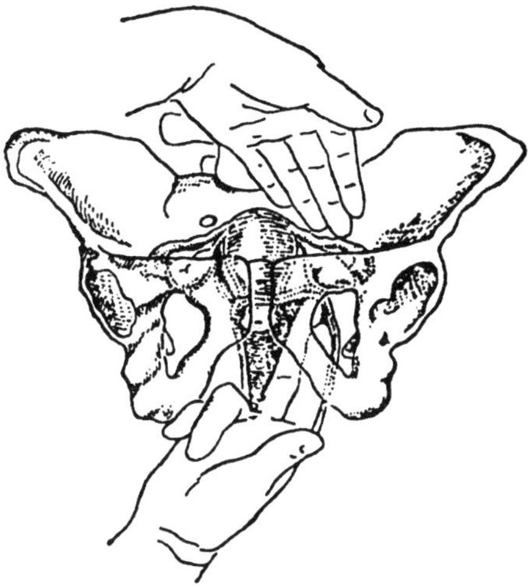

图 16－2　双合诊检查子宫旁附件

三合诊即经腹部、阴道、直肠联合检查，是双合诊的补充检查（图 16－3）。方法：除一手示指放入阴道，中指插入直肠以替代双合诊时的两指外，其余检查步骤与双合诊时相同。检查内容除双合诊内容外，还可了解后倾或后屈子宫的大小，检查盆腔后壁的情况，以及扪诊阴道直肠膈、骶骨前方及直肠内有无病变等。

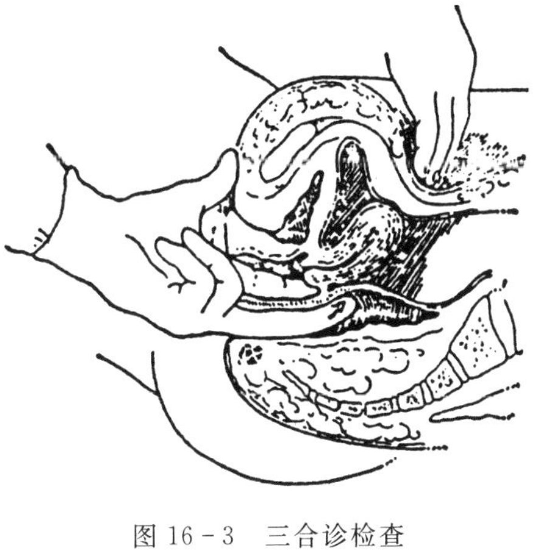

图 16－3　三合诊检查

④直肠-腹部诊：直肠-腹部诊是指检查者一手示指伸入直肠，另一手在腹部配合的检

查，适用于无性生活史者、阴道闭锁或其他原因不宜做阴道检查的患者。

（3）盆腔检查结束后按照解剖部位先后顺序记录检查结果。

①外阴：发育情况，婚产类型，如有异常应详细记录。

②阴道：是否通畅，黏膜情况，分泌物的量、色、性状等。

③宫颈：大小、硬度，有无糜烂、撕裂、息肉、腺囊肿，是否有接触性出血、举痛等。

④宫体：大小、位置、硬度、活动度，是否有压痛等。

⑤附件：有无块物、增厚或压痛等。如扪及块物，应记录其位置、大小、软硬度、表面是否光滑、活动度、有无压痛，以及其与子宫及盆壁的关系。左右两侧应分别记录。

（二）心理社会评估

由于妇科疾病具有涉及隐私的内容，患者容易产生羞愧、害羞、焦虑或恐惧的情绪，应给予重视。评估的内容应包括：

1. 精神心理状态　发病后患者的行为举止、情绪、言语、思维过程、定向能力、判断力等。

2. 对目前健康问题的理解　评估患者对自己目前所患疾病的性质和程度的理解程度。

3. 患者对疾病的反应　评估患者面对压力和应激常用的应对方式，以及对本次疾病所采取的应对方式。

4. 其他心理社会状况　如动机、价值观、信仰、生活方式、家庭状况、经济状况等。

第二节　妇产科常用护理技术

一、会阴擦洗/冲洗

（一）目的

会阴擦洗/冲洗是妇产科临床工作中最常见的护理技术。目的是保持会阴及肛门部清洁，促进患者舒适和会阴伤口愈合，防止生殖系统、泌尿系统的逆行感染。因此常用于以下情况：

1. 产后会阴有伤口者。
2. 外阴手术后患者。
3. 妇科或产科手术后留置尿管者。
4. 陈旧性会阴裂伤修补术后。
5. 长期卧床患者。
6. 急性外阴炎患者。
7. 长期阴道流血患者。

（二）物品准备

1. 一次性会阴垫或橡胶单和中单 1 块，治疗巾 1 块。

2. 会阴擦洗盘 1 只，盘内放置消毒弯盘 2 只，无菌镊子或消毒止血钳 2 把，擦洗液 500ml（如 0.02％碘伏溶液，1∶5000 高锰酸钾或 0.1％苯扎溴铵溶液），无菌干棉球 2～3 个，无菌干纱布 2 块，冲洗壶 1 个，便盆 1 只。

（三）操作方法

1. 告知患者会阴擦洗的目的、方法，以取得患者的合作。

2. 拉上床旁隔帘，保护患者隐私。嘱患者排空膀胱后脱下一条裤腿，取膀胱截石位暴露外阴。

3. 将会阴擦洗盘放在床边，给患者臀下垫一橡胶单或棉布垫或一次性会阴垫。

4. 用一把镊子或消毒止血钳夹取备好的消毒棉球，用另一把镊子或消毒止血钳夹住棉球进行擦洗。一般擦洗 3 遍，顺序为第 1 遍擦洗时自耻骨联合一直向下擦至臀部，先擦净一侧后换棉球同样擦净对侧，再用另一棉球自阴阜向下擦净中间。自上而下、自外向内，初步擦净会阴部分泌物、血迹和污垢等；第 2 遍顺序为自内向外，或以伤口为中心向外擦洗，最后擦洗肛门，并将擦洗后的棉球丢弃；第 3 遍顺序同第 2 遍。必要时，可根据患者的情况增加擦洗的次数，最后用干纱布擦干。

5. 擦洗结束后，为患者更换消毒会阴垫，并整理好床铺。

6. 如行会阴部冲洗，应将便器放于橡胶单上，用镊子或消毒止血钳夹住消毒棉球，一边冲洗一边擦洗，顺序同会阴部擦洗。冲洗结束后为患者更换消毒会阴垫，并整理好床铺。

（四）护理要点

1. 擦洗时，应注意观察会阴部及会阴伤口周围有无红肿、分泌物及其性质和伤口愈合情况。发现异常及时记录并报告医生。

2. 有留置尿管者，擦洗时应注意导尿管是否通畅，避免打结或脱落。

3. 最后擦洗有伤口感染的患者，以避免交叉感染。

4. 进行会阴冲洗时，应用无菌棉球堵住阴道口，防止污水进入阴道，导致上行感染。

5. 每次擦洗前后，护理人员均需洗净双手，并注意无菌操作。

6. 擦洗结束后，为患者更换消毒会阴垫并整理好床铺。

二、阴道灌洗/冲洗

（一）目的

阴道灌洗/冲洗可促进阴道血液循环，减少阴道分泌物，缓解局部充血，达到控制和治疗炎症的目的。常用于以下情况：

1. 各种阴道炎、宫颈炎的治疗。

2. 子宫切除术前或阴道手术前的阴道准备。通过阴道灌洗使宫颈和阴道保持清洁，当子宫切除过程中阴道与盆腔相通时，可防止因宫颈或阴道消毒不严，细菌或病原体进入盆腔，引起感染，或术后阴道残端炎症而引起感染等并发症。

（二）物品准备

1. 灌洗溶液　常用的阴道灌洗溶液有 0.025％碘伏溶液、生理盐水、0.2％苯扎溴铵溶液、2％～4％碳酸氢钠溶液、4％硼酸溶液、5％乳酸溶液、1∶5000 高锰酸钾溶液、0.5％醋酸溶液等。外阴阴道假丝酵母菌病患者用碱性溶液灌洗，滴虫性阴道炎患者应用酸性溶液灌洗，非特异性阴道炎患者用一般消毒液或生理盐水灌洗。

2. 物品　消毒灌洗筒 1 个，橡皮管 1 根，灌洗头 1 个（头上有控制冲洗压力和流量的调节开关），输液架 1 个，弯盘 1 个，一次性塑料垫巾 1 块，橡皮垫 1 块，便盆 1 个，窥器 1 个，卵圆钳 1 把，消毒大棉球 1～2 个，一次性手套一副。

（三）操作方法

1. 告知患者操作的方法及目的，以便患者能积极配合。

2. 嘱患者排空膀胱后，在妇科检查床上取膀胱截石位，臀部垫橡皮垫和一次性塑料垫巾，放好便盆。

3. 根据病情配制灌洗溶液 500～1000ml，将装有灌洗溶液的灌洗筒挂于输液架上，其高度距床沿 60～70cm 处，排去管内空气，试水温（41～43℃）适宜后备用。

4. 操作者右手持冲洗头，先冲洗外阴部，然后用左手将小阴唇分开，将冲洗头沿阴道纵侧壁的方向缓缓插入至阴道达阴道后穹部。边冲洗边将冲洗头围绕宫颈轻轻的上下左右移动；或用窥器暴露宫颈后再冲洗，冲洗时不停地转动窥器，将整个阴道穹及阴道侧壁冲洗干净后，再将窥器取下，使阴道内的残留液体完全流出。

5. 当灌洗溶液剩 100ml 时，夹注皮管，拔出灌洗头和窥器，再冲洗一次外阴部，协助患者坐于便盆上，使阴道内残留液体流出。

6. 撤离便盆，用干纱布擦干外阴并整理床铺，协助患者采取舒适卧位。

（四）护理要点

1. 灌洗液温度不能过高或过低，以 41～43℃为宜，温度过高可能烫伤患者的阴道黏膜，温度过低，患者不舒适。

2. 灌洗筒与床沿距离不超过 70cm，以免压力过大，水流过速，使液体或污物进入宫腔或灌洗液与局部作用的时间不足。

3. 灌洗头插入不宜过深，弯头应向上，避免刺激阴道后穹引起不适，或损伤局部组织引起出血。

4. 必要时可用窥器将阴道张开，灌洗时，应轻轻旋转窥器使灌洗液能达到阴道各部。

5. 在灌洗过程中，动作要轻，勿损伤阴道壁和宫颈组织。

6. 产后 10 天或妇产科手术 2 周后的患者，若合并阴道分泌物有臭味、混浊、阴道伤口愈合不良、黏膜感染坏死等，可行低位阴道灌洗，灌洗筒高度不超过床沿 30cm，以避免污物进入宫腔或损伤阴道残端伤口。

7. 对于无性生活史者可用导尿管进行阴道灌洗，不能使用窥器；月经期、产后或人工流产术后子宫颈口未闭或有阴道出血患者，不宜行阴道灌洗，以免引起上行性感染；宫颈癌患者有活动性出血者，为防止大出血，禁止灌洗，可行阴道擦洗。

三、会阴湿热敷

（一）目的

会阴湿热敷是利用热源和药物直接接触患区，促进局部血液循环，改善组织营养，增强局部白细胞的吞噬作用，加强组织再生和消炎、止痛。会阴湿热敷可使陈旧性血肿局限，有利于外阴伤口的愈合。常用于会阴部水肿、会阴血肿的吸收期及会阴伤口硬结等患者。

（二）物品准备

1. 热水袋或电热包等，或红外线灯，煮沸的 50%硫酸镁、或 95%乙醇或沸水，数块纱布。

2. 会阴擦洗盘 1 个，内有消毒弯盘 2 个，镊子或消毒止血钳 2 把，纱布数块，医用凡士林。

3. 棉垫1块，橡皮布1块，治疗巾1块等。

（三）操作方法

1. 向患者讲解会阴湿热敷目的、方法、效果及预后，鼓励患者积极配合。

2. 拉上床旁隔帘，保护患者隐私。嘱患者排空膀胱后取膀胱截石位，暴露外阴，臀部垫橡皮布。

3. 行会阴擦洗，清洁外阴局部伤口的污垢。

4. 热敷部位先涂一薄层凡士林，盖上纱布，再轻轻敷上热敷溶液中的温纱布，外面盖上棉布垫保温。

5. 每3～5分钟更换热敷垫1次，也可用热水袋或电热包放在棉垫外或用红外线灯照射，延长更换敷料的时间，1次热敷约15～30分钟。

6. 热敷完毕，更换清洁会阴垫，并整理好床铺。

（四）护理要点

1. 湿热敷温度一般为41～48℃。

2. 湿热敷面积应是病损范围的2倍。

3. 定期检查热水袋或电热包的完好性，防止烫伤，对休克、昏迷、虚脱和术后感觉不灵敏的患者应特别注意。

4. 在热敷过程中，护理人员应随时评价热敷效果，并为患者提供一切生活护理。

四、阴道或宫颈上药

（一）目的

阴道和宫颈上药操作简单，可以在医院门诊由护士操作，也可教会患者自己在局部上药。阴道和宫颈上药常用于各种阴道炎、子宫颈炎或术后阴道残端炎症的治疗。

（二）物品准备

阴道灌洗用品、消毒干棉球、窥器、长镊子、药品。根据药物性质和上药方法可另备一次性手套、消毒长棉签等。

（三）操作方法

嘱患者排空膀胱后，取膀胱截石位，臀部垫橡皮垫和一次性塑料垫巾，上药前先进行阴道灌洗或擦洗，用阴道窥器暴露阴道、宫颈后，用消毒干棉签擦去宫颈及阴道后穹、阴道壁黏液或炎性分泌物，使药物直接接触炎性组织而提高疗效。根据病情和药物性质不同采用以下方法：

1. 阴道后穹隆塞药　用于滴虫性阴道炎、阴道假丝酵母菌病、老年性阴道炎及慢性宫颈炎等患者的治疗。常用药物有甲硝唑、制霉菌素等丸剂、药片或栓剂。教会患者自行放置：患者于临睡前洗净双手或戴无菌手套，用一手示指将药片或栓剂沿阴道后壁推进至示指完全伸入为止。每晚1次，10次为一疗程。

2. 局部用药　常用于宫颈炎和阴道炎患者的治疗，所用药物包括非腐蚀性药物和腐蚀性药物。

（1）非腐蚀性药物：①1%甲紫：使用时用消毒长棉棍蘸药液涂擦阴道壁，适用于阴道假丝酵母菌病的患者，每天1次，7～10天为一疗程。②新霉素、氯霉素药膏：使用时用消毒长棉棍蘸药膏涂擦阴道壁或子宫颈，用于急性或亚急性子宫颈炎或阴道炎的患者。

(2) 腐蚀性药物：①20%～50%硝酸银溶液：使用时用消毒长棉棍蘸少许药液涂于宫颈的糜烂面，并插入宫颈管内约0.5cm，稍后用生理盐水棉球擦去表面残余的药液，最后用干棉球吸干。每周1次，2～4次为一疗程。用于治疗慢性宫颈炎颗粒增生型患者。②20%或100%铬酸溶液：用消毒长棉棍蘸少许药液涂于宫颈的糜烂面，如糜烂面乳头较大的可反复涂药数次，使局部呈黄褐色，再用长棉棍蘸少许药液插入宫颈管内约0.5cm，并保留约1分钟。每20～30天上药1次，直至糜烂面乳头完全光滑为止。适应证同硝酸银局部用药。

3. 宫颈棉球上药　适用于子宫颈急性或亚急性炎症伴有出血者。常用药物有止血药、消炎止血粉和抗生素等。使用时用阴道窥器暴露宫颈后，用长镊子夹持带有尾线的宫颈棉球浸蘸药液后塞压至子宫颈处，同时将阴道窥器轻轻退出阴道，然后取出镊子，以防退出窥器时将棉球带出或移动位置，将线尾露于阴道口外，用胶布固定于阴阜侧上方。于放药12～24小时后，患者牵引棉球尾线自行取出。

4. 喷雾器上药　适用于非特异性阴道炎及老年性阴道炎患者。各种阴道用药的粉剂均可用喷雾器喷射，使药物粉末均匀散布于炎性组织表面上。

（四）护理要点

1. 应用腐蚀性药物时，要注意保护好阴道壁及正常的组织，上药前将纱布或干棉球垫于阴道后壁及阴道后穹，以免药液下流灼伤正常组织。药液涂好后用干棉球吸干，并如数取出所垫纱布或棉球。子宫颈如有腺囊肿，应先刺破，并挤出黏液后上药。

2. 应用非腐蚀性药物时，应转动窥器，使阴道四壁均能涂布药物。

3. 棉棍上的棉花必须捻紧，涂药时按同一方向转动，防止棉花落入阴道难以取出。

4. 阴道栓剂应于晚上或休息时上药，以免起床后脱出，影响治疗效果。

5. 经期或子宫出血者不宜阴道上药。

6. 无性生活史者上药时不用窥器，用长棉棍涂抹或用手指将药片推入阴道。

7. 用药期间禁止性生活。

五、坐浴

（一）目的

坐浴是借助水温与药物的作用，促进局部组织的血液循环，增强抵抗力，减轻外阴局部炎症及疼痛，使创面清洁，有利于组织的恢复，是妇产科常用的各种外阴炎、阴道炎症的辅助治疗方法，或作为外阴阴道手术前的准备。

1. 治疗作用　用于外阴炎、阴道非特异性炎症或特异性炎症、子宫脱垂、会阴伤口愈合不良等，根据不同的病因配制不同的溶液，以提高治疗效果。

2. 清洁作用　行外阴、阴道手术，经阴道行子宫切除术前进行坐浴，可以达到局部清洁的作用。

（二）物品准备

1. 坐浴盆1个；坐浴溶液2000ml，坐浴液温度41～43℃；坐浴架1个，高度30cm；无菌纱布1块。

2. 溶液的配制

(1) 滴虫性阴道炎：常用0.5%醋酸溶液、1%乳酸溶液或1∶5000高锰酸钾溶液。

(2) 外阴阴道假丝酵母菌病：常用0.5%～1%碳酸氢钠溶液。

(3) 老年性阴道炎：常用0.5%～1%乳酸溶液。

(4) 外阴炎及其他非特异性阴道炎、外阴阴道手术前的准备：常用1∶5000高锰酸钾溶液、1∶2000苯扎溴铵（新洁尔灭）溶液、0.025%碘伏溶液、中成药液如洁尔阴等溶液。

（三）操作方法

将配制好的坐浴液（2000 ml）放入坐浴盆内，并置于坐浴架上，嘱患者排空膀胱后全臀和外阴部浸泡于溶液中，持续约20分钟。结束后用无菌纱布蘸干外阴部，根据水温不同坐浴分为3种：

1. 热浴　水温在41～43℃，适用于渗出性病变及急性炎性浸润，可先熏后坐，一般持续20分钟左右。

2. 温浴　水温在35～37℃，适用于慢性盆腔炎、手术前准备。

3. 冷浴　水温在14～15℃，刺激肌肉神经，使其张力增加，适用于膀胱阴道松弛等。一般持续2～5分钟即可。

（四）护理要点

1. 月经期妇女、阴道流血者、孕妇及产后7天内的产妇禁止坐浴。
2. 严格按比例配制坐浴溶液，浓度过高易造成黏膜烧伤，浓度太低影响治疗效果。
3. 水温适中，不能过高，以免烫伤皮肤。
4. 坐浴前应先将外阴及肛门周围擦洗干净。
5. 坐浴时将臀部及全部外阴浸入药液中。
6. 注意保暖，以防受凉。

第三节　妇产科常用检查与手术

一、阴道脱落细胞检查

阴道脱落细胞指脱落在阴道内的上皮细胞，包括来自阴道上段、宫颈阴道部、内生殖器以及腹腔的上皮细胞，以阴道上段、宫颈阴道部为主。

（一）适应证

1. 卵巢功能检查，适用于卵巢功能低下、功能失调性子宫出血、性早熟等。
2. 宫颈炎症、宫颈癌筛选以及怀疑宫颈管恶性病变者。
3. 胎盘功能检查，适用于妊娠期间怀疑胎盘功能减退。

（二）禁忌证

月经期及生殖器官急性炎症。

（三）用物准备

阴道窥器1个、宫颈刮片2个、玻片2张、装有固定液的小瓶1个、棉签、棉球等。

（四）取标本部位及方法

1. 阴道涂片　主要目的是了解卵巢功能，常用标本采集方法有两种。

(1) 阴道侧壁刮片法：患者取膀胱截石位，用阴道窥器扩张阴道（阴道窥器上不涂润滑剂），用刮片在阴道侧壁上1/3处轻轻刮取分泌物少许，然后将分泌物薄而均匀地涂于玻片上，放入装有固定液的小瓶内。

（2）棉签采取法：用于无性生活史女性。其方法是将卷紧的无菌棉签蘸少许生理盐水润湿后伸入阴道，在其侧壁的上 1/3 处轻轻涂抹，然后慢慢取出棉签，横放在玻片上向一个方向滚涂后放于装有固定液的小瓶中。

2. 宫颈刮片　宫颈刮片法（图 16－4）操作步骤与阴道侧壁刮片法一样，其部位限制在宫颈外口鳞柱状上皮交界处，以宫颈外口为圆心，用木质刮片，轻轻刮取一周，然后放入装有固定液的小瓶中。宫颈刮片法是筛查早期宫颈癌的重要方法。

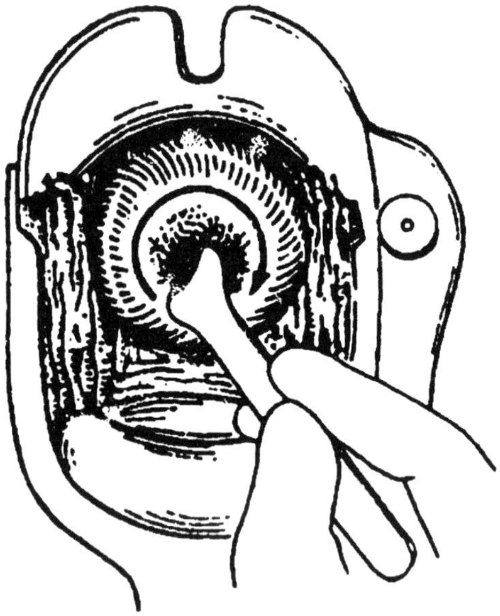

图 16－4　宫颈刮片取材方法

3. 宫颈管涂片　将吸管轻轻伸入宫颈管内，吸取颈管分泌物涂片，其他操作同前。

4. 后穹隆涂片　用窥器暴露宫颈及阴道后穹部位，将刮片在阴道后穹处取少许分泌物做涂片。

（五）护理要点

1. 向患者讲解相关知识，取得其配合。

2. 将用物准备齐全，协助患者摆好体位，并做好消毒工作。

3. 检查前 24 小时内禁止性生活、阴道冲洗及阴道用药。

4. 刮片、阴道窥器未吸附任何化学药品或润滑剂，必要时可用生理盐水湿润阴道窥器。

5. 取标本时，动作应轻、稳、准，以免损伤组织，引起出血。如白带较多，可先用无菌干棉球轻轻拭去，再行标本刮取。

6. 涂片应均匀，不可来回涂抹，以免破坏细胞。

7. 载玻片应做好标记，避免混淆患者姓名和取材部位。

二、子宫颈活体组织检查

子宫颈活体组织检查简称宫颈活检，是取子宫颈病灶的小部分组织进行病理学检查，以确定子宫颈病变性质的一种临床上常用的方法。

（一）适应证

1. 宫颈脱落细胞学涂片检查巴氏Ⅲ级及Ⅲ级以上者，宫颈有接触性出血或疑有癌变者。

2. 慢性特异性炎症如结核、尖锐湿疣等，需进一步明确诊断者。

（二）禁忌证

1. 生殖道急性或亚急性炎症。

2. 妊娠期或月经期。

3. 患血液病有出血倾向者。

（三）用物准备

阴道窥器、活检钳、宫颈钳、装有10％福尔马林溶液的标本瓶、带有线尾的消毒大棉球、消毒纱布、0.02％碘伏、0.1％苯扎溴铵（新洁尔灭）溶液、2.5％碘酒及75％乙醇。

（四）操作方法

1. 钳取法　嘱患者排尿后取膀胱截石位。用阴道窥器暴露子宫颈，并用0.02％碘伏或其他消毒液消毒阴道后使用宫颈活组织钳钳取宫颈鳞柱交界处3、6、9、12点四处及碘不着色区各取0.3cm大小的组织。将取下的组织分别放于盛有10％福尔马林溶液的小瓶中固定，贴上有患者姓名及标本部位的标签，切勿混淆，送病理检查。钳取组织后，填以带线的大棉球或纱布卷局部压迫止血。大棉球或纱布卷的线尾应露出阴道口外，嘱患者12小时后自行取出。

2. 锥切法　嘱患者排尿后取膀胱截石位，暴露宫颈及消毒方法同钳取法。用单齿宫颈钳夹持宫颈前唇，以手术刀在深入宫颈管约2cm处作锥形切除（图16－5），然后压迫止血。将切除的标本放在贴有标记的小瓶中，并用10％福尔马林溶液固定，送检。用无菌纱布卷填塞创面，压迫止血，24小时后取出纱布。出血量多者给予止血处理，并给予抗生素控制感染。

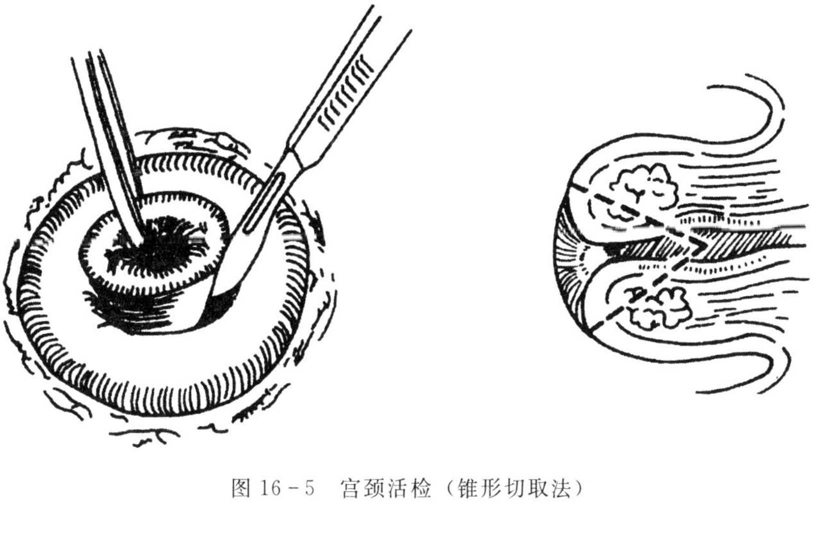

图16－5　宫颈活检（锥形切取法）

（五）护理要点

1. 指导患者于月经干净后3～7天内进行手术。

2. 将用物备齐，协助消毒外阴。术中为医师做台下配合，随时为患者提供咨询服务，分散其注意力，并鼓励患者配合手术。

3. 取出标本后，仔细核对患者姓名及标本部位，无误后送检。

4. 术后保持会阴清洁，注意观察阴道出血量并记录，指导患者取出阴道内所填纱布的方法。

5. 术后1个月内禁止盆浴及性生活。

三、阴道后穹穿刺术

阴道后穹穿刺术是指在无菌条件下，用穿刺针经阴道后穹刺入盆腔，抽取直肠子宫凹陷处积存物进行肉眼观察、化验和病理检查。

（一）适应证

1. 适用于可疑有腹腔内游离血液、渗出液、脓液、腹水等患者，此法可协助诊断宫外孕、盆腔脓肿等。

2. B型超声引导下行卵巢子宫内膜异位囊肿或输卵管妊娠部位注射药物治疗。

3. B型超声引导下行经阴道后穹穿刺取卵，用于各种助孕技术。

（二）禁忌证

1. 盆腔严重粘连，较大肿块占据子宫直肠凹部位，并凸向直肠时。

2. 临床已高度怀疑恶性肿瘤。

3. 疑有肠管和子宫后壁粘连。

4. 异位妊娠非手术治疗时，应避免穿刺以免引起感染影响疗效。

（三）物品准备

20%肥皂水、0.02%碘伏冲洗液、消毒大棉球、消毒纱布、一次性注射器、18号长针头及阴道检查包（内有阴道窥器、宫颈钳等物）。

（四）操作方法

1. 排空膀胱，取膀胱截石位，常规消毒外阴阴道后，铺无菌巾。

2. 暴露宫颈及阴道后穹，再次消毒。

3. 用宫颈钳夹持宫颈前后唇向前牵拉，充分暴露阴道后穹。

4. 用18号长针头自阴道后穹刺入子宫直肠陷凹处，抽出3～5ml液体，判断其性质。

5. 抽吸完毕拔针后，如有渗血可用无菌纱布压迫止血。

（五）护理要点

1. 穿刺过程中应严密观察患者的生命体征，了解患者的感受，防止患者在检查过程中病情突然变化。

2. 穿刺时注意进针方向、深度，避免误伤子宫及直肠。

3. 肉眼观察取出的标本，穿刺液如为暗红色不凝血，放置6分钟以上仍不凝，说明腹腔内有出血。若血液凝固为穿刺针误入血管。若穿刺液为淡红色，稀薄，多为盆腔炎性渗出物。若为脓液，则表示盆腔内有积脓，应将脓液送检。

4. 术后注意观察患者阴道流血、腹痛情况。

5. 术后注意保持外阴清洁。

四、诊断性刮宫

诊断性刮宫简称诊刮，是刮取子宫内膜和内膜病灶行活组织检查，作出病理学诊断。若同时怀疑宫颈管病变，则需分步进行刮宫称分段诊刮。

（一）适应证

1. 不明原因的子宫出血，需排除子宫内膜癌、宫颈癌或其他病变者。

2. 月经失调，如功能失调性子宫出血、闭经，需了解子宫内膜的变化及对性激素的反应情况者。

3. 不孕症需了解有无排卵或疑子宫内膜结核者。

4. 疑宫内组织残留并想明确诊断者。

（二）禁忌证

1. 急性阴道炎、急性宫颈炎，急性或亚急性附件炎。

2. 术前 2 次体温高于 37.5℃。

（三）用物准备

无菌刮宫包，内有阴道窥器、宫颈扩张器、刮匙、子宫探针、纱布、棉球、病理小瓶数个（内盛 10%福尔马林）。

（四）操作方法

一般不需麻醉，对个别较敏感者或子宫颈内口较紧者，酌情使用镇静剂或麻醉剂。

嘱患者排尿后取膀胱截石位，常规消毒铺巾，双合诊检查，了解子宫大小及位置。用窥器暴露宫颈，再次消毒宫颈及宫颈管。钳夹子宫颈前唇，用探针顺宫腔方向测宫腔深度，宫口较紧者可用宫颈扩张器扩张到小号刮勺能进入即可。将生理盐水纱布一块垫于阴道后穹，以小号刮匙自宫底至宫颈内口顺序刮一周（须注意子宫底及两侧角部），取出纱布将所有刮出的组织放入一盛有 10%福尔马林溶液的小瓶固定，做好标记送病理。行分段诊断性刮宫时，先用小刮匙环刮宫颈管后，再用探针顺宫腔方向测宫腔深度，然后进宫腔搔刮内膜，取得刮出物应分瓶标记送病理检查。

（五）护理要点

1. 术前准备：

（1）向患者讲解诊断性刮宫术的必要性、手术过程及手术后的注意事项，解除患者恐惧情绪，使患者主动配合手术。

（2）嘱患者在手术前 5 天禁止性生活；对不孕症进行刮宫者，应选择月经前或月经来潮 12 小时内进行，以判断有无排卵。

（3）准备好各种抢救物品，以便刮宫出现紧急情况时的及时抢救。

2. 术中配合：

（1）护理人员应守护在患者身边，随时观察患者的病情变化，如出现面色苍白、出冷汗或剧烈疼痛等，应暂时停止操作，测量血压、脉搏，排除异常情况后再继续操作。

（2）严格无菌操作，防止发生感染。

（3）协助医生仔细观察刮出组织，将组织放入装有固定液的小瓶内送病理科检查，并作好患者记录。

3. 术后护理：

（1）术后需卧床休息 30 分钟，观察阴道出血及腹痛情况。若术后有少量阴道出血和轻微腹痛为正常情况，1～2 天后可恢复，如阴道出血量逐渐增加或腹痛加重要及时就诊。

（2）保持外阴清洁，勤换内裤。

(3) 诊刮术后休息 1～2 天，必要时遵医嘱应用抗生素。

(4) 禁性生活和盆浴 2 周，1 周后到门诊复查恢复情况及了解病理检查结果。

五、输卵管通畅检查

输卵管通畅检查是不孕症的检查方法之一，诊断输卵管是否通畅及输卵管成形术的效果观察，同时可使有轻度粘连的输卵管再通，故也有治疗作用。

(一) 适应证

1. 女性不孕症，疑有输卵管阻塞者。
2. 评价输卵管绝育术、输卵管再通术或输卵管成形术的效果。
3. 输卵管黏膜轻度粘连者。

(二) 禁忌证

1. 生殖器官急性炎症或慢性炎症急性或亚急性发作者。
2. 月经期或有子宫出血者。
3. 全身严重性疾病。

(三) 用物准备

妇科检查器械和用物，子宫探针，子宫颈钳，20ml 注射器及子宫颈导管，血管钳，Y 形接管及橡皮管，简单压力表。

(四) 操作方法

输卵管通畅术是在无菌操作下，将导管插入宫颈并注入一定量的生理盐水于子宫腔及输卵管内，用以了解输卵管是否通畅。操作步骤如下：

1. 嘱患者排尿后取膀胱截石位，常规消毒铺巾，阴道检查，用窥器暴露宫颈，再次消毒宫颈及宫颈管。钳夹子宫颈前唇，将子宫颈导管顺子宫腔方向伸入子宫颈。

2. 将子宫颈导管与压力表及装有 20ml 无菌生理盐水的注射器用 Y 形接管相连。压力表应高于注射器水平，以免注射液进入压力表。

3. 缓慢推注生理盐水，压力不超过 21.3～26.7kPa（160～200mmHg）。若输卵管闭塞，注入 4～5ml 时，患者即感下腹部疼痛，且压力持续上升不见下降。若输卵管通畅，注入生理盐水 20ml 时毫无阻力，压力维持在 8.0～10.7 kPa（60～80mmHg）以下，患者无不适感，且停止注射后压力迅速下降，表示所注液体已进入腹腔。

4. 也可不用压力表，直接用注射器向子宫颈导管内推注无菌生理盐水。缓慢推入 20ml 生理盐水而无阻力，患者也无不适者，说明输卵管通畅。若勉强注入不足 10ml 即受阻，停注后液体又回流到注射器中，说明输卵管闭塞；若再经加压注射，又能逐渐推进，表示输卵管原有的轻度粘连已被分离。

5. 通液完毕，取出导管和窥器。

(五) 护理要点

1. 术前应严格掌握适应证与禁忌证，向患者讲解输卵管通畅术的目的、步骤及配合要点，以取得患者的合作。

2. 检查用物是否完备，各种管道是否通畅；所用生理盐水应加温至接近体温后应用，以免过冷刺激输卵管发生痉挛。

3. 在输卵管通畅检查过程中，子宫颈导管必须贴紧宫颈，以免漏液。注液速度不宜过快、过多。以免输卵管壁受伤或破裂，甚至引起内出血。

4. 术中随时了解患者的感受，观察患者下腹部疼痛的性质、程度，如有不适应立即停止操作。

5. 术后应观察 30 分钟，无异常时方可回家休息，告知患者若出现腹痛、阴道有大量血性分泌物或发热时，应立即就诊。

6. 输卵管通畅检查均应在月经干净后 3～7 天内进行。此时宫腔内无创面，不易发生子宫内膜异位症、感染及其他意外。

7. 保持外阴清洁，术后 2 周内禁性生活和盆浴。

六、阴道镜检查

阴道镜检查是利用阴道镜将宫颈阴道部黏膜放大 10～40 倍，以观察肉眼看不到的宫颈表面层微小的病变。

阴道镜是一种放大镜，主要部件有镜头、支架、电源三部分，镜头前方有两个物镜，中间的上方为光源出口及绿色滤镜，下方为照相机连接器的前孔（连接器自后孔插入），上方为盖帽及盖片，取下后，可换灯泡及安置高压水银蒸气灯，镜头中段有调整放大倍数旋杆。后面有两个目镜，目镜上有调节。

（一）适应证

1. 与子宫颈癌有关的异型上皮、异型血管及早期癌变的诊断，如宫颈刮片结果为巴氏Ⅱ级以上，核异质或肉眼可疑宫颈恶变者及阴道有癌变者。

2. 严重阴道炎或宫颈炎的患者应先治疗后再行阴道镜检查。

（二）用物准备

妇科检查器械及用物，阴道镜，宫颈管窥视镜，宫颈活检钳，3%冰醋酸，2%醋酸乙醇液或 5%水杨酸乙醇液，碘液。

（三）护理要点

1. 向患者讲解阴道镜检查的目的及方法，减轻或消除患者的紧张情绪。

2. 做阴道镜检查前 24 小时不做妇科检查及阴道灌洗和上药，并禁止性生活。

3. 检查中，必要时涂辅助药物 3%冰醋酸、2%醋酸乙醇液或 5%水杨酸乙醇液，主要在于使组织净化并肿胀，对病变的境界及表面形态观察更清楚。拭净此药后，再涂以复方碘液，正常鳞状上皮呈棕褐色，不典型增生和癌变上皮因糖原少而不着色，可协助确定病变范围。

4. 发现可疑癌变时，应取活检，将取下的活检标本分别放入 10%福尔马林标本瓶内送病理检查。

5. 术后保持外阴清洁，每日清洗，必要时遵医嘱应用抗生素，注意观察阴道出血量，出血多时应及时就诊。

6. 术后 1 周复诊，2 周内禁止性生活和盆浴。

七、会阴切开缝合术

会阴切开术是产科常见手术之一，其目的为避免严重会阴裂伤。常用术式有会阴左侧后-侧切开和会阴正中切开两种。（图 16－6、图 16－7）。

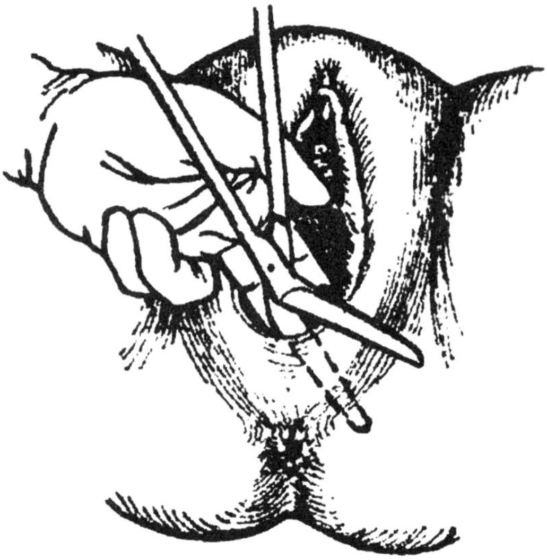

图 16-6　会阴左侧后-侧切开术

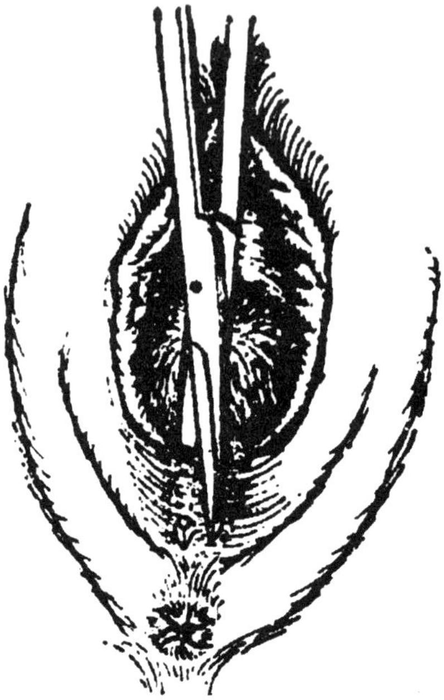

图 16-7　会阴正中切开术

（一）适应证

1. 初产妇臀位。

2. 初产妇需行产钳或胎头吸引术。

3. 初产妇会阴体较长或会阴部坚韧，有严重撕裂可能者。

4. 需缩短第二产程者如重度子痫前期、宫缩乏力。

5. 预防早产儿因会阴阻力引起的颅内出血。

（二）用物准备

生理盐水，利多卡因，无菌会阴切开缝合包：内有 20ml 注射器 1 个、会阴切开剪或钝头直剪刀，有齿镊，持针器，缝合针（三角针、圆针各一）、止血钳 2～3 把，缝线（丝线及肠线），带尾纱布块，治疗碗等。

（三）操作方法

1. 会阴左侧后-侧切开术

（1）产妇取膀胱截石位，用 2.5％碘酒、75％乙醇消毒皮肤。

（2）通常采用阴部神经阻滞麻醉及局部皮下浸润麻醉（图 16-8、图 16-9）。

（3）术者左手示、中指伸入阴道侧后壁与先露部之前，撑起会阴壁，以保护胎儿并指示切口的位置，将会阴切开剪放在会阴后联合中线偏左侧 45°位置，待子宫收缩时做会阴全层切开，切口长 3～4cm，应注意阴道黏膜与皮肤切口长度一致，局部压迫或结扎止血。

（4）胎儿、胎盘娩出后，阴道内填塞带尾纱布块，以阻挡宫腔内血液下流影响视野。

（5）暴露切口，用肠线从切口顶端上 1cm 处开始缝合黏膜层至处女膜缘；肌层和皮下组织用肠线分别间断缝合，注意对合整齐，勿留死腔；皮肤用 1 号丝线间断缝合，对齐两断面。

（6）缝毕取出阴道内纱布，常规做肛门检查以排除肠线穿透直肠黏膜（图 16-10）。

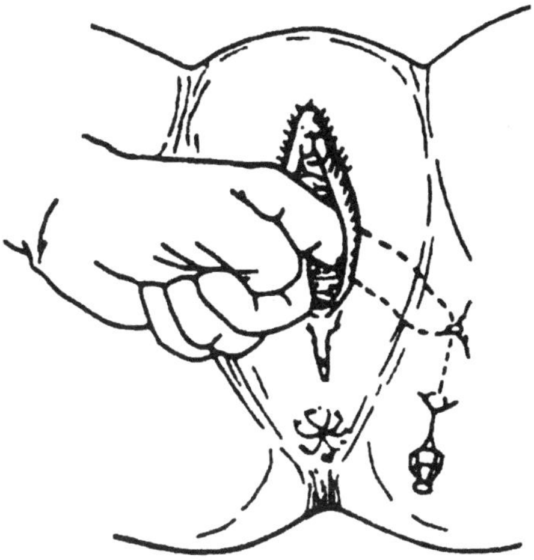

图 16-8　阴部神经阻滞麻醉

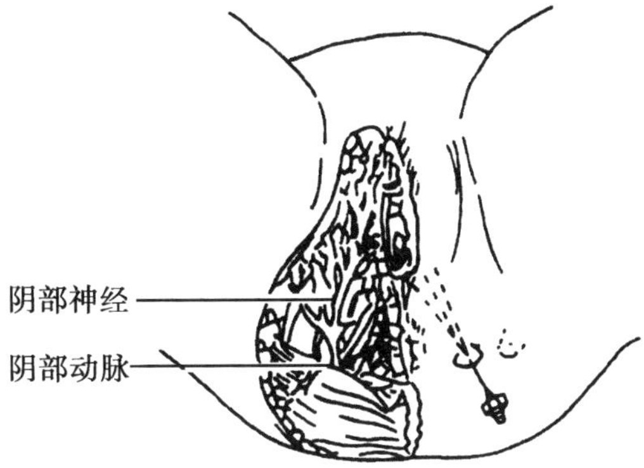

图 16-9　皮下浸润麻醉

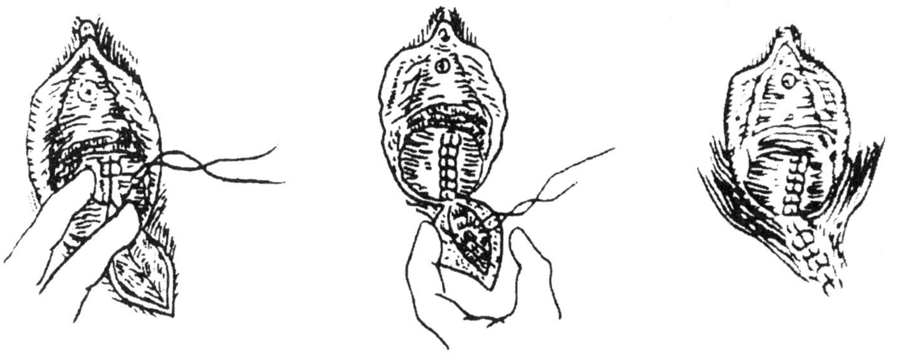

(1) 缝合阴道黏膜　　(2) 缝合肌层　　(3) 皮肤缝合完毕

图 16-10　会阴左侧后-侧切开缝合

2. 会阴正中切开术　消毒后铺无菌洞巾，局部浸润麻醉后，当胎头着冠时，术者于宫缩时沿会阴后联合中线垂直切开 2.5～3cm。切开后立即保护会阴，此法出血少，易缝合，但应避免发生会阴Ⅲ度裂伤。缝合方法同上，术毕也应常规肛门检查。

(四) 护理要点

1. 术前护理　严密观察产程进展，准备好会阴切开各种用物，协助医师正确掌握会阴切开的时机。

2. 术后嘱产妇健侧卧位，保持外阴清洁，及时更换消毒会阴垫，每日常规会阴冲洗 2 次，大便后及时冲洗。

3. 术后观察伤口有无渗出、红肿，如有异常情况及时通知医师处理。

4. 会阴伤口肿胀、疼痛者，局部应用 50%硫酸镁湿热敷或 95%乙醇湿敷，也可配合局部理疗，有利于切口愈合。

5. 会阴伤口无特殊情况术后 3 天拆线，如有拆线后伤口裂开，创面新鲜应立即缝合，5 天后再拆线。

八、胎头吸引器助产术

胎头吸引器助产术是将胎头吸引器置于胎头，形成一定负压后吸住胎头，通过牵引协助胎儿娩出的一种助产方法。常用的胎头吸引器有直形空筒、牛角形空筒、金属扁圆形胎头吸引器（图 16－11）。

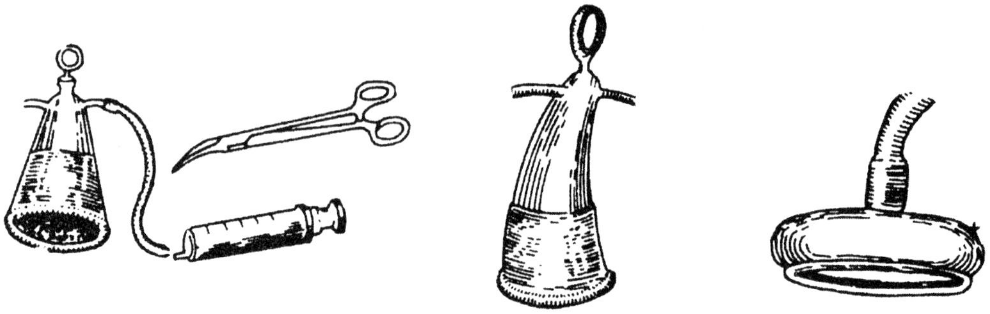

（1）直形空筒胎头吸引器　（2）牛角形空筒胎头吸引器　（3）金属扁圆形胎头吸引器

图 16－11　胎头吸引器

（一）适应证

1. 产妇患有心脏病、子痫前期或因临产后宫缩乏力时，需缩短第二产程者。

2. 第二产程延长或胎头拨露达半小时未能娩出者。

3. 有剖宫产史或子宫有瘢痕不宜过分用力者。

（二）禁忌证

严重头盆不称，估计胎儿无法从阴道分娩者；宫口未开全或胎膜未破；胎头位置高，未达阴道口者。

（三）用物准备

胎头吸引器、50ml 注射器、一次性吸引管、新生儿吸引器、抢救药品、吸氧面罩、血管钳、纱布等。

（四）操作方法

1. 产妇取膀胱截石位，冲洗后消毒外阴，铺巾。

2. 明确胎位，确认宫口已开全，胎膜已破，胎头先露达坐骨棘以下 3cm 以上。

3. 初产妇会阴部坚硬或会阴体较长者，应先行会阴切开术。

4. 放置吸引器后一定要确认宫颈和阴道壁未被夹于胎头吸引器头端内后，调整吸引器横柄与胎头矢状缝相一致，作为旋转胎头方向的标记。

5. 开启电动吸引器或用注射器抽气使负压达 37.24～46.55kPa（280～350mmHg），于宫缩及产妇屏气时开始牵引。

6. 根据胎位，旋转胎头至正枕前位，当胎头枕部达耻骨联合下缘时，保护好会阴，胎头娩出阴道口时，解除负压取下吸引器。

（五）护理要点

1. 术前准备　评估头盆情况及产程进展。向产妇讲解助产目的以取得合作。

2. 术中配合　待术者将胎头吸引器接好后，准备好新生儿抢救物品，胎儿娩出后及时清理呼吸道，肌注维生素 K_1 10mg，观察有无颅内出血、头皮损伤及头皮血肿，以便及时处理，同时行 Apgar 评分。吸引器牵引不应超过两次，牵引时间不应超过 15 分钟，否则应改用产钳术。

3. 术后护理 认真检查软产道，有撕裂伤应立即缝合。

九、产钳助产术

产钳助产术是用产钳牵拉胎头以娩出胎儿的手术。产钳由左右两叶组成，每叶分为钳叶、钳颈、钳锁扣和钳柄 4 部分。根据放置产钳时，胎头在盆腔内位置的高低分为：低位产钳、中位产钳、高位产钳、后出头产钳（图 16－12）。

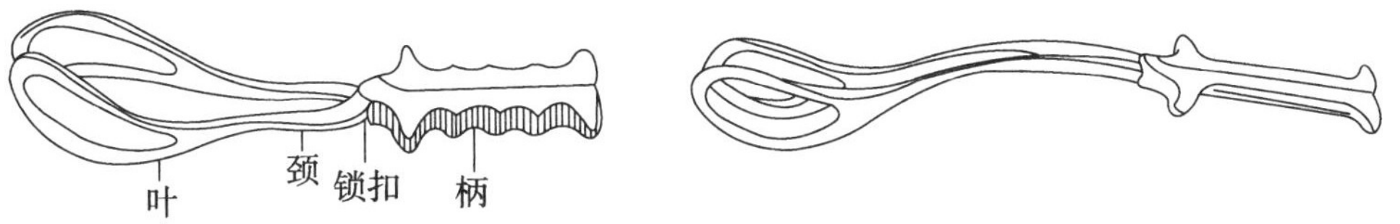

（1）常用产钳及其结构　　（2）臀位后出头产钳

图 16－12　产钳

（一）适应证

除胎头吸引术的适应证外，还有因胎吸阻力较大而失败者；臀位后出胎头娩出有困难者。

（二）禁忌证

同胎头吸引术。确定死胎者，尽可能做穿颅术，以免损伤产道。

（三）用物准备

无菌产钳 1 副，吸氧面罩、会阴切开包以及抢救药品等。

（四）操作方法

1. 产妇取膀胱截石位，操作前查清胎位，冲洗后消毒外阴，铺巾。

2. 放置产钳前多行会阴左侧后-侧切开术。

3. 放置产钳，放置后检查钳叶与胎头之间无软组织及脐带夹入，胎头矢状缝在两钳叶正中。然后将产钳合拢，当宫缩时向外、向下缓慢牵拉产钳，之后再平行牵拉。当胎头着冠后将钳柄上提，使胎头仰伸娩出。取下产钳右叶、左叶，然后按分娩机转娩出胎体。

4. 术后常规检查宫颈、阴道壁及会阴切口，并给予缝合。

（五）护理要点

1. 术前准备：同胎头吸引助产术。

2. 术中配合：术中做好患者的心理支持，减轻紧张情绪，待胎儿娩出前肩后，遵医嘱使用子宫收缩剂。根据医嘱为新生儿注射维生素 K_1 等药物，观察新生儿有无颅内出血、产伤，同时行 Apgar 评分。

3. 术后护理：术后观察产妇宫缩、阴道流血、会阴切口及排尿等情况。

十、剖宫产术

剖宫产术是经腹部切开子宫取出胎儿及其附属物的手术。主要术式有子宫下段剖宫产、子宫体部剖宫产和腹膜外剖宫产 3 种。

（一）适应证

妊娠期合并症，如妊娠合并心脏病、重度子痫前期及子痫；妊娠期并发症，如前置胎盘，胎盘早剥等；因产力、产道、胎儿三大因素异常所致的难产；以及珍贵儿、早产儿、胎儿宫内窘迫等。

（二）禁忌证

死胎及胎儿畸形，不应行剖宫产术终止妊娠。

（三）麻醉方式及术式

以连续硬膜外麻醉为主，特殊情况采用局麻或全麻。

1. 子宫下段剖宫产术　在下腹正中切口或下腹横切口，打开腹壁及腹膜腔，于子宫下段切开子宫膀胱反折腹膜，下推膀胱，暴露子宫下段，在子宫前壁正中作横切口，并钝性撕开约 10～12cm，取出胎儿、胎盘。此术式切口愈合好，术后并发症少，临床广泛采用。

2. 子宫体剖宫产术　也称古典式剖宫产术。在子宫体正中做纵行切开。手术方法较易掌握，可用于妊娠任何时期。但术中出血多。术后易与周围脏器粘连，再次妊娠、分娩时发生子宫破裂的可能性较大。此术式仅用于急于娩出胎儿或前置胎盘不能在子宫下段进行剖宫产手术者。

3. 腹膜外剖宫产术　特点是经腹膜外分离推开膀胱，暴露子宫下段后切开取胎。手术较复杂，有损伤膀胱可能性，若为巨大胎儿，则娩出胎头有困难。多用于子宫腔有严重感染者。

（四）护理要点

1. 术前护理

（1）一般准备同腹部手术患者的护理。

（2）备好新生儿用物及抢救物品、子宫收缩剂等。

（3）术前禁用呼吸抑制剂，以防新生儿窒息。

（4）密切观察并记录胎心变化。

2. 术中配合　密切观察和记录产妇的生命体征，协助麻醉师维持受术者生命体征稳定，配合医师完成手术过程。

3. 术后护理

（1）按腹部手术患者及产褥期常规护理。

（2）术后第一日采取半卧位，以利恶露排出。

（3）鼓励产妇在床上活动肢体，尽量早期下地活动以减少术后并发症的发生。

（4）术后酌情补充液体 2～3 天，根据肠道功能恢复情况指导产妇进食。按医嘱应用抗生素预防感染。

（5）按产褥期护理常规进行乳房、会阴部等护理。

（6）留置导尿管 24 小时，拔管后注意能否自行排尿。

（7）提供出院指导，包括母乳喂养、新生儿护理、会阴部护理及落实避孕措施等方面的指导。

十一、人工剥离胎盘术

人工剥离胎盘术指胎儿娩出后，接生者用手剥离并取出滞留于子宫腔内胎盘的手术。

(一) 适应证

胎儿娩出后30分钟，胎盘尚未剥离排出及胎儿娩出后，胎盘部分剥离引起子宫大出血者。

(二) 操作方法

一般不需麻醉。当宫颈内口收缩较紧、手不能伸入时。可肌注阿托品0.5mg及哌替啶50～100mg。产妇取膀胱截石位，排空膀胱，外阴再次消毒，接生者更换手套。一手手指并拢成圆锥形沿脐带进入子宫腔，找到胎盘边缘。进入宫腔后手背紧贴子宫壁，插入胎盘与子宫壁之间，以手掌的尺侧缘慢慢将胎盘自宫腔分离；另一手在腹部按压子宫底（图16－13）。

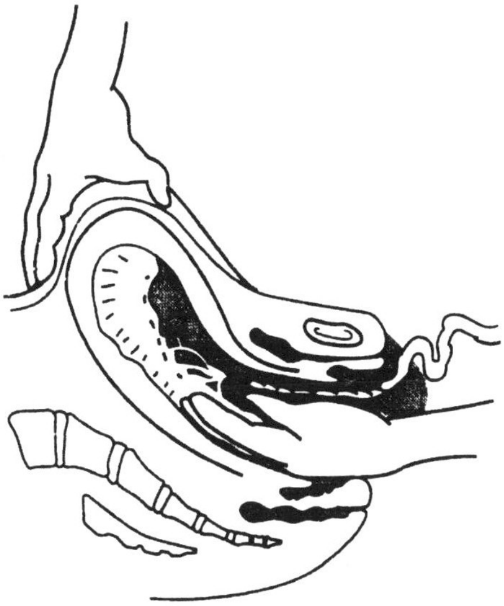

图16－13 人工剥离胎盘

(三) 护理要点

1. 产妇身旁有专人留守观察，给予解释和安慰，及时做好输血准备。
2. 操作时严格执行无菌操作规程，注意动作轻柔，切忌粗暴、强行剥离。
3. 剥离胎盘后要密切观察子宫收缩情况，如宫缩不佳，应及时按摩子宫并注射宫缩剂。
4. 认真检查取出的胎盘、胎膜是否完整，如有缺损应根据缺损的多少和当时子宫收缩、阴道流血的情况决定是否清宫，应尽量减少宫腔内操作次数和时间。
5. 术后注意观察有无发热、阴道分泌物异常等体征，必要时按医嘱给予抗生素。

（单伟颖　李秀英）

主要参考文献

1. 乐杰. 妇产科学. 7版. 北京：人民卫生出版社，2008.
2. 丰有吉，沈铿. 妇产科学. 北京：人民卫生出版社，2005.
3. 郑修霞. 妇产科护理学. 4版. 北京：人民卫生出版社，2006.
4. 何仲. 临床护理学：生殖. 北京：中国协和医科大学出版社，2002.
5. 何仲. 妇产科护理学. 北京：北京大学医学出版社. 2008.
6. Strauss III JF，Barbieri RL. 生殖内分泌学. 5 ed. 林守清主译. 北京：人民卫生出版社，2006.
7. 连利娟. 林巧稚妇科肿瘤学. 4版. 北京：人民卫生出版社，2006.
8. 陈惠祯. 现代妇科肿瘤治疗学. 武汉：湖北科学技术出版社，2001.
9. 郎景和. 妇科手术笔记. 第2卷. 北京：中国科学技术出版社，2004.
10. 北京协和医院护理部. 北京协和医院护理常规. 北京：中国协和医科大学出版社，2002.
11. 徐丽华. 临床专科护理岗位规范化培训教材——重症护理学. 北京：人民卫生出版社，2008.
12. 张银萍. 妇产科护理学. 北京：人民卫生出版社，2006.
13. 张绍芬. 绝经——内分泌与临床. 北京：人民卫生出版社，2005.
14. 葛秦生. 实用女性生殖内分泌学. 北京：人民卫生出版社，2008.
15. 王临虹. 生殖健康. 北京：中国协和医科大学出版社，2005.
16. 李从业. 实用产科护理. 北京：科学技术出版社，1999.
17. 左伋. 医学遗传学. 4版. 北京：人民卫生出版社，2004.
18. 黄荷凤. 高危妊娠. 北京：人民军医出版社，2003.
19. 王立新，姜梅. 实用产科护理及技术. 北京：科学技术出版社，2008.

后　　记

《妇产科护理学（二）》是根据全国高等教育自学考试护理学专业（独立本科段）考试计划要求，由医药学类专业委员会组织编写。2010年6月全国高等教育自学考试指导委员会医药学类专业委员会组织审稿。

北京协和医学院继续教育学院何仲教授担任本书主编，北京大学护理学院陆虹副教授，承德医学院护理学院单伟颖教授，北京协和医学院护理学院赵红副教授、吴丽萍副教授，北京协和医院妇产科薄海欣主管护师，北京大学护理学院侯睿讲师、朱秀讲师，承德医学院附属医院李秀英副主任护师，教育部考试中心白娟老师参与了编写，全书由何仲教授负责统稿。

本教材由北京大学护理学院郑修霞教授担任主审，北京协和医院赵玉芳副主任护师、首都医科大学护理学院陈向韵副教授参加了审稿工作，并提出了修改意见。

本教材的编审人员付出了辛勤劳动，特此表示感谢！

全国高等教育自学考试指导委员会
医药学类专业委员会
2010年10月